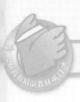

名 家 通 识 讲 座 书 系

医学史
十五讲(第二版)

□ 张大庆 著

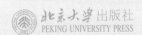

北京大学出版社
PEKING UNIVERSITY PRESS

图书在版编目（CIP）数据

医学史十五讲 / 张大庆著 . —2 版 . —北京：北京大学出版社，2020.8
（名家通识讲座书系）
ISBN 978-7-301-31414-2

Ⅰ . ① 医… Ⅱ . ① 张… Ⅲ . ① 医学史—世界 Ⅳ . ① R-091

中国版本图书馆CIP数据核字（2020）第113902号

书　　　名	医学史十五讲（第二版）
	YIXUESHI SHIWU JIANG（DI-ER BAN）
著作责任者	张大庆　著
责 任 编 辑	艾　英
标 准 书 号	ISBN 978-7-301-31414-2
出 版 发 行	北京大学出版社
地　　　址	北京市海淀区成府路205号　100871
网　　　址	http://www.pup.cn　　　新浪微博：@北京大学出版社
电 子 邮 箱	编辑部 wsz@pup.cn　　　总编室 zpup@pup.cn
电　　　话	邮购部 010-62752015　发行部 010-62750672　编辑部 010-62707742
印 刷 者	三河市北燕印装有限公司
经 销 者	新华书店
	650毫米×980毫米　16开本　22印张　300千字
	2007年9月第1版
	2020年8月第2版　2023年12月第3次印刷
定　　　价	59.00元

"名家通识讲座书系"
编审委员会

"名家通识讲座书系"总序

本书系编审委员会

　　"名家通识讲座书系"是由北京大学发起，全国十多所重点大学和一些科研单位协作编写的一套大型多学科普及读物。全套书系计划出版 100 种，涵盖文、史、哲、艺术、社会科学、自然科学等各个主要学科领域，第一、二批近 50 种在 2004 年内出齐。北京大学校长许智宏院士出任这套书系的编审委员会主任，北大中文系主任温儒敏教授任执行主编，来自全国一大批各学科领域的权威专家主持各书的撰写。到目前为止，这是同类普及性读物和教材中学科覆盖面最广、规模最大、编撰阵容最强的丛书之一。

　　本书系的定位是"通识"，是高品位的学科普及读物，能够满足社会上各类读者获取知识与提高素养的要求，同时也是配合高校推进素质教育而设计的讲座类书系，可以作为大学本科生通识课（通选课）的教材和课外读物。

　　素质教育正在成为当今大学教育和社会公民教育的趋势。为培养学生健全的人格，拓展与完善学生的知识结构，造就更多有创新潜能的复合型人才，目前全国许多大学都在调整课程，推行学分制改革，改变本科教学以往比较单纯的专业培养模式。多数大学的本科教学计划中，都已经规定和设计了通识课（通选课）的内容和学分比例，要求学生在完成本专业课程之外，选修一定比例的外专业课程，包括供全校选修的通识课（通选课）。但是，从调查的情况看，许多学校虽然在努力建设通识课，也还存在一些困难和问题：主要是缺少统一的规划，到底应当有哪些基本的通识课，可能通盘考虑不够；课程不正规，往往因人设课；课量不足，学生缺少选择的空间；更普遍的问题是，很少有真正适合通识课教学的教材，有时只好用专业课教材替代，影响了教学效果。一般来说，综合性大学这方面情况稍好，其他普通的大学，特别是理、工、医、农类学校因为相对缺少这方面的教学资源，加上很少有可供选择的教材，开设通识课的困难就更大。

这些年来，各地也陆续出版过一些面向素质教育的丛书或教材，但无论数量还是质量，都还远远不能满足需要。到底应当如何建设好通识课，使之能真正纳入正常的教学系统，并达到较好的教学效果？这是许多学校师生普遍关心的问题。从2000年开始，由北大中文系主任温儒敏教授发起，联合了本校和一些兄弟院校的老师，经过广泛的调查，并征求许多院校通识课主讲教师的意见，提出要策划一套大型的多学科的青年普及读物，同时又是大学素质教育通识课系列教材。这项建议得到北京大学校长许智宏院士的支持，并由他牵头，组成了一个在学术界和教育界都有相当影响力的编审委员会，实际上也就是有效地联合了许多重点大学，协力同心来做成这套大型的书系。北京大学出版社历来以出版高质量的大学教科书闻名，由北大出版社承担这样一套多学科的大型书系的出版任务，也顺理成章。

编写出版这套书的目标是明确的，那就是：充分整合和利用全国各相关学科的教学资源，通过本书系的编写、出版和推广，将素质教育的理念贯彻到通识课知识体系和教学方式中，使这一类课程的学科搭配结构更合理，更正规，更具有系统性和开放性，从而也更方便全国各大学设计和安排这一类课程。

2001年年底，本书系的第一批课题确定。选题的确定，主要是考虑大学生素质教育和知识结构的需要，也参考了一些重点大学的相关课程安排。课题的酝酿和作者的聘请反复征求过各学科专家以及教育部各学科教学指导委员会的意见，并直接得到许多大学和科研机构的支持。第一批选题的作者当中，有一部分就是由各大学推荐的，他们已经在所属学校成功地开设过相关的通识课程。令人感动的是，虽然受聘的作者大都是各学科领域的顶尖学者，不少还是学科带头人，科研与教学工作本来就很忙，但多数作者还是非常乐于接受聘请，宁可先放下其他工作，也要挤时间保证这套书的完成。学者们如此关心和积极参与素质教育之大业，应当对他们表示崇高的敬意。

本书系的内容设计充分照顾到社会上一般青年读者的阅读选择，适合自学；同时又能满足大学通识课教学的需要。每一种书都有一定的知识系统，有相对独立的学科范围和专业性，但又不同于专业教科书，不是专业课的压缩或简化。重要的是能适合本专业之外的一般大学生和读者，深入浅出地传授相关学科的知识，扩展学术的胸襟和眼光，进而增进学生的人格素养。本书系每一种选题都在努力做到入乎其内，出乎其外，把学问真正做活了，并能加以普及，因此对这套书作者的要求很高。我们所邀请的大都是那些真正有学术建树，有良好的教学经验，又能将学问深入浅出地传达出来的重量级学者，是请"大家"来讲"通识"，所以命名为《名家通识讲座书系》。其意图就是精选名校名牌课程，实现大学教学资源共享，让更多的学子能够通过这套书，亲炙名家名师课堂。

本书系由不同的作者撰写，这些作者有不同的治学风格，但又都有共同的追求，既注意知识的相对稳定性，重点突出，通俗易懂，又能适当接触学科前沿，引发跨学科的思考和学习的兴趣。

本书系大都采用学术讲座的风格，有意保留讲课的口气和生动的文风，有"讲"的现场感，比较亲切、有趣。

本书系的拟想读者主要是青年，适合社会上一般读者作为提高文化素养的普及性读物；如果用作大学通识课教材，教员上课时可以参照其框架和基本内容，再加补充发挥；或者预先指定学生阅读某些章节，上课时组织学生讨论；也可以把本书系作为参考教材。

本书系每一本都是"十五讲"，主要是要求在较少的篇幅内讲清楚某一学科领域的通识，而选为教材，十五讲又正好讲一个学期，符合一般通识课的课时要求。同时这也有意形成一种系列出版物的鲜明特色，一个图书品牌。

我们希望这套书的出版既能满足社会上读者的需要，又能够有效地促进全国各大学的素质教育和通识课的建设，从而联合更多学界同仁，一起来努力营造一项宏大的文化教育工程。

目 录

"名家通识讲座书系"总序

　　　　本书系编审委员会 /1

第 一 讲　什么是医学史？/1

　　　　一　更全面地理解医学 /2

　　　　二　医学史教学的目的 /8

　　　　三　医学史与其他学科的关系 /11

　　　　四　我国医学史教育的发展历程 /13

第 二 讲　人类社会早期的疾病与卫生保健活动 /19

　　　　一　古老的疾病 /20

　　　　二　社会发展与疾病演化 /22

　　　　三　早期的疾病观念与治疗 /28

　　　　四　古代文明中心的医疗保健 /31

　　　　五　其他古老文明的医疗保健活动 /42

第 三 讲　体液论及其对西方医学的影响 /45

　　　　一　体液论的起源 /46

　　　　二　希波克拉底学派的体液论 /47

　　　　三　体液论的基本原理 /52

　　　　四　体液论的发展：盖仑的集大成工作及其对后世的影响 /57

第 四 讲　亚历山大里亚时期的医学知识与实践 /63

　　　　一　人体解剖传统的建立 /64

　　　　二　医学文献的编辑 /67

　　　　　三　医学学派 /69

第 五 讲　中古时期的医学 /73

　　　　　一　欧洲中世纪早期的医学（5—10 世纪）/74

　　　　　二　阿拉伯医学（8—12 世纪）/78

　　　　　三　中世纪晚期的欧洲医学 /82

　　　　　四　中国中古时期的医学 /92

第 六 讲　现代医学的初创 /101

　　　　　一　现代医学的开端：从人体解剖学到传染病的新解释 /102

　　　　　二　新理论与新方法 /107

　　　　　三　临床医学的诞生 /115

第 七 讲　生物医学体系的建立 /127

　　　　　一　基础医学的兴起 /128

　　　　　二　预防医学的发展 /145

　　　　　三　医学组织与政府职权 /151

第 八 讲　中西方医学交流：从人痘到牛痘 /155

　　　　　一　天花与人痘接种 /156

　　　　　二　人痘接种的西传 /160

　　　　　三　牛痘接种术的东传 /168

　　　　　四　牛痘接种术传华的见证：《暎咭唎国新出种痘奇
　　　　　　　书》/171

　　　　　五　《种痘奇书》背后的几位人物 /173

　　　　　六　天花的消灭 /177

第 九 讲　现代医学教育 /179

　　　　　一　现代医学教育的兴起 /180

　　　　　二　后来居上：美国的医学教育 /187

　　　　　三　现代医学教育的成就及问题 /192

　　　　　四　中国的现代医学教育 /194

第 十 讲　药物治疗革命："魔弹"的发明 /203

　　　　　一　早期的药物 /204

　　　　　二　药物的实验研究 /207

三 寻找"魔弹"/208

四 从磺胺到青霉素 /211

五 维生素的发现 /215

六 胰岛素的发现 /217

七 分子生物学与新药物 /218

第十一讲　现代社会的疾病：从艾滋到新冠 /223

一 艾滋病：从疾病史到社会史 /224

二 受控传染病的复燃 /235

三 新发传染病的出现与"同一健康"概念的提出 /238

第十二讲　当代医学技术的成就与挑战 /241

一 疾病防控 /242

二 医学技术 /252

三 医疗卫生服务和医疗保障体系 /257

四 医学伦理与法律 /260

第十三讲　现代医疗保健中的传统医学 /263

一 西方医学冲击下的传统医学 /264

二 传统医学的变革 /268

三 传统医学的复兴 /270

四 传统医学对现代医疗保健的影响 /274

五 如何评价中医在现代医疗保健中的价值 /276

第十四讲　追问医学的本质与价值：从生命伦理到医学人文 /279

一 生命伦理学的兴起 /280

二 生命伦理学理论的建构 /286

三 医学人文教育的兴起 /289

四 呼唤医学的人文关怀 /292

五 健康人文的兴起 /296

第十五讲　医学史研究的问题与方法 /301

一 医学史研究中的医学编史学转向 /302

二 现代医学史研究的几个主要领域 /304

三 医学史研究的现代方法 /306

四　疾病史研究 /307

五　医学思想史研究 /324

主要参考书目 /331

第一版后记 /335

第二版后记 /338

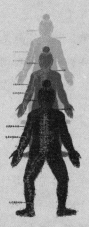

什么是医学史？

医学史是一门具有悠久传统的学科。汉代司马迁所著《史记》中的《扁鹊仓公列传》，可算是我国最早的医学史记录。在西方，被誉为"医学之父"的古希腊医学家希波克拉底（Hippocrates）撰有《论古代医学》，是西方医学史最早的文献。然而，医学史成为一门独立的学科则是在19世纪，西方国家在大学的医学院里建立了医学史研究机构，设立医学史教席。我国的医学史学科稍晚一些，建立于

1930 年代。

医学史是一门研究医学演化过程的学科。医学史将医学置于社会的政治、经济、宗教和文化的语境中来考察，强调了医学的发展不能脱离它所处的时代，医学思想和实践来自于相应的知识环境，同时又为拓展和丰富人类的知识贡献力量。所以说，医学史是人类文化史的一个重要组成部分。

不过，我们现在讲授的医学史，只是作为通识教育的一门课程。古今中外，上下五千年，若再简要回顾人类的变迁和疾病的演化，可回溯到几万年前，因此，我们在这里讲的是一种宏观的历史，不会过于注重细节的考辨，主要目的是让同学们对医学观念的演化、医疗技术的发展以及人类社会卫生保健的变迁有一个总体上的把握。

过去，医学史一般是在医学院校讲授的，以帮助医学生来更好、更全面地理解医学。1960 年代以后，西方国家的许多大学也在文理学院开设医学史课程，有些学校把这门课程定名为医学文化史或医学社会史，目的是帮助历史系和其他社会人文学科的学生更好地理解历史，认识疾病对人类社会的重大影响。针对的学生不一样，所讲的内容也有所不同。我们希望能尽量将两者综合在一起，给大家一个比较宏观的对医学的看法。

一　更全面地理解医学

我们说医学史是通过研究医学的演化及其与社会政治、经济、文化、哲学和科学等的互动关系来理解医学的本质和价值的科学。那么，我在这里就要先问一下，你是怎样理解医学的？换句话说，如果要你给医学下定义，你将如何定义医学？

实际上，要给医学下一个准确的定义是很困难的。不过，我们可以先看看我们的老祖宗是怎么定义医学的。

中国古人说"医者易也"，所谓"易"强调的是变化，首先是医学在发生不断的变化。一个时代的真理，到了下一个时代可能已是明日黄花。许多当时医生们深信不疑的理论，对于后来者可能变得稀奇古怪、难以索解。例如，中国古代的服石养生、西方古代常用的放血疗法，后来都被证明对人体是弊大于利。医学的生命力在于不断更新的观念、不断改进的技术以及不断完善的治疗。其次，医者的对象，就是说病人与疾病，也是处于动态的变化过程中。个体生命是一个过程，疾病也是一个过程。直至现在，许多关于疾病的实验研究关注的是疾病的静态结构改变，而忽视了在生命体内的疾病的动态过程。例如一些在实验室里做出来的漂亮结果，应用在人体上却没有理想的效验，其中原因可能就是没有考虑到人体内复杂的变化。古希腊哲学家赫拉克利特（Heraclitus）说："人不能两次踏入同一条河里"，"是我们又不是我们"。人体中的疾病过程正是如此，疾病是变化着的，此时和彼时是不一样的。我们常说的心肌梗死、脑出血等，都有一个急救窗口期，即在这一期间采取了有效措施，病人可以获得救治甚至完全康复；而错过这一时期，即便施加再大的努力也无济于事。因此，希波克拉底讲"机运在疾逝"（Occasion is fleeting）。遗憾的是大多数人不了解这一点，对于那些未能抢救成功的病患，常误认为是医生救治不力。

中国古人又讲"医者意也"，这是什么意思呢？所谓"意"，讲的是医生对医学经验的感悟，对医学知识的体验。孔子说"书不尽言，言不尽意"，学医除了要有广博的知识外，还需要一种感悟。例如，中医的脉诊，有医家谓"脉之候幽而难明，吾意所解，口莫能宣也"。清代医家陈修园也强调"仲景之方法，犹规矩也。有方外之方，法外之法，其中奥旨，可以意会，难以言传"。也就是说，任何文字表述的医理法则、方剂治疗都难以囊括千变万化的临床病症。医学需要长期经验的积累，与其他很多学科不一样，比如计算机。学计算机的学生，大学毕业不久，就可以编很好的程序，设计很好的软件。但学医不行，尤其是临床医学，医学院毕业后，还需要在医院做几年的住院医生，也就是在临床实践中学习知识和积累经验。当下，许多医院对缺乏临床经验的研究生颇有微词，主要原因在于看起来应当成为医疗主力的研究生，临床知识与技能却不尽如人意。总而言之，医学讲"意"，讲感悟、顿悟、意会，强调的是在长期医疗实践基础上的经验积累。实际上，在现代看似非常精确客观的实验室研究、影像诊断中，经验也依然具有非常重要的作用。现代人工智能（AI）应用于影像诊断可提高精准率，正在于其依赖于大数据所积累的经验。当这样一种经验升华之后，就成为一种境界，也就是所谓得心应手，达到了一种"意"的境界。在医学领域人们信赖老医生、老专家，因为他们更有经验，而这些经验却是难以用言语表达出来的。

中国古人还讲"医者艺也"，"艺"就是技艺。不论是诊断还是治疗，都需要这种技艺。西方也说"medicine is an art"。请注意，这里用的是 art，而不用 skill 或 craft，它是需要用心和用情的，而不只是简单地靠技巧。遗憾的是，我们

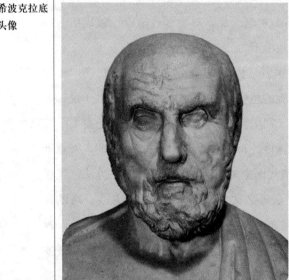

● 希波克拉底头像

现在很多医生注重的是 skill 或 craft，而不是 art。即便你技术高超，手术做得很漂亮，但只关注疾病而忽视病人，还是在 craft 这个层次上，还没达到 art 的境界。要想达到 art 的境界，也就是中国古代讲的"仁术"，除了技术以外，还

应当关心病人，视病人为一个整体的人。一些医生忽略了这一点，认为把疾病问题解决了就完成任务了。实质上，这里所隐含的哲学假设是疾病与病人的分离，但在临床工作中，恰好是疾病与病人缠绕在一起。见病不见人的现象，是引起病人不满，甚至导致医疗纠纷的重要原因。所以说，中国古代对医学的理解，是非常深刻的。其实，中西古代先贤们对医学本质与价值的理解基本一致。我们前面提到了西方医学之父希波克拉底的著名论断"medicine is an art"，他还强调："医学这门艺术包括三方面的内容：疾病、病人和医生。医生是艺术的仆人，病人在与疾病的斗争中必须与医生合作。"中国古人说，医乃仁术，做医生当存仁爱之心，有自我奉献的精神，而不应是追名逐利者。希波克拉底说："医术是一切技术中最美和最高尚的。"由于医学和人的生命紧密地联系在一起，所以无论中外，都赋予了医学最美好的理念。

由此我们会感到，虽然在医疗技术、诊断方法上我们有了很多进步，但在智识上，在把握事物本质上，在对医学价值的感悟上，先人们的思想依然散发出睿智的光辉。比如说，无论中医经典还是古希腊医哲的思想，其中对生命现象、疾病、医学的认识，都依然具有启发性，依然具有现实意义。

以上是古人对医学的理解与定义。现在我们来看一下现代的医学定义。美国医学家罗氏（G. H. Roche）指出："医学一方面被看作一门科学，另一方面被看作一门技艺。这两种观点都是正确的：就其研究方法而言，医学是一门科学；就其应用而言，它是一门技艺。由此我们得出下面两个定义：医学科学以研究疾病为对象。医术以维护和恢复健康为目的。"商务印书馆编《科学技术辞典》（商务印书馆，1959 年）中的定义是："医学是旨在保护和加强人类健康、预防和治疗疾病的科学知识体系和实践活动。"姜振寰主编《自然科学学科辞典》（中国经济出版社，1991年）则认为："医学，狭义可视为医学科学的同义语，广义则应理解为医学科学和医疗保健事业的综合称谓。"

由此可见，医学作为一门科学，已获得了其稳固的地位。毫无疑问，医学实践必须以生物学和行为科学为其坚实的基础。探索疾病防治的合理路径是对疾病的原因和机理作出科学的解释。因此，医生应当是科学家，不仅具备临床知识和技能，而且也应当进行科学研究，对医学中的问题始终保持独立思考和批判的态度。

不过，医学是一门不完善的科学，实际上科学本身就是不完善的。人体是一个复杂的系统，人类对其的认识还远未明了。目前许多的实验室研究是建立在干扰身体自然状况的条件下的，如同量子力学中的测不准原理，观测仪器是宏观的，研究对象是微观的，在实验观察过程中必然会对微观物质产生干扰，这种干扰又会影响到我们对微观物质和现象的认识，医学中的实验研究也具有类似的性质。所以说，对很多医学现象我们还不能很快作出断言，医学需要在不断探索中完善自己，医学模式的转变正是当下医学自我完善的一个进程。

当我们说医学是一门科学、是一门技艺医学时，我们还应注意到医学是一种社会建制。

所谓"建制（institution）"是一个科学社会学的概念，有制度、惯例、公共机构、风俗、组织等含义，是指一种结构上的确定性。而"医学建制"有两种理解：一种是指机构，如医院、医学校、研究所及专业学会等；另一种是指广义的医疗卫生服务的行为方式，如医疗保健制度、职业管理等。作为社会建制的医学是一项公益事业，即不是为自身而是为他人的利益而存在的，医学实践不只是把科学原理应用于特定的生物学个体上，而是始终以病人的健康幸福为主要目的。

在现代社会，医学并不是只限于医生与病人之间的活动，它还承担着维护全体公民健康的责任。要建立一个和谐的社会，核心问题之一就是公民的医疗保健是否能得到保障。医疗保健、教育和人身安全的保障是衡量一个社会是否公正、是否和谐的三件大事。因此，1970 年代末，在阿拉木图举行的世界卫生大会上，发表了"到 2000 年，人人享有卫生保健"的宣言。尽管目前这一目标尚未达到，但值得庆幸的是，各国政府都意识到了这一点，承认人人享有卫生保健应当是政府的基本责任。一般认为，美国的医疗保健制度不是一个好的制度，耗费巨大但成效不大，依然有许多人不能被医疗保险所覆盖。不过，事情并非如此简单，的确，美国医疗保健服务的相关费用 2019 年已高达 GDP 的 17.8%，但高费用并不一定是坏事，哈佛大学的一位学者指出，高医疗费用起到了改善人群健康、降低死亡率的作用，也反映了人们对健康的重视程度。在美国医院的急诊科里，进来病人先马上抢救，有钱，到付款台交钱，没钱，救治后可以走人，由政府或社会保险买单。这说明，医学作为一项公益性的社会建制，需要得到国家财政的支撑。

最后，我们说医学还是一门很古老的职业，是世界上最古老的职业之一。所谓职业，乃以此为谋生之道。医学作为一门职业，要求行医者遵循道德规范和行为准则。中国古代在以儒家思想为主的文化背景下，"医乃仁术"成为医学道德的基本原则。儒家强调医生个人的道德修养和美德，但未重视建立统一的行为准则。而西方的医学伦理相比较而言更重视行为准则的建设，强调建立具有普遍约束力的职业道德。

以上我们提到了医学是一门科学，是一种技艺，是一项公益性的社会建制，是一门具有悠久传统的职业，也就是说我们可以从不同维度来审视医学，给予医学多重定义。不过，在此我想推荐一个简明扼要的定义，即西方医学院校使用的权威教科书《西氏内科学》第 19 版中的定义："医学是一门需要博学的人道职业。"这个定义我认为非常好，既简明又意义深远。医学是需要博学的，医生既需要具备以生物医学为核心的自然科学知识，还需要掌握社会人文学科的多方面知识。现在看来，美国的医学教育体制，先念本科，再念医学院，比较符合医学人才的培养要求。我国医学的八年制教育，也是基于这样一个考虑。先在大学学两年综合性课程，再在医学院学医学基础理论，然后到临床医院学习。这个新模式究竟怎样，还有待实践的检验。就我本人看来，可能还是美国的模式比较好，就是在大学本科毕业以后再去读医学院。据我的了解，耶鲁的科学史与医学史系、哈佛的科学史系以及宾夕法尼亚大学的科学史与科学社会学系，有一半左右的学生都是准备以后考医学院的。有一个综合的自然科学和人文学科的背景，再考医学院，比较能体现出医生合理的知识结构，因为医生是要和人打交道的，要尊重人，怎么样与病人沟通，怎么样来了解他们的病痛，帮助他们康复，靠医学技术本身是不够的，还需要了解文学、心理学、社会学。现在一些医学院校开设了医学人文方面的课程，如：叙事医学、医患沟通等，让医学生从描述病人感受的文学作品中体会病痛，帮助医学生去理解病人的心态和情绪。"医学是一门需要博学的人道职业"，虽然定义非常简明，但要做到很困难，需要热爱医学的人用一生去实践。

二　医学史教学的目的

前面我们提到医学史课程讲述的是一种宏观的历史。医学史教学的目的并非是为了记诵一些历史事件和人物，而是应当去思考围绕这些事件和人物的医学思想的演变，了解它们对医学发展的意义，评价其对人类社会的影响。医学史教学的目的是促进医学生对医学终极问题的思考，扩展多维度的视角，树立科学精神与人文关怀的意识。成功与失败交替，经验与教训并存，这就是历史的原本。医学史应当培养医学生对当代医学生活的独立思考和批判的精神。

当然，学习医学史不是为了直接地去解决具体的医学研究和临床问题，而是为了能更好地理解医学中的普遍问题。医学是不断发展的，医学知识在不断地深化、更新。伟大的科学成果随着医学的发展，其理论已融入新的知识体系中，而成就本身被人渐渐淡忘，但科学家们追求真理的精神代代相传。学习医学史有助于培养这种不断进取、探索真理的科学精神。

医学被称为最人文的科学、最科学的人文，是科学精神与人文关怀结合的最佳领域。医学活动的最根本目的是增进人类的健康。医学科学研究是探寻生命和疾病的本质的真，医疗保健活动是追求根除人类病痛的善和塑造健康体魄的美。学习医学史有助于培养医学生的人文情怀，以诚挚、善良去关爱病人的身心健康。

历史让人沉思，历史使人冷静。在当代消费主义浮躁盛行的气氛下，借助医学史的沉思与冷静，可以审视当下的医学问题，思考为什么人们现在对医学有那么多批评、抱怨。医学史可以给大家提供一个看医学的不同的视角，采取历史的视角可看到事物动态的演化过程。这对于理解医学是很重要的。

医学是"治病救人"，"救人"是终极目的，"治病"只是它的手段，治了病但没救活人，依然是失败。这里有一个对医学的理解问题。在日常的交谈或书面表达中，我们常讲与疾病作斗争，消灭疾病，这里暗含着我们对疾病的看法，即疾病的隐喻（metaphor）：我们将疾病看成敌人、异己，是应当被驱除或消灭的。但是，疾病能被消灭吗？有些病可以，比如说天花，正在被消灭的疾病还有脊髓灰质炎；但有些可能很难被消灭，最典型的我们试图消灭而依然未被消灭的疾病是疟疾。消灭天花时，世界卫生组织很自豪，因为这是第一个通过人为的手段消灭的疾病。但是消灭疟疾的计划却落空了，因为要控制它不仅取决于病人，还取决于蚊子及环境等因素的影响。疟疾是通过蚊子传播的，人类想了很多方法来灭蚊，以前有 DDT，但蚊子还是没被灭掉，所以消灭疟疾依然困难重重。

此外，我们要考虑到疾病本身的性质，有些疾病是与人的成长、衰老交织在一起的。有学者提出人体很多疾病的相关基因其实是起调控作用的，其目的就在于结束生命。例如，诺贝尔医学奖获得者、因分离出引起动物肿瘤的致癌基因而闻名的瓦穆斯（H. Varmus）和首先分离出人类肿瘤抑制基因的温伯格（R. A. Weinberg）在他们合著的《基因与癌的生物学》中认为，癌细胞是由正常组织产生的，是土生土长的，而不是外来的入侵者。而当人们试图通过发现癌基因而去除癌基因以减少癌症时，却发现这些基因的正常产物是机体生长和发育所不可或缺的。因此，他们不无遗憾地指出：从理论上讲，癌症对于像人类这样的多细胞生命而言是一种固有的疾病，因此那种期望彻底根除癌症的理想是于理不通的。当然，这也不是说人类对癌症束手无策，我们可以通过对癌症有遗传易感性的人群进行严密检测，减少接触环境中的致癌物质，提高癌症的早期诊断水平以及发展更为有效的治疗方法等，使人类在这个不太理想的世界里生活得更好。

从癌基因研究中，我们或许能更深入地理解生长发育、进化起源、免疫防御以及衰老死亡等人类生物学的基本特性，并最终回答生命是什么的问题。

从宏观的生态学的角度来看这个问题，若每个人都想健康、长寿、青春永驻，是否可能？是否应当？的确，现代医学研究、新药研制非常重视这个方面：怎么样延缓衰老？怎么样永远快乐？对于个人来讲，这种追求没有问题，但是对于整个人类来讲，就是个大问题了。所以说，现代医学是不是做了一些违背医学目的的事呢？因此，1993 年，美国哈斯汀（Hastings）中心发起了一个关于"医学的目的"的全球项目，中国学者作为参与方之一，也参加了这样的讨论，反思现代医学发展所带来的问题，重新思考医学的目的。

学习医学史应具有批评的眼光。我们常说现在是消费性社会，和原来的生产性社会不一样了。生产性社会是根据人们的生存需要来生产，而现在是根据人们的消费，或者引导人们消费来生产的。医疗保健也受到了影响。西方现在有一个词，叫"制造疾病"（making of a disease），说的是很多病是人们编造出来的。这样就陷入了一个怪圈：一方面人们的健康水平日益提高，平均期望寿命日益延长；另一方面疾病风险日益增加，疾病也越来越多。著名的法裔美籍微生物学家迪博（Rene Dubos，1901—1982）在1960年代写过一本书《健康的幻影》（*Mirage of Health*），说人们对健康的这种追求实际上是不可能实现的。我们需要的是树立正确的健康观和疾病观。我很赞成中国中医科学院陆广莘先生的观点，他说人们大多是"带病延年"，每个人或多或少都会有点病，想消灭或根除所有疾病，这不仅是做不到的，而且会浪费很多卫生资源，也偏离了医学的目的。我希望通过学习医学史，使大家对现代医学有一些新的看法。

三　医学史与其他学科的关系

我们将医学史定位为"桥梁"课程，最初这个"桥梁"的含义是从基础医学到临床医学的桥梁，原来开在大三第二学期，医学生在教学医院里学习诊断学和内、外科总论课的同时，学习医

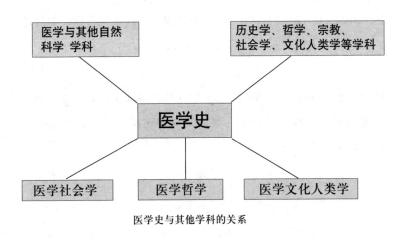

医学史与其他学科的关系

学史、医学伦理等医学人文课程。我认为这是一个很好的设计。有些学校，医学史开在大一，可能早了些。因为学生对医学知识还缺乏一定了解，讲故事还行，若要以批评的眼光来反思医学就不太可能了。

作为"桥梁"课程，医学史不仅是从基础到临床的桥梁，也是从自然科学到人文学科的桥梁，还是从过去到未来的桥梁。医学史既然作为一座"立交桥"，就需要与多个学科相连接。

首先，医学史是医学的历史，这里包括了疾病的历史变迁、医学观念与技术的演化等，因此需要对医学有基本的了解；同时，所有的医学活动都发生在历史语境中，不同时代、不同文化传统、不同宗教信仰、不同哲学思想，对医学的发生与发展具有重要影响，不熟悉历史、哲学、宗教等就难以正确地评价医学在人类社会生活中的重要作用。

其次，医学史是对医学的总体评述，需要有哲人的洞察力，需要能鉴赏不同医学传统的情怀，需要明了医学的社会功能。因此，医学史与医学哲学、医学社会学、医学文化人类学等学科有密切的联系。如同科学史、科学哲学、科学社会学构成了对科学进行综合研究的学术谱系一样，医学史、医学哲学、医学社会学、医学文化人类学等学科也构成了对医学进行综合研究的学术谱系。在西方，这些学科已形成了一个"医学人文学（Medical Humanities）"学科群，这个学科群建构了一条从科学到人文的通路，丰富了人们对医学本质和价值的理解。

最后，我们说医学史是立足当下、思考过去、放眼未来（in the present, with the past and for the future），学习医学史需要关注现实问题，以历史之眼光来审视现实，以未来之理想来改变现实。

四 我国医学史教育的发展历程

19 世纪中叶以后，医学史作为反映医学进步、激发科学热情的学科，成为西方医学教育体系的一部分。20 世纪初期，我国医学史学者在几所医学院开始了医学史教学活动，如 1929 年王吉民在中法医学院讲授医学史课程，1934 年李涛在北京协和医学院开设医学史课程、陈邦贤在江苏医政学院教授医学史。早期的医学史教材有陶炽孙的《中国医学史》（上海东南医学院铅印本，1933 年）、张赞臣的《中国历代医学史略》（上海中国医药书局，1933 年）、戴达夫的《中国医学史讲义》（上海国医学院油印本，1935 年)等。1938 年，中华医史学会委托李涛编撰《医学史纲》，作为中华医史学会认定的医学院校的医学史教材，该书 1940 年由中华医学会出版。

1930—1940 年代，中华医史学会还在上海的几所大学举办了医史讲座，如 1937 年，在上海医学院举办医史讲座，王吉民、胡美（E. H. Hume）、伍连德、海深德（L. S. Huizenga）、杨济时、侯祥川、伊博恩（Bernard E. Read）、吴绍青等发表演讲。1943 年，医史学会与震旦大学历史系合办医史讲座，余云岫、斐化行、范行准、王吉民、刘永纯、吴云瑞、王兴义等分别就"中国霍乱病史""中西交通史与医学关系""中国医学之译述与世界医学之影响"和"中国药物之输出"等题发表了演讲。这些活动对于推进医学史研究，普及医学史知识起到了积极作用。

1947 年，中华医史学会在南京中央卫生实验院举行第二届大会，大会议程之一是"请呈教育部通令各医学院校与医专规定医史学为必修科"。同年，北京大学医学院设立医学史研究室，由李涛主持。"该室经费独立，与别科平等，均列入学校预算，此在吾国尚属创举。北大之重视医学史，于此可见一斑。"

1950 年，在上海举行的第三次全国医史学术会议上，设立了医史教材编辑委员会，由李涛、王吉民、范行准、余云岫、朱恒璧为委员。同年 8 月，中央卫生部全国卫生会议通过了医学史为医学院校必修课程。1951 年，中央人民政府卫生部成立医学教材编审委员会，分设三十余组，医学史为其中一组，由余云岫任组长，李涛、王吉民、范行准任特约编审。与此同时，北京大学医学院、合肥东南医学院、上海同德医学院、上海医学院、上海第二军医大学等高校开设医学史或医学概论课程，颜福庆、朱恒璧、余云岫、范行准等被聘为医学史或医学概论的教授。

1950 年代初期，卫生部为提高中医的开业水平，在全国主要大中城市举办中医进修班，医学史成为中医进修的必修科目之一，主要讲授西医发展史，让中医了解现代医学的进步。1954 年，毛泽东主席批评了当时卫生部的中医政策，提出不是中医学习西医，而是应该西医学习中医，全国各地开始举办西学中学习班。医学史转而又成了西医学习中医的入门课程。随着中医政策的调整，卫生部在北京、上海、广州、成都建立了中医学院。中医学院建立后，中国医学史成为中医课程体系中的必修课程。4 所中医学院陆续设置了医学史教学的相关机构，如：1956 年邓铁涛在广州中医学院创办医史各家学说教研室，担任"中国医学史""中医各家学说"教学任务。1957 年任应秋调北京中医学院任教，任医古文、医史、各家学说教研室主任，教授医学史和中医各家学说，并编写了《中国医学史略》等。随后，各省也陆续建立了中医学院，中国医学史的教学科研队伍也有所扩大。

1956 年，卫生部制定新的教学计划，医学史成为医学院的正式课程，为了培养师资队伍，卫生部举办了第一届高级医史师资班，由中医研究院医史文献研究所和北京医学院承办。来自全国 30 所医学院校的 31 名教师参加，为期 6 个月。该班主要由李涛组织筹划全部课程设置并讲授部分医学史课程，同时他还聘请知名学者讲授有关课程，如请冯友兰、张岱年讲哲学史，裴文中讲中国考古学，侯仁之讲中国历史地理学，王重民讲中国图书馆史等。经过李涛的精心安排，医史进修班教学取得了很好的成效，进修班的学员结业后，回校开设了医学史课程。此期间主要教材是苏联医史学家彼得洛夫（Б.Петров）的《医学史》。不过，遗憾的是，不久因各种政治运动接踵而至，对教学带来诸多干扰，许多医学史教师改做他行，正常的医学史教学也随之中断。1985年，中国中医研究院医史文献研究所举办了第二届中国医学史教学科研骨干进修班，来自全国的24名学员参加了学习。不过，这次无论在规模上还是在重视程度上均已不及第一届，对全国医学院校医学史教学的推进也很有限。

1970年代之后，随着新的生物—心理—社会医学模式理念的提出，欧美国家的医学院校开始重新设计医学课程体系，将医学人文学科与基础医学、临床医学、预防医学并列为医学课程体系的重要组成部分，其中医学史作为考察医学整体演化的学科成为医学人文学科群的一个重要分支。

1978年，我国恢复研究生教育，为医学史教师队伍的培养与提高提供了新途径。中国中医研究院医史文献研究室招收了第一批医史文献研究生。随后不久，北京医学院、哈尔滨医科大学、四川医学院、第四军医大学、黑龙江中医学院也开始招收硕士研究生。1987年，中国中医研究院医史文献研究室、黑龙江中医学院招收了第一批中医医史文献博士研究生。1991年，北京医科大学获得医学史博士学位授权点，1993年开始招收医学史博士研究生。2000年以后，国务院学位委员会决定部分具有一级学科授权点的院校可自主设立二级学科，中医院校的医史文献博士招生单位有所增加，山东中医药大学、成都中医药大学、南京中医药大学、广州中医药大学、北京中医药大学、上海中医药大学等学校都开始招生。2018年，山东中医药大学、南京中医药大学、上海中医药大学被批准为科学技术史一级学科授权点单位。医学史专业的研究生教育，为高校培养了高质量的医学史教学和科研队伍，同时，还有不少的医学史专业研究生进入新闻出版业，为普及医学史知识，扩大医学史学科的影响发挥了积极作用。

而 1980 年代以后，根据卫生部颁发的"高等医学院校五年制医学专业教学计划"，我国部分医学院校陆续开设了一些医学人文类的选修课程，医学史的教学、科研队伍重新建立起来。如北京医学院、四川医学院、南京医学院、西安医学院、哈尔滨医科大学、第四军医大学、上海第一医学院等西医院校相继建立了医学史教研室。

1990 年代后期，随着对大学生素质教育的重视，尤其是当代医学高新技术的发展以及医疗服务中医患矛盾的凸现，医学生的人文素质培养成为医学教育的突出问题，医学人文学科在各医学院校得到了一定的重视，医学史作为医学人文学科核心课程体系中的一门也再次获得了发展的机会。

进入新世纪以来，在医学人文教育的重要性日益提升的背景下，医学院校的医学史教育有了进一步发展，北京大学医学部的医学史课程成为北京市高等学校精品课程，《医学史》教材被评为北京市高等教育精品教材。医学史的在线课程、远程教育等也陆续开展起来。随着医疗卫生与保健养生等民生问题日益受到公众的关注，国内一些大学的历史系也开设了医疗卫生史、医疗社会文化史方面的课程。

但不可忽视的是，医学史教师本身的素质问题依然存在。要做一名合格的医学史教师确实是相当困难的，因为医学史是一门知识面较广的交叉学科，任课教师既要熟悉中、西医学，又要了解历史、哲学和文化诸方面。目前我国缺少打通医学史、医学哲学和医学社会学的人才，这与医学人文学科教师和研究人员培养体制有关，尤其是研究生培养。在传统学科范式的影响下，培养的研究生视野比较局限，并不完全适合社会发展的需要。然而要立即改变这种现状尚有困难。目前可以通过变通方式，在培养方向上进行适当的调整，更多地选择跨学科研究的课题，如在研究方向上向医学人文学科靠拢，培养中应强调文史哲的基本训练，打通医学史、医学哲学和医学社会学，为研究生今后的发展奠定扎实的基础。实际上，我国传统的文史哲不分家的大人文学科训练，可使学生具有更广阔的学术背景，更符合现代学术发展的需要。

我国医学史研究生教育已逾半个世纪，逐渐积累了经验，具有了一些特色。但总体上看，教学质量还有待提高，尤其是在相关学科知识的广度与深度上与国外还有差距。国外医学史专业的研究生大多来自历史或相关专业，国内有些院校历史系也开始关注医学史问题，不过主要关注医学与社会、文化的关系方面，即从社会史和文化史的视角来研究人类的医疗保健活动。毫无疑问，历史学对医学史的关注，丰富了医学史研究的内容，拓宽了医学史研究的视域，扩展了医学史研究的方法。这种跨学科的交流促进了医学史研究的深入。医学史界应当欢迎这种学科的交叉与融通。此外，医学史专业与医学社会学、医学人类学和医学文化研究的结合，也为开拓医学史新领域带来了机遇。

当下医学人文学科 (medical humanities) 作为一个学科群在医学教育中对培养高素质的医学人才发挥了积极作用，已日渐受到关注。医学史在医学人文学科群中的作用将愈加突出。不论是医学哲学、医学伦理学，还是医学传播学、医学人类学等学科都与医学史密切相关。医学人文各学科的很多研究都是建立在对医学史事件的分析、反思和总结基础之上的，也就是说医学史为研究医学理论和医学技术的演化，研究社会经济、文化传统、哲学思想、宗教信仰等与医学之间的相互影响提供了素材。很难想象，当一个研究者在尚未弄清"是什么"就高谈阔论"为什么"时，他得出的结论会是有说服力的。因此，促进医学史学科与其他医学人文学科的交叉研究，对推动医学人文学科的发展具有重要意义。医学人文学科研究的深入与拓展，不仅需要各学科的独立发展，而且更需要多学科之间的交流和相互批评，以促进知识的积累和深化。

不过，我们也应当清醒地看到跨学科研究的复杂性。由于来自不同领域的学者有着各自的学术背景，大多数学者仍基于传统学科的模式，在打通医学人文各学科间的壁垒、进行跨学科沟通、开展跨学科批评等诸多方面，还有大量的问题亟待解决。我们一方面需要突破原来学科的束缚，以开放的心态主动与相关学科融合，拓展研究领域；另一方面还需要以宽容的态度欢迎其他学科向本学科的延伸，在这种相互交会中探寻新的学术生长点，推进学术共同体的发展。

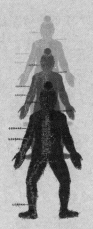

人类社会早期的疾病与
卫生保健活动

　　疾病对人类社会演化进程的影响，现已成为国内外学术界关注的一个问题。疾病不仅影响着人类的健康、种族的盛衰，而且也影响着人类的生活与行为方式，影响到人们的宗教信仰与文化传统。

一　古老的疾病

　　人类与疾病的关系，即先有人类还是先有疾病，也是一个"鸡与蛋"的问题。不过，至少我们可以说，疾病与人类同样古老，当然我们这里指的是人类疾病。远古时期人类的健康状况、疾病特征以及疾病怎样影响人类的繁衍生息，是一个有趣的问题。中国古代，一直认为上古之人是健康长寿的，《黄帝内经》中讲"上古之人，其知道者，法于阴阳，和于术数，食饮有节，起居有常，不妄作劳，故能形与神俱，而尽终其天年，度百岁乃去"，后来的人因为"以酒为浆，以妄为常，醉以入房，以欲竭其精，以耗散其真，不知持满，不时御神，务快其心，逆于生乐，起居无节，故半百而衰也"。其实，考古发现，古人的健康状况并没有《黄帝内经》中说的那么好，古人也有很多疾病，平均寿命只有三十几岁。可能传染性疾病不多，因为当时人们尚未大规模聚居，都是狩猎、游牧，移动频繁，人口密度不高。但是也有其他疾病，如寄生虫病、营养缺乏性疾病等。疾病与人类同样古老的一个证据是考古学家发现了长有骨瘤的旧石器时期人类的股骨。

　　现代遗传学家推测，世界上现存人类的祖先是一群约在10—20万年前生活在非洲的人，至今约经历了7500个世代。在人类社会的早期，地球上绝大部分地区的人类成员基本生活在相互隔绝的居住地。他们以小规模群体分散生活，这种人口的低数量和低密度减少了病毒和细菌的传播机会；狩猎和采集的生活方式使他们经常迁移，从而避免了传播疾病的废弃物污染水源，也不会积累能够吸引带病昆虫的垃圾。因此，古人类疾病专家推测，他们并没有受到所谓"生态密集型"传染病，如天花、黄热病、伤寒、疟疾、麻疹、百日咳和脊髓灰质炎的威胁。相当长的历史时间里，高血压、糖尿病、肥胖症、冠心病等疾病以及各种癌症所占比例也不大。

　　不过，人类的祖先们并没有完全逃脱疾病的侵袭。从远古人

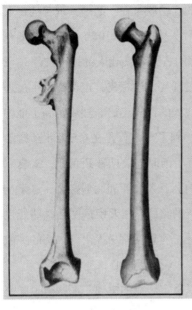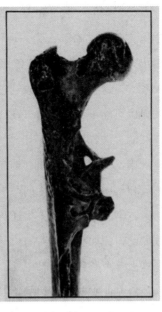

● 史前人类
　股骨上的
　骨瘤

类的遗骸上，可以发现骨折、骨膜炎、骨坏死的病灶。他们也会因食用动物或只是与动物接触而感染某种传染病和寄生虫病，如多种肠道寄生虫病、旋毛虫病、非洲睡眠病、土拉菌病（兔热病）、破伤风、血吸虫病（裂体吸虫病）、钩端螺旋体病（韦尔氏病）、沙门氏菌及密螺旋体（雅司疹和梅毒病原体）病，以及斑疹伤寒、疟疾甚至黄热病等。

此外，对于狩猎和采集者而言，饥荒常常发生，引起营养不良甚至死亡。生育要冒风险，难产与产后感染常导致产妇死亡，因此，人们不得不祈求上苍。婴幼儿也常因感染、营养不良以及一些自然灾害而早夭，一些地方还有杀婴的现象存在。

尽管遭受到各种各样疾病的侵袭，人类还是逐渐发展壮大。随着人口数量的增长，人类逐渐分布到了世界的每一个角落。一般认为，直立人从他们在非洲的古代家园开始，先是扩张到亚洲的热带地区，此后又有更多的人进入到温带地区，尔后遍及各大洲。

人类疾病的扩散是和人类的迁徙联系在一起的。现代的古人类学家、考古学家都认为，现代人大概是在 10 万年前从非洲东部走出来的。"北京人"等各地的古人和现代人的这一支系是没有关系的，这些古人可能碰到过现代人的祖先，也可能发生过通婚，但也可能没有相遇过。现代人的祖先走出非洲后，到了地中海、红海、波斯湾，到了印度，到了东南亚，在 6.5 万年前时沿着亚洲南部海岸抵达澳洲，4 万年前时向北迁移到东亚，来自东方的人和从中东迁徙而来的西伯利亚人在亚洲北部融合。这是从基因考古学上面得出的人类迁徙的路线，很多疾病的传播路线也大致如此，比如 2006 年 *Science* 上有篇文章中提出麻风病的扩散也是这么一个路线。

随着农业兴起、动物驯化以及定居点的出现，那些因风餐露宿、迁徙漂泊而引起的疾病开始下降，限制人口增长的资源不足有了缓解，但是，另一些疾病又浮现出来，即与人口聚集密切相关的传染病。

二 社会发展与疾病演化

在狩猎—采集时期，人类除了与犬类有些接触之外，在日常生活里很少大量接触动物。然而，随着人类学会驯养动物和家禽，人就开始与这些动物密切地共处于同一环境之中。从有利方面来说，饲养动物和家禽，可以增加他们膳食中的蛋白质和其他营养成分；而不利的方面则是，人类在与这些驯化动物打交道的过程中，也增加了接触这些动物身上携带的痘病毒、瘟热、麻疹、流感等病原体的风险。

人类定居生活后，人口逐渐聚集起来，形成了原初的城市，最早出现在中东，后来在其他地方也陆续建立。大量人口聚居在相对较小的地理区域，必然增加各种病菌从一个人类宿主传播到另一个人类宿主的机会。有时在很短的时期里，会导致疾病的爆发流行。

著名历史学家麦克尼尔（William H. McNeill）认为，这些疾病初发时凶险非常，会造成宿主的大量死亡。但随着时间推移，这些病原体与被驯化的动物们一样，也被人类驯化了，不过，只是被那些经历了漫长的免疫化过程的特定人群所驯化。虽然它们不再那么致命，却变成令人烦扰的儿童疾病。当这些人从一地迁往另外一地，沿途遭遇其他的人群，给那些新近接触的没有免疫力的人群带去对后者意味着灭顶之灾的病原体。也有一些病原体通过与人类宿主之间的长期较量，演变成为一种地方的慢性病，它不像燎原大火那样喷发，而是缓慢地损害人群的健康，并且还可能削弱他们的生育能力。

城市化除了因人口密集而增加疾病传染的风险之外，还会因恶劣的居住环境、污染的水源、污浊的空气而导致人患病。此外，城市居民要依赖周边的农村供给食物，若遭受旱灾、涝灾或其他自然灾害，导致粮食供应匮乏，城市的居住者就会因饥荒而大难临头。

随着城市的发展，商业往来成为城市之间、国家之间的重要内容。大约在公元初年，横越大陆的商队和外海航行的船只，分别由东向西及由西向东，把贸易拓展到中亚、中东和欧洲各地，并将这个新的商业网络的两个远端——中国和罗马——联系起来。贸易交往也伴随着疾病的传播。有学者指出，中国人和罗马人，与印度和中东地区那些贸易经历丰富国家的人们相比，已经很好地适应了本地区的"停留的病"，而对于境外的"游荡的病"甚少经验。因此，在商业贸易扩展的过程中，印度和中东没有表现出疾病引起的人口重大变化，而中国和罗马却被搅得天翻地覆。

公元 2 世纪晚期，中国和罗马都遭受了大疫袭击。在罗马，165—180 年的所谓安东尼大疫之后，不到一个世纪就又爆发了遍及全帝国的一次疾病大流行。虽然现在已经无法确定是什么疾

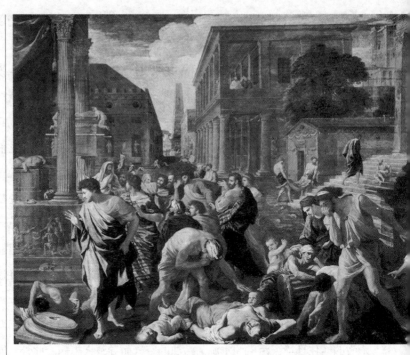

● 雅典的瘟疫

病侵袭罗马，但大多数学者认为最初的起因是天花，或某种与其类似甚至更古老的疾病。

中国在这个时期同样也出现了多次大疫，如著名医家张仲景宗族二百余口，三分之二死于疫病。东汉年间多次发生大疫，如《南匈奴传》载建武二十二年（46），"人畜饥疫，死耗太半"。又如《全后汉文》卷五十四载张衡"上顺帝封事"曰："臣窃见京师为害兼所及，民多病死，死有灭户。人人恐惧，朝廷焦心，以为至忧。"《陈思王集·说疫气》载，"建安二十二年，疠气流行，家家有僵尸之痛，室室有号泣之哀，或阖门而殪，或覆族而丧"。

简而言之，用麦克尼尔的话来说，就是贸易活动与征战把毁灭性的新病原体一波又一波传播到曾经遥不可及的地区，因此导致的人口崩溃又造成人间世界的平衡受到严重破坏，最终使得当时的两大政治体系——罗马帝国和汉王朝——走向崩溃。

公元 2、3 世纪罗马和中国的传染病大流行过后，在接下来的一千年里，瘟疫时常卷土重来，但总的说来疫情局限在一定的地理区域以内。在中世纪欧洲，疫病爆发频繁，但大的流行并不多。有学者认为，其原因可能是传染病的频率上升而毒力下降，也就是宿主和寄生者之间逐渐互相容忍，传染病在人群中流行，但已不再那么致命了。

在中世纪后期，欧洲向中东的人口流动一直在增长，以小规模的朝圣为开端，到十字军的东征达到高峰。人口移动、商贸交流、都市化中心的兴起，使得欧洲中世纪的城市极度拥挤，垃圾成堆，动物内脏、死畜污物抛撒弃置，沟渠河流等水道污秽恶臭，公共卫生状况非常恶劣。1331—1346 年间，商队从中国经俄罗斯南部和克里米亚，通过地中海商路抵达欧洲。沿商路传播的腺鼠疫在 1346—1350 年间在欧洲大陆爆发开来，史称黑死病。这鼠疫的第一波流行，就导致了至少三分之一的欧洲人口死亡。

除鼠疫之外，还有麻风病、坏血病和流行性感冒等疾病纠缠着欧洲，麦角中毒、舞蹈狂和出汗病也在欧洲盛行一时。劳伦斯·斯通（Lawrence Stone）认为，迟至 17、18 和 19 世纪，西方的城市仍是一些充满疾病、剥削、饥饿和死亡的污水池。在欧洲人中间，原来一些致命性的疾病已经演化成慢性的传染病，如麻疹、腮腺炎、水痘、天花、猩红热、淋病、结核病。尽管这些疾病偶尔也有爆发流行，但主要还是扮演慢性杀手的角色，其中多种疾病主要攻击儿童。

作为人类发祥地的非洲大陆，再次为欧洲人熟悉是由于欧洲人的探险和殖民活动。尽管它富饶美丽，但对于欧洲人来说，它也"烫坏了那些想要获得它的人的手"。非洲的疾病足以构成一道狙击欧洲人的密集火力网。用克罗斯比（Alfred Crosby）的话来说，除了疟疾以外，黑尿病、黄热病、登革热、血病以及多种蠕虫类寄生虫病，使得外来的探险家和殖民者陷入了疾病的泥潭。于是，一些欧洲人认为非洲是"白人的坟墓"。其实，欧洲人并非只是疾病的受害者，他们也将非洲人未接触过的疾病，特别是梅毒和结核病，带给非洲，使得那些对疾病几乎没有抵抗力的人惨遭重创。

与此同时，另一部分探险者向西深入大西洋海域。他们发现了加勒比海上的岛屿，也将欧洲人的疾病带给了那些处于高度隔绝状态中的原住民。由于岛屿所限，人们无处可逃，许多人染病身亡。据历史学家统计，1492年哥伦布首次抵达伊斯帕尼奥拉岛的时候，岛上的人口估计有800万之多，而在半个世纪以后，原住民已基本消亡。其他岛屿的遭遇基本一样。这种情况下，当地的劳动力严重不足，于是西班牙殖民者又转向非洲寻找劳动力，而被贩卖为奴的非洲人又带来了那些曾经使欧洲人感到畏惧的疾病。在欧洲和非洲数千年累积的疾病两面夹攻之下，岛上的当地人终于不复存在了。

欧洲探险者侵占加勒比海地区以后，接着又向美洲大陆进发。尽管目前历史学家们对美洲在初遇欧洲人时的人口总规模及其后来的崩溃速度还争论不休，但一致同意的是，欧洲人带来的疾病对美洲土著人的打击远远超出了以前学者们的想象。例如，有学者统计，墨西哥中部的人口在与欧洲人接触不过十年之后便减少了1/3，从大约2500万人降低到不足1700万人；在七十五年的时间里，土著人口总数下降了95%。

对美洲大陆影响最大的疾病可能是天花。科尔特斯（Hernán Cortés）率领几百名西班牙殖民者之所以最后征服了有2500万人口的阿兹特克帝国，天花起到了关键作用。阿兹特克人俘虏了一名新染上天花的西班牙士兵，由于阿兹特克人从未接触过天花，没有任何免疫力，于是天花迅速蔓延开来。在十年内，阿兹特克的人口急剧减少，一个强大的帝国也随之走向消亡。印加帝国也是因为天花流行而被皮萨罗（F. Pizarro）带领一百多名西班牙殖民者轻而易举地征服的。在天花的肆虐下，原先有数百万人口的

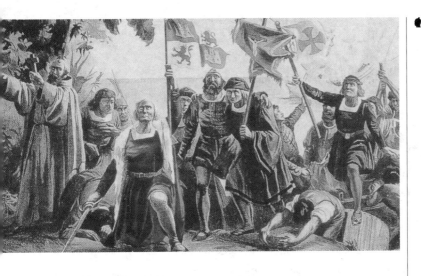

主要印第安部落减少到只剩数千人或完全灭绝。

在太平洋地区，从澳大利亚到夏威夷群岛，我们也看到了美洲的悲剧再次上演。在探险年代的早期，抵达太平洋地区所需的海上航程漫长，因此天花、流感等疾病可能由于时间和距离的关系而受到限制，主要影响这一地区的外来疾病是结核病和性病。如同美洲一样，澳洲的太平洋岛屿上的土著居民对新疾病缺乏抵抗力，欧洲人带来的新疾病也导致了这一地区人口数量的迅速减少。

由此，我们可以发现疾病对人类社会的影响是巨大的。当然，仅仅是疫病流行还不足以导致如此规模巨大的社会结构变化和人口丧失。更确切地说，疫病流行可能触发了一系列崩溃过程，因疫病导致村落生活瘫痪和社会支持网络的迅速萎缩，疫病肆虐与死亡带来的无助感和绝望又加剧了这一崩溃过程，此外还有因疫病流行、人口素质衰减而引起的不孕不育率增加等。这些如同倒塌的多米诺骨牌，一波接一波地冲击那些未经历传染病的处女地，使它们或者最后走向崩溃，或者在不断的打击下在人类与微生物之间逐渐建立起新的平衡。

三　早期的疾病观念与治疗

1．鬼神致病的观念

在人类社会的早期，人们对于生老病死等难以为经验所解释的现象感到不可思议，于是将它们归于超自然神力的影响。鬼神致病的观念来自于人们的经验，在生活中，古人往往通过一些特殊的经历建立对疾病的认识：如做梦，可使人感觉到似乎别人的灵魂能进入自己的身体，或观察到他人患病的过程；如癔病或癫痫，发作期间似乎他人的灵魂也能进入病人的身体。

这种鬼神致病的观念在所有原始部落都存在，并一直延续到文明社会的早期。如澳大利亚的土著认为所有的病痛都是由某些巫医所控制的石英石造成的，巫医的魂魄使石英石进入病人的身体里引起病痛，只能由另一个巫医用吮吸的方法将它吸出来，才能治好病。他们把自己的病痛都归咎于神灵或鬼怪。古巴比伦人相信身体的疾病是魔鬼所致，如魔鬼阿唖唖祖（azazazu）能使人的身体发黄、舌发黑，魔鬼阿萨库（asakku）导致虚痨症。在《圣经》中有神直接降下疾病作为惩罚和训诫的记载：《出埃及记》第4章第6节说"上帝可使人患麻风和使人痊愈"；《列王记》第19章第35节说"天神散布瘟疫，一夜间使亚述人死亡18.5万"。在《荷马史诗》中，阿波罗是鼠疫和各种瘟疫的传播者，但同时他也是祛除一切疾病的神。由于人们将疾病的原因以及祛除病痛的功劳都归功于神，于是在疾病得到治愈后就要去神庙献祭，向神灵表达感激。医史学家从公元前400年雅典阿斯克雷庇亚神庙中发现了一个表现病人的静脉曲张的腿部浮雕，认为这是古希腊最为经典的祭祀浮雕之一。我们可以通过神庙中描绘的各种祭祀品了解古希腊人的疾病状况以及当时人们对疾病的态度。我国的《岳阳风土记》载："疾病不事医药，惟灼龟、打瓦，或以鸡子占卜，求祟所在，使俚巫治之。"这类记载反映了中国古人对于疾病的态度。

在这种鬼神致病的观念里，疾病是一种外来物，人同疾病是两个相对而完整的东西。人生病是因为天神或鬼怪进入人体而占据了它。当然，占据病人体内的外物也不一定都是天神发怒的毒箭，祖先的灵魂也可以掠夺病人的知觉，借他的身子来行动。当病人呓语，或者热昏了从床上跳起来，或者头脑完全失了管束，他的举动似乎真像另外有人占用了他的身子。因此，疾病本身也是一个生命、一个敌人。这种观念被认为是古老的疾病本体观（ontological conception of diseases）。

2. 巫术治疗与生殖崇拜

早期的人类社会怎么处置疾病呢？我们以钻颅术为例来说明。钻颅术可以被认为是一种最古老的外科手术，但实际上它是一种巫术。原始人相信魔鬼致病，认为生病是魔鬼附身，为驱除魔鬼而钻颅是许多原始部落都应用的一种方法。现代考古学家在美洲、欧洲、亚洲都发现了做过钻颅术的颅骨。以我们现在的观点来看，原始人对这项技术的掌握还是很熟练的，因为我们发现有的颅孔周围还有新生骨组织的痕迹，说明这个人在施行钻颅术后还存活了一段时间；当然这个人在存活的这段时间里究竟是康复了，还是继续遭受着病痛的折磨，我们不得而知。有医学家研究认为，钻颅术对某些病，如颅内高压引起的头疼有一些效果，也可能是用来处置癫痫之类的疾病。但是，古人的钻颅术更多的可能不是基于治疗上的目的，而是想把附着于人体的恶魔驱逐出去。

巫医在治疗时会带着挂有药袋的木偶小人或被认为具有治疗功能的小木偶，相信这样可以增加驱赶魔鬼的力量。北美印第安人使用的面具，被认为具有驱魔作用，有的则有助于病人的康复。在有的驱魔仪式中，病人躺在地上，其他人围绕着他祈祷。中文繁体的"医"字为"毉"，下面是个"巫"，可见医巫是同源的、一体的。英文中也有类似的说法，medicine man 的意思也

● 非洲部落巫医使用的魔法道具

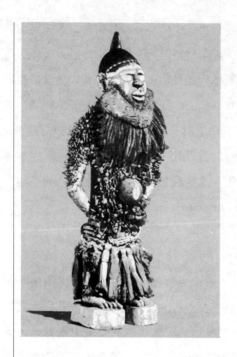

是巫医。所以，早期的医学无论在中国还是在西方，都是跟巫术联系在一起的，治病不是人力可及的，要求助于神力。

生殖崇拜是早期人类医疗活动的重要内容之一。妊娠、分娩、生长、死亡等不可思议的现象是感官所不能直接了解的，于是古人便将它们归于超自然的神，并通过各种崇拜物来表达他们的期望。古时的婴儿死亡率高，现在我们讲中国古代的平均寿命低，只有二三十岁，这指的是人的期望寿命，加权计算了婴儿死亡率，并不表示当时的人都活了二十多岁就死了，也有很多活到七八十岁的，只不过婴儿死亡率很高。因为产妇分娩是有风险的，遇到难产的话很难存活下来，所以有了生殖崇拜。生殖崇拜的另一层含义是期望生殖力强大，美洲、欧洲都有生殖崇拜的雕塑，史前人的理想女性是丰乳肥臀的，象征着非常强盛的生殖力，这样才可以保障家族的生存、子孙的繁衍。在秘鲁出土的殉葬品里，还有分娩的石雕。这些都反映了当时人们对生殖的重视。

四 古代文明中心的医疗保健

麦克尼尔父子在《人类之网：鸟瞰世界历史》中提到，世界上有四个不同区域由于地处密切交往的连接点上，故而开启了文明的进程，其中尼罗河—印度河走廊是第一个大都市网络，包括两河流域、古埃及、古印度，航海与内陆商队使这三个地区保持着一定的交往。另一个大都市网络在东亚的黄河流域，其与前一网络处于文明隔离状态。至于为什么主要集中在这些地方，有学者提出这些地区基本都在北纬35度左右，雨量充沛，便于人类居住、生活，当人类定居下来以后，逐渐形成了古代文明的中心。

1. 美索不达米亚医学

从现存的记载来看，最早的文明曙光应该出现于两河流域，即幼发拉底河和底格里斯河的中下游地区。这里地势平坦，农业发达，古称"美索不达米亚"，意思就是河间之地。公元前5000—前4000年之间，出现了苏美尔文明。公元前2000年，阿摩利人在此建立了古巴比伦王国。古巴比伦时期的医学基本上是迷信的宗教医学，再加上一些经验疗法。每当新年伊始，古巴比伦人都要进贡祭祀，举行盛大的游行。人们簇拥着各类神像走过Ishtar门，以祈祷来年风调雨顺、无病无灾。Ishtar是慈善女神，也是送子娘娘和月下老人。古代的祭祀目的大多都是这样，所以医疗保健和生育是人类生活最重要的内容之一。

古巴比伦人很早就注意观测天体星辰变化与人类疾病的关系，逐渐产生了天人一致的观念。他们把人体比为"小宇宙"，认为一切自然现象都影响人体。由此，星体的变化与人体的疾病联系起来。古巴比伦人认为肝脏是人体最重要的器官（由于肝脏富含血液，故被认为是生命活力的象征），于是用动物的肝脏进行占卜。我们知道中国人占卜用的是龟甲，古巴比伦人用的是羊的肝脏，把羊宰杀后，取出肝脏，观察肝的形态，以此来推测疾病的预后。考古学家还发现了跟医疗相关的一些文字记录，比如楔形文字的医疗处方，现在收藏在不列颠博物馆里。另外还有对风湿病、心脏病、肿瘤、脓肿、皮肤病及各种性病的记载。

古巴比伦第六代王汉谟拉比（约公元前1792—前1750年在位）时国势渐强，汉谟拉比在统一巴比伦尼亚后制定了比较完整的法典——《汉谟拉比法典》。《汉谟拉比法典》中有关医药的条文有四十余款，约占整个法典的七分之一。例如：

"若医生用手术刀行大手术而将人治死，或者用手术刀切开脓肿而毁坏了眼睛，罚以断手之罪。

"若医生用手术刀给奴隶行大手术而将人治死，应赔偿主人一个奴隶。若他用手术刀切开脓肿而毁坏了眼睛，应赔偿奴隶的半价。

"若医生治好一例骨病或脏器的病，收费五银币；若病人是奴隶则收三银币，另由他的主人付两银币。"

从这些规定中可以看出，当时的行医风险也是很高的。这个法典还表明医生在古巴比伦时期已经是一个很成熟的职业了。法律条文中规定麻风等传染病人要远离城市，反映出当时的人们已了解到接触麻风病人会得病。

亚述人是美索不达米亚北部（即今伊拉克的摩苏尔）一支闪族，其所建的国家是一个强悍的军事国家。他们在美索不达米亚统治千余年，历经早期亚述、中期亚述、亚述帝国三个历史时期，公元前605年亚述帝国灭亡。

在亚述巴尼拔皇宫的考古发掘中，发现了与医学有关的泥板文献，记载有某些常见疾病、服用的药物、禁忌等，医生出诊包中应备有的绷带、药物、器械等，还记载了某些流行病如黑热病，认为有麻风、天花、梅毒等病的患者，应隔离在外，以防引起传染。在尼尼微曾出土一套用于穿颅术的手术器械以及导管。公元前7世纪初蛮族入侵，结束了巴比伦和亚述的辉煌历史。

2. 埃及医学

公元前 4000 年前后，尼罗河流域出现了上、下埃及两个王国。公元前 3100 年前后，上、下埃及统一。埃及处于亚非欧三大洲的交汇地带，在文化交流上有着特殊意义，其医药文化对东西方产生过深远的影响。

古埃及是一个信仰多神的国度。与医疗保健有关的神有：托斯（Thoth），传说他治愈过蝎蜇和外伤；爱西斯（Isis），治愈过太阳神拉（Ra）的病，她的话能起死回生；塞梅特（Sechmet），擅长治疗妇人疾病。但埃及最主要的医神是伊姆霍泰普（Imhotep），也有学者认为他或许是个精通医学的国王或祭司，生活在约公元前 3000 年。在孟菲斯的许多地方都供奉他的像。

埃及的医学情况，人们可以从考古学家在埃及发现的一些纸草文中窥其概貌，也有人将其叫作莎草纸。目前所知的与医学有关的有康氏纸草文（Kahun Medical Papyrus）、史密斯纸草文（Smith Surgical Papyrus）、埃伯斯纸草文（Ebers Papyrus）等。这些都是以发现者的名字命名的。

康氏纸草文大约抄写于公元前 1950 年，记载的主要是妇科疾病。史密斯纸草文的抄写年代可能在公元前 21 世纪—前 16 世纪之间，又被称为《创伤书》（*Book of Wounds*），主要记载了 48 个外科病例，还记载了冷敷、用牛骨夹板和浸有松脂的绷带治疗骨折等方法。埃伯斯纸草文大约抄写于公元前 1550 年代，是一部医学文集，长达 20 米，内容包括内、外、妇、儿、眼、皮肤各科及卫生防疫等。载药 700 余种，方剂 877 个。剂型有：片剂、丸剂、粉剂、煎剂、膏剂、栓剂、糊剂等。对生理解剖、疾病防治也有论述。这些纸草文清楚地展示了古埃及医药卫生文明的状况，古埃及医生对人体的解剖、生理、病理等的认识，以及医疗技术的发达程度。

《荷马史诗》提到："在埃及肥沃的大地上，生长着各种各样的草药，有的对人类有利，有的却有剧毒，那里的居民个个精通药理，为其他地方的居民所难及，因为他们是神医派埃昂的后代。"古埃及人还懂得蝎、毒蛇、毒蜘蛛、蟾蜍等有毒药物的应用。法老墓室中的毒药，往往使接触法老墓室中器物、木乃伊或翻阅埃及古书的人皮肤发生红斑，呼吸困难，被称为"古埃及病"。

古埃及人的生产、生活与尼罗河息息相关，所以他们很关心尼罗河的季节泛滥。基于类比联想，他们自然把对气象和河水的观察结果与人体现象联系起来，注意到人体的脉管与呼吸，认为人体是由固体成分（土）与体液（水）组成。脉管相当于"沟渠"，体温是火，呼吸是气，体液与气流注于脉管中；脉搏相当于河水涨落；血液则是人赖以生存的源泉。来自空气中的灵气（Pneuma）赋予人以活力。灵气与血液流注的管道乃称"气动脉"（Arteria，拉丁文 art 为气），灵气与血液失去平衡则发生疾病。这种灵气与原始体液病理说，对以后的希腊医学影响很大。

古埃及人为防止尸体腐烂而用独特的方法将之制作成木乃伊。虽然埃及人制作木乃伊的目的是获得永生，这种制作技术却对后来亚历山大利亚时期的人体解剖产生了重要影响，而且也为现代医学研究当时疾病留下了宝贵的标本。现代考古学家、古人类学家、生物学家通过分析各时期木乃伊的 DNA，可以追寻人类疾病的演变。从现存的木乃伊中，还能看到佝偻病或是脊柱结核病人。有一个据说是法老拉姆西斯五世的木乃伊，面部有一些痂痕，有专家认为可能是患天花留下的印迹。现存的木乃伊身上，还可以观察到埃及血吸虫病、风湿性关节炎、脊椎结核、软骨病、骨折、胸膜炎、膀胱和肾结石以及动脉硬化等病理痕迹，成为古代病理学研究的重要实物。

除了木乃伊以外，在一些法老的陵墓里还能看到与疾病有关的壁画，比如壁画上绘有典型的脊髓灰质炎病人，表明当时有此病的流行，而且人们对此病有了一定的关注。

埃及医学对地中海地区的医学影响很大。公元前 6 世纪后，

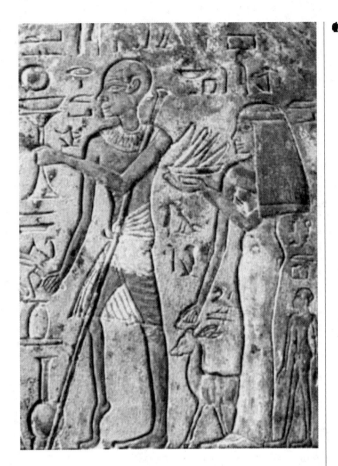

● 法老陵墓壁画上的脊髓灰质炎病人

埃及的希利俄波利斯的学校中有许多希腊人、犹太人、腓尼基人、波斯人来受业。古希腊著名的哲学家泰勒斯、毕达哥拉斯，历史学家希罗多德，医圣希波克拉底都曾来埃及游学。

3．印度医学

古印度是世界文明发祥地之一，位于亚洲的南部。古印度泛指以印度河流域为代表的整个南亚次大陆地区，包括今印度、巴基斯坦、孟加拉国等。古印度第一个文明繁盛时期是哈拉帕时期，可惜这种文化突然中断了。大约公元前2000年中叶以后，说印欧语的雅利安人大批从西北部进入印度。公元前1000年中叶后，波斯人、希腊人、大月氏人又相继进入印度，从而使这里的居民逐渐地复杂起来。在漫长的历史年代中，古印度人创造了自己的医药文化传统，同时也吸收了巴比伦和埃及的医学内容，对东方医学产生重要影响。

现在我们所知道的最早的古印度医学文献是约公元前 1500 年写成的《梨俱吠陀》（*Rig-Veda*），其中提到药用植物，并提及麻风病、结核病、外伤等疾病。《阿闼婆吠陀》（*Athava-Veda*）约著于公元前 7 世纪，是另一部早期的医书，记载了 77 种病名和创伤蛇毒虫的病例，以及治疗这些疾病的草药，并提到妇人病和保健术。

大约在公元前 5 世纪，印度医学已建构了比较完善的生理病理学说，在《生命吠陀》（*Ayur-Veda*）中提出了关于健康与疾病的三原质学说，即认为生命过程是三种原质——空气（air）、胆汁（bile）和黏液（phlegm）活动的体现，气为神经力，胆产生热，黏液主管调节体温和分泌。三者必须均衡才能保持人体的健康，而疾病则是这三种原质的关系发生了紊乱。其实，无论是印度医学的三原质学说，还是我们后面要提到的希腊医学的四体液理论，以及中国医学的阴阳五行学说，基本思想是一致的，主要是提供一个生命和疾病现象的解释模型。

古印度医生十分重视对疾病的观察，最著名的医生妙闻（Susruta）大约生于公元 5 世纪，著有《妙闻集》，记录了 1120 种不同的病症。他将这些病症分为自然的和超自然的两大类，每一类又再分为若干亚类，如热病可分为多种原因，其中由体液紊乱引起的 7 种，来自创伤和其他外因的 1 种，而三原质紊乱产生的热病最危险；又可分为持续热、间日热、四日热等多种，第 7 日、第 10 日与第 12 日是最危险的时间。《妙闻集》还记载了一些治疗方法，主要是用植物药、放血、杯吸术等。放血主要有两种方法，一个是水蛭吸，另一个是在背上用小刀划几道痕，用杯子负压吸出，把体内静脉的暗色血排出。

古印度公元 7 世纪的《医理精华》将疾病分为四大类，即身体的、精神（心理）的、偶然的和与生俱来（遗传）的。身体诸病包括发热、皮肤病等，精神诸病包括发怒等，偶然诸病是由受伤而引起的，与生俱来诸病实际上指的不是任何疾病，而是饥饿、干渴、年老等身体状态，只不过古代印度医生认为这些状态不是"常态"而属于"病态"。印度医学在这最后一点上，与中医和古希腊医学有所不同。

印度的外科很发达，具有代表性的就是鼻成形术。为什么要做这个手术呢？这跟印度的传统有关系，当时印度对通奸的人行割鼻惩罚。于是也就有了造鼻子的需求，医生开始想办法。鼻成形术其实难度还是很高的。鼻子怎么造呢？先做个模子，将模子放在鼻部，然后在额部划一个三角，切一块皮瓣翻转过来搭在模子上，加以缝合，再在鼻孔内放入两管以便呼吸，待缝合处愈合后鼻子就再造成功了。但是取额部的皮肤后，会留下疤痕，也不美观。于是医生又想了一个办法，取上臂的皮肤。这种方法比较麻烦，需要将手固定在脑袋上，等皮瓣长好以后，再切断蒂部，把手放下来。这个手术西方 19 世纪才开始做，西方医生到印度后发现印度这个手术已经有几千年的历史了，非常吃惊，所以就在西方医学史书上记录下来了。

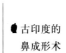

● 古印度的
　鼻成形术

印度医学里很重要的一个内容就是瑜伽。瑜伽强调统一、和谐的哲学理念，认为生命的修炼在于调动体内气之能量，达到身心合一的最高境界。瑜伽术是通过调息来调心、调身，是一种精神与肉体结合的运动，用以增进身体、心智和精神健康，有点类似中国的气功和华佗的五禽戏，但是内容更加丰富。中国在汉代以前，与印度就有很密切的交往了，其中也包括医学的交流。印度医学的外科技术对中国颇有影响，如"金针拨障"的眼科治疗技术，很多专家都认为可能是印度传来的。

4. 中国上古时期的医学

与其他古代文明一样，华夏文明在长期的演化过程中，积累了丰富的医药知识。传说中的华夏文明始祖伏羲、神农、黄帝等也是医药知识的创造者。《帝王世纪》载："伏羲画卦，所以六气六府、五藏五行、阴阳四时、水火升降，得以有象；百病之理，得以有类；乃尝百药而制九针，以拯夭枉焉。"《淮南子·修务训》说："神农……尝百草之滋味，水泉之甘苦，令民知所辟就，当此之时，一日而遇七十毒，由此医方兴焉。"而黄帝则通过与其大臣的问答，讨论了医学的基本理论。因此，有学者指出，"神农所创之医，为医之经验；黄帝所创之医，为医之原理"。

从考古发掘出土的资料上看，殷商时期的甲骨文中已有了人体疾病的记载，甲骨卜辞中的病名至少有 40 种以上，如"疒目""疒口""疒齿""疒腹""疒心"等。此外，还有对传染病的记载——"疒疫"。根据对卜辞中病名的分析，医史学家认为，当时对人体、疾病、诊疗及药物都有了一定的认识，记载内容涉及内、外、口腔、耳鼻喉、眼、妇产、儿科、骨伤、皮肤科等。人们也认识到气候变化失常、饮食不洁、操劳过度、战乱等都可引起疾病。在治疗上有按摩、针刺、砭法、熨法、简单的外科手术、药物、食疗等多种方法。

西周时期对疾病的认识更为丰富，《诗经》中记载了忧思之病、疲惫困苦之病等。《周礼》记载春、夏、秋、冬分别有痟首、痒疥、疟寒、嗽上气等疾病，表明当时人们已认识到某些疾病与季节和气候有密切的关联。《礼记》《管子》还就精神因素与人体发病的关系作了说明，所谓"百病怒起""忧郁生疾"，表明精神状态的正常与否，与人体的健康有着直接的联系。《墨子·非攻》篇中认为起居失常、劳逸失度、食饮不时，也同样是致病的重要原因，如"与其居处之不安，食饮之不时，饥饱之不节，百姓蹈疾而死者不可胜数"。这种从内外环境的整体出发来解释疾病发生的观点，对后世中医病因学说的形成颇有影响。

《周礼》中提到"以五气、五声、五色胝（视）其死生；两之以九窍之变，参之以九藏之动"，表明在诊断疾病方面，周人已开始涉及一些与后世"四诊"有关的方法。《周礼》并非专门的医书，记载的医学知识比较简略，但依然可以反映出当时医学诊察疾病的观念与方法。《周礼》对药学的论述在理论上达到了相当高度，提出了"以五味、五谷、五药养其病"的理论：五味是醯（味酸），酒（味苦），饴、蜜（味甘），姜（味辛），盐（味咸）；五谷是麻、黍、稷、麦、豆；五药是草、木、虫、石、谷。

这一时期，人们对生育健康、环境与健康等也提出了不少深刻的见解。如《周礼》说"男三十而娶，女二十而嫁""礼不娶同姓"，《左传》也说"男女同姓，其生不蕃"，可见人们对早婚及近亲婚配的危害性，已有认识。此外，《左传》还提出："土厚水深，居之不疾""土薄水浅，其恶易觏"。考古学家在殷墟遗址和郑州附近，均发现用以排除积水的商代地下排水管道，证明这些观念已为当时人所接受。

《山海经》是记载有大量药物的早期文献。关于该书所收药物的数字，各家说法不一，一般认为共 126 种，包括动物药 67 种，植物药 52 种，矿物药 3 种，水类 1 种，另有不详类属者 3 种。从其功用来看，可分为补药、种子药、避孕药、预防药、美容药、毒药、解毒药、杀虫药、醒神药、治牲畜病药等。《山海经》里所收药物，可用以治疗内、外、妇、五官、皮肤等数十种疾患。大多是一药治一病，但亦有 14 种药物，为一药二治，如虎蛟治肿也治痔，肥遗治疠也杀虫等。其使用方法大致可分为内服、外用两大类，内服有"服"有"食"，外用包括佩带、沐浴、坐卧和涂抹等法。特别是所收药物中，有六十多种用于预防，这对探讨当时预防医学思想的兴起，是值得重视的佐证。但书中的大部分药物，后世多无法考证，更不见临床应用。

酒在我国起源较早。考古发掘发现，新石器时代中期即仰韶文化时期就已开始酿酒。到了新石器时代晚期的龙山文化时期，更有了专用的陶制酒器。甲骨文和金文中都保存有许多有关殷王室以酒祭祀祖先的记载。

酒在医疗上的应用是医学史上的一项重大发明，它具有兴奋作用，可用作强壮剂；有麻醉作用，可用作麻醉剂；有杀菌作用，可用作消毒剂；因为是液体，有挥发和溶媒的性能，故又是常用的溶剂；能"通血脉""行药势"，故后世常用来加工炮制药物。在古代医学挣脱巫术统治的过程中，饮酒治病较为普遍，它对"外感风寒""劳伤筋骨"等病均有治疗作用。后来随着医药知识的不断丰富，人们又从单纯用酒治病发展到制造药酒。甲骨文中就有"鬯其酒"的记载，这是一种色美味香的药酒。后来，医由"毉"变为"醫"字，从"酉"，体现了酒在当时医疗中的突出作用，故而《汉书》中有酒为"百药之长"的说法。

汤液即汤剂，是中医治疗疾病的主要剂型之一。相传汤液是商代汤王的宰相伊尹创制发明的。伊尹原是汤王的厨师，后被起用为宰相。《资治通鉴》称伊尹"闵生民之疾苦，作《汤液本草》，明寒热温凉之性，酸苦辛甘咸淡之味，轻清浊重，阴阳升降，走十二经络表里之宜"。故古人有"医食同源"之说。也有人对伊尹是否就是汤液的真正发明人提出怀疑，认为汤液的发明是无数先民通过千百年的生活实践，由采药、烹调及用药经验逐渐积累而成的。但可以肯定，在商代人们已掌握了汤液的运用。汤剂服用方便，易于吸收，可以多种药物配伍，达到增强药效、降低药物副作用的效果。

针刺、灸治等方法在早期的治疗中已有广泛应用。卜辞中就

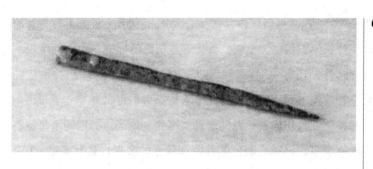

有涉及针灸治病的内容。砭针无论在殷商还是西周时期，主要作用都是刺破脓肿。考古工作者 1985 年在广西武鸣县马义乡一处西周墓葬群中发掘出土青铜针两枚，经专家鉴定，确认为西周时期的针灸针。西周时期青铜冶炼水平很高，当能铸造青铜针具。

在早期的医疗活动中，巫医具有重要的作用，他们既能交通鬼神，又兼及医药。在万物有灵观念的支配下，疾病被看成鬼神作祟和祖先示罚，治病采用祈祷、祭祀、诅咒等方法，以祈求祖先的保佑、鬼神的宽宥或把疾病驱逐出体外，并由此逐步发展成"咒禁""祝由"等法术。虽然巫术并不能如实反映客观实际，鬼神也不是真实的病因，祭祀祈祷自然不能治好疾病，但巫术仪式能使患者得到某种精神上的慰藉或心理上的暗示。另一方面，巫师们在进行治疗仪式的同时，也运用药物和其他治疗方法，由此形成医药与巫术的互补，若病人服药后病愈，自然是法术灵验。

夏末商初，医与巫的分离也标志着医学的专业化已见端倪。商代宫廷有管理疾病的"小疒臣"。这种职官既医治疾病，也从事医疗管理工作，是中国迄今文字所见最早的医官。周代医官的职务是继承了商代医官之设，并在其基础上发展而来的。《周礼·天官》中记载了食医、疾医、疡医和兽医四科分业。食医主要职责是管理帝王膳食，即宫廷内的营养医生，是为王室贵族的健康长寿而专设的。疾医主要职责是"掌养万民之疾病"，相当于内科医生。疡医相当于外科医生，专管治疗各种脓疡、溃疡、金创、骨折等。兽医治疗驯养动物的疾病。

此外，还有协助医师从事医政管理的士、管理药物供应的府、管理文书和病案的史和从事看护杂务的徒，并建立了对医生的考核制度、伤病及死亡的统计与报告制度等。如医师于每岁终要考稽医事，以确定职位的升降和俸禄的多少。其标准是：十全为上，十失一次之，十失二又次之，十失三又次之，十失四为下等。专职医生的出现与医事制度的建立，反映了当时医学发展的水平，同时也有利于医药经验的积累、整理、总结与交流，并进一步促进了对疾病的认识和医疗技术的提高。

五　其他古老文明的医疗保健活动

1. 古代犹太医学

犹太人早先游牧在阿拉伯半岛温和湿润的南部地区。公元前1800年，由于遭遇饥荒，犹太人迁到埃及尼罗河三角洲地区，一度沦为法老的奴隶。大约在公元前1446年，部族首领摩西率领他们从埃及返回巴勒斯坦。公元前721年，亚述起兵攻克了以色列首都撒玛利亚，犹太国沦为亚述的属国。此后，犹太国逐渐衰落，直至公元135年以后，犹太人被驱赶或逃出了巴勒斯坦，流散于世界各地。

犹太文明保存下来的东西不太多。早期的犹太医学带有浓厚的神秘色彩，其病因、病机与诊疗及康复，似乎都与宗教信仰有着密切的关系。犹太的医学可以从《圣经》中得到了解。《旧约全书》即犹太教的经典，亦即基督教《圣经》的前一部分。其中所涉及的医药卫生及保健学内容比较多样，至少有二百多个条目，多次讲到灾病、瘟疫流行以及战争给人们带来的伤亡。《旧约全书》中所记的病种颇多，计有痨病、热病、疟疾、痔疮、牛皮癣、疥、癫狂、麻风、肠道病、哮喘、鼻衄、相思病、难产、不孕症、梦遗、崩漏、外伤致残等。

犹太民族的清洁观念很值得我们关注，他们认为不洁是引起很多疾病的重要原因，所以很注重个人卫生。他们还有给小男孩行割礼的传统。尽管开始未必出于卫生学的意义，后来有些学者调查后发现，犹太民族女性的宫颈癌发病率很低，可能与这种割礼有关。

《犹太法规集》（著于 5 世纪）目前是研究晚期犹太医学思想的重要材料，其中有关于解剖和生理的资料，对食管、喉、气管、肺、脑膜、生殖器等均有详细描写，认为血液是生命的元素。法规集内记述了若干疾病，特别是对流行病的症状描述得很正确，还提及血友病是遗传性疾病。关于外科，法规中提及了肛门瘘手术、脱臼整复和剖腹产术等，手术前服催眠剂。犹太的王朝和庙宇被毁后，犹太医学便失去了独立性，附属于他们寄居地的民族，直到中世纪，犹太医生才开始在历史上闻名。

2. 古代波斯医学

我们还要给大家介绍一点古代波斯医学。波斯就是现在的伊朗。古波斯稍晚于巴比伦文化，和古希腊同时，受到巴比伦文化的影响。古代波斯文化分为两个时期：第一个是《阿维斯塔》经时期，当时属拜日文化，有拜火仪式，和犹太民族一样有清洁观念，还有魔术医疗。古波斯人受清洁观念的影响，认为麻风病人不洁，所以要隔离麻风病人。他们有特殊的尸体处理方法，认为把尸体埋到土里会污染土壤，所以就抛到野外，让秃鹫或其他食腐动物来吃。古波斯还实施过剖腹产手术，让难产的产妇喝醉后，剖腹取出胎儿，再缝合。这是在一部波斯文学作品《列王记》里以诗篇的形式记录下来的，真伪还有待进一步考证，主要是讲这个王的诞生很艰难。第二个是阿拉伯—穆斯林时期，在后面的阿拉伯医学里再讲。当时阿拉伯的著名医生大多是波斯人，因为阿拉伯把波斯给征服了。

　　大约公元前 27—前 20 世纪之间，在伊朗高原的西南部出现了埃兰奴隶制国家。公元前 550 年，阿契美尼德王朝建立，开始了古波斯帝国的历史。在帝国二百多年的历史中，创造了灿烂的文明并成为西亚的霸主。古代波斯医学对研究东方文明非常重要，当时波斯大帝国的版图东西由地中海岸到印度河、南北自高加索到印度洋，医学极为兴盛，又从欧、亚、非地区吸取有益的文化来充实本国的文化。波斯医学是欧洲、亚洲、非洲诸民族国家的医术和药物学相互交流、借鉴与融合的产物。

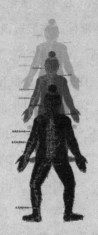

体液论及其对西方医学的影响

体液论（Humoralism）是古希腊时期发展起来的一种医学理论。它认为疾病是由于机体内部体液的整体平衡紊乱，或者是某个特殊部位体液的自然平衡遭破坏所致。体液论强调机体的统一性和个体性，强调精神活动和躯体活动之间的相互作用，因此是一种整体病理学理论。

一　体液论的起源

"体液（humor）"一词直接来源于希腊词汇"χυμος"，意思是任何液体，包括植物的浆液、动物的血液甚至神的灵液。在古代希腊医学中，"体液"的概念演化为特指在人体内的各种管腔中流动着的各种躯体液体。在显微镜和其他检测机体结构、功能的仪器设备发明之前，人体中的这些体液是最容易被看见的体内物质。人们根据以往的经验，很容易将生命的特性至少部分归结于这些体液，如认为血液是生命的重要指征，失血过多将会丧失生命；精液与生殖之间有密切联系等。与此同时，人类也存在着仅仅在患病时才明显出现的各种自然体液，它们的出现显然与疾病直接有关，如创伤时的出血、感染伤口的流脓、伤风感冒时鼻腔流鼻涕、腹泻时的水样便、胃病时呕吐出的液体等。这些体液在病人康复后会随即消失。医生们可根据人体体液的变化来判断患者可能的病因。因此，在古希腊早期的医学记录中，医生们常将这些体液的变化作为疾病诊断和治疗的重要指征。

健康是各种体液之间某种形式上的平衡的观念，是古代希腊思想家关于自然秩序的一种普遍的信念，在许多前苏格拉底哲学家著作的残篇中都可发现类似的思想。大约在公元前450年，那种将世界的构成集中在一种单一初始物质或元素（如气或水）思想的影响已明显减弱，因为这种思想不能解释变化和差异。于是出现了两种替代的解释模型：一种是爱奥尼亚哲学家赫拉克利特提出的两种基本物质——火与水——之间的竞争模型。在这种解释模型中，所有物质仅是在这两者之间保持着一种不稳定的平衡，变化是永恒的、经常的，稳定性可能仅仅在某些限定内才能保持。而西西里哲学家恩培多克勒（Empedocles）提出了另一种宇宙解释模型：宇宙由土、气、火、水四种元素构成，并形成各种适当的混合。每一种物质都是由这四种元素的不同特性所构成，如血液由每一种元素相同比例构成。每一物质的稳定性在于四元素之间保持适当的比例平衡。与赫拉克利特永恒变化理论不同的是，恩培多克勒认为事物一旦获得平衡就可保持稳定，因为事物可通过保持它的元素的适当比例而维持其持续稳定性。如呼吸过程被解释为在一种特殊器官内，元素为保持适当平衡而产生的运动变化。恩培多克勒的这种元素间保持适当平衡的思想成为后来的四体液生理和病理学理论的哲学基础。

二　希波克拉底学派的体液论

希波克拉底学派的体液论就是在这种宇宙观的背景下建立起来的。《希波克拉底文集》（*Hippocratic Corpus*）中的大多数著作写于公元前410—前360年之间，有些著作的写作时间也可能在几个世纪之后。因此，现代医史学家普遍认为《希波克拉底文集》并非完全是希波克拉底本人的作品，其中许多作品是他人所作而归于希波克拉底名下。《希波克拉底文集》中的著作集中地反映了希腊黄金时期的医学思想，既包含了爱奥尼亚辩证派的医学理论，又继承了西西里派的医学思想。于是，在文集中有些观点出现前后矛盾的现象也就不足为怪了。

尽管《希波克拉底文集》中阐述的医学观念在细节上有不一致的地方，但总体上看来还是大致相似的。《希波克拉底文集》的作者都认为健康取决于体液的平衡，疾病是体液失调的结果，尽管他们在什么是平衡和失调的理解上可能各执己见。如《论古代医学》（*On Ancient Medicine*）的作者公开批评恩培多克勒学派的哲学家和他们讨论的热、冷、湿、干的概念。他认为，体液存在着竞争性和性质的多态性，包括热和冷、汗和酸性物质、收敛和无味，体液的异常增加和减少等都可能产生疾病。另一些作者则强调在体内存在着有害的液体，其迁移决定了疾病的位置。而《摄生法》（Regimen）的作者则采用了与赫拉克利特相近的观点，认为人由火和水构成，在持续流动中，仅仅需要一个轻微的变化，如过多或缺乏，就可能导致机体的平衡紊乱或引起疾病。

目前医史学界尚未弄清楚四体液理论究竟是何时明确提出的。实际上，在古希腊时期对四种体液存在着不同的看法，这种分歧在《希波克拉底文集》中也十分清楚地反映出来。在《希波克拉底文集》的《论疾病 I》（On Diseases I）中，作者既讨论了四种性质——热、冷、湿、干的致病作用，同时又以胆汁和粘液的双极作为疾病的主要解释。《论圣病》（On the Sacred Disease）的作者也显示出类似的含糊。只有在《论疾病 IV》（On Diseases IV）和《论人的特性》（The Nature of Man）中，有关人体四体液的描述，类似于恩培多克勒的四元素学说。《论疾病 IV》的作者认为四体液为血液、粘液、胆汁和水，它们像植物的浆，为机体提供营养。它们分别来自心、脑、胆囊和脾，这些器官在早期希腊医学中被认为对维持机体功能具有重要意义。《论疾病 IV》的作者认为水是第四种体液，脾作为液体的贮存器官与水具有密切的关系。而在《论人的特性》中，作者认为第四种体液是黑胆汁而不是水。而且作者关于四种体液与身体的四种主要器官的联系，与《论疾病 IV》的观点也稍有不同：血液来自心脏，代表热；粘液主要来自大脑，代表冷；黄胆汁由肝脏分泌，代表干；黑胆汁来自脾胃，代表湿。水之所以被黑胆汁替代，可能是因为水与土、火、气一样是构成宇宙的最基本元素，将其再纳入机体的生理学体系在逻辑上会发生冲突。黑胆汁概念的提出是希腊医生基于临床观察的思辨推理。如胃溃疡出血病人出现的黑色样便，胃癌病人的黑色呕吐物，患恶性疟疾的病人会出现"黑尿病"等，这些在疾病时可能被看见的黑色（暗红色）液体于是成为水的替代物质。由于黑胆汁可见于不同的情况，因此在《希波克拉底文集》中对这第四种体液——黑胆汁的论述也存在矛盾之处。它可能是血凝块，也可能是胃溃疡呕吐时的黑色血样物质。还有医生描述它着地时会冒泡和嘶嘶发响，能破坏与之接触的东西。考虑到黑胆汁的这种破坏性潜力，它在正常时是不可能发生的，因此它被列在血液的对立面。血液一般被认为是有益的，而黑胆汁则是有害的。

《论人的特性》的作者指出："人的身体内有血液、粘液、黄胆、黑胆，这些体液构成了人的体质，通过这些体液便有痛苦的感觉或享有健康。这些体液的比例、能量和体积配合得当，并且是充分地混合在一起时，人就有完全的健康。当某一体液过多或缺乏时，或某一体液单独处于身体一处，血液与其他体液不相配合时，人便感到病痛。当一种体液离开其他体液而孤立时，不仅它原来的地方要闹病，它所停留的地方也要闹病；因为体液过多就会造成疾病和痛苦。事实上，当一种体液流出体外超过所应当流出的量时，这个空虚处便酿成疾病。另一方面，假如体内发生这种空虚，即当某种体液移动或离开其他体液时，人将表现出双重疾病，一是在该体液所离开的地方，另一个是体液所流到的地方。"在论述中，作者通过仔细的临床观察提示了四种体液的存在并认识到其重要性，同时还进一步指出体液在各器官之间存在着交互关系，即体液产生的交感作用。《论食物》（*On Aliment*）中强调了这种由体液产生的交感作用，指出："一切都建立在体液完全混合的基础上，一种统一的和谐、统一的交感的基础上。"由此可见，体液论是在希波克拉底时代逐步建立完善起来的，是希腊医生与哲学家之间相互作用、相互影响的产物，自然哲学家依据医生所提供的临床经验和观察资料按次序分类，形成了影响西方以后两千多年医学发展的重要理论。

在体液病理学中，两种体液——粘液和胆汁，作为疾病的原因或指征起着重要作用。粘液与水有关，胆汁与火有关。它们被用来解释种族特征、人的气质以及易患的疾病，如粘液质的人胆怯、柔弱、冷淡、懒惰甚至呆笨，粘液过多的人易患感冒、头痛和中风。在《论圣病》中，作者指出粘液阻碍空气流入大脑和从大脑中流出，便导致癫痫，因为空气试图迫使它的通路畅通。对于粘液质病人的治疗，医生可用对抗疗法，如热水浴和催吐药物。黄胆过多的人脾气暴躁、易怒，热性和干性的胆汁影响大脑还会产生疯病。

与粘液和胆汁相比较，古希腊医学对血液的认识是相当含糊的，通常只是在疾病情况下提及这种存在于机体内的必需的体液。根据《希波克拉底文集》中有些作者的观点，这种机体内对生命最为重要的体液也是疾病原因的一种象征。虽然古希腊医生对血液本身或者其中某一成分是否过多一直存在着争论，但大多数人都认为痔、鼻衄、月经等表明血液过多有害。根据《论体液》（On humours）作者的观点，季节的变化会导致血液过多而引起机体的损伤，可通过放血缓解之，但相同的情况也可能由胸膜炎和胆汁所引起。血液过多的人被称为多血质，多血质的人易患心脏病、癫痫或麻风病，医生常用放血、灌肠和凉性药物治疗这类疾病。抑郁质的人由于黑胆汁过多，易患溃疡、水肿、伤寒或疟疾，医生可用烧灼剂、催吐剂和热水浴治疗。这些疾病知识不仅可以引导医生正确地实施治疗，而且在某种情况下具有适当的预防作用。

疾病与季节相关联的观念是古代希腊医学的一种重要理论，在《希波克拉底文集》的其他章节中也有粘液与冬季有关、黄胆与夏季有关的论述。四季节与四体液的联系标志着一个重要的进步。每种体液依次支配一个特殊的季节，以及人生的一段特殊时

希波克拉底"四体液"学说比较表

体液	词源	来源	特性	季节	疾病	治疗	气质
粘液	Pituita	脑	冷	冬	感冒、肺炎、头疼、胸膜炎、卒中、尿急痛	热水浴、温粥、利尿剂、催吐药	粘液质
血液	Sanguis	心	热	春	心绞痛、痢疾、风湿热、癫痫、麻风	放血术、冷却剂、灌肠药	多血质
黑胆汁	Melanchole	脾胃	湿	秋	水肿、肝炎、伤寒、疟疾、溃疡	驴奶、热水浴、烧灼剂、催吐剂	忧郁质
黄胆汁	Chole	肝	干	夏	霍乱、黄胆、口腔溃疡、胃病治疗	放血、灌肠、冷却剂、止痛剂	胆汁质

间：血液：春天，童年；胆汁：夏季，青年；黑胆汁：秋季，成年；粘液：冬季，老年。这种策略不仅是概念性的，也给了医生调节机体平衡的机会，事先已知体液在某一特定时间过多或缺乏的知识，采用适当的措施，既可通过直接排除过多的体液，如放血和药物，又可通过饮食和生活方式改变机体总体体液的混合。在公元前 4 世纪，这些方法已被许多医生所采纳。

四体液理论的另一吸引力是它的包容性。它比较容易与其他理论相结合，如洛克里的菲尼斯蒂翁（Philistion of Locris，鼎盛年在公元前 380 年）和他的学生柏拉图（Plato，前 427—前 347）的学说，他们将四元素与四种主要特质联系在一起。柏拉图在《蒂迈欧》（*Timaeus*）中，将疾病归于这四种元素的变化，归咎于空气、粘液和胆汁的过多或缺乏。他也指出了由于不同元素的影响而引起的发热亦不同。《论人的特性》的作者认为，所有的发热都由胆汁引起，而柏拉图区别了发热的不同，并归咎于其他元素存在的变化。他在《蒂迈欧》中进一步将躯体疾病与精神疾病联系在一起，对精神和道德情况作出躯体的解释，而这一点在希波克拉底的著作中表现得不充分。

三　体液论的基本原理

体液论作为古希腊时期一种影响最大的医学理论，被医生广泛接受并应用于临床实践中。然而，应当指出的是，不同的医生对于体液论的理解和解释各不相同，即使在《希波克拉底文集》中，不同篇章的作者对体液论的论述也存在着差异。我们甚至可以说并不存在被每个医生都接受的统一的、基本的体液论，但是他们又都基于体液论将疾病的诊断、治疗原理和预后系统地联系在一起。这种状况实际上类似于中国传统医学中医生对于阴阳五行学说存在着不同的理解和解释，他们也是在实践中灵活应用之。因此，体液论是在总体上指导医生的医疗实践活动，医生们都遵循只有首先理解机体作为一个整体的性质，才能理解机体各部分性质的原理。为了便于理解，体液论可被概括为以下 7 项原理：

1. 平衡原理 (the principle of equilibrium)

平衡原理是体液论最基本的原理。平衡原理认为，健康是体内体液平衡的结果，疾病是由于体液失衡所致。人体中四种体液配合正常，人就健康；某种体液过多或过少，或与其他体液分离，则导致疾病。引起体液平衡失调并导致疾病的原因有三个方面：首先是由于不适当或过量饮食引起四种体液中的任何一种过多或缺乏；其次是外伤、极度疲劳；再次是气候变化。这三类因素对体液都有明显的影响，可使体液发生凝结或稀释或腐败。在这种情况下，变质了的体液流到机体的某一部位就会引起该部位的病变。

2. 季节影响原理 (the principle of seasonal influence)

体液论认为，季节、气候等外界环境的变化将影响到人体内的四体液，每个季节的特点导致人易发某类疾病，因此医生在对病人的诊断和治疗中应充分考虑季节和气候因素的影响。如在春季发生鼻出血的情况要多于其他季节，因为春季受到热和湿的影响，血液增加；在夏季，受热和干的影响，可引起机体中黄胆的增多；秋季是干冷季节，黑胆汁在体内占支配地位；粘液在冬天增多，人们容易伤风流涕。在季节影响原理中，四体液总是与自然中的热、冷、干、湿四种特性和春、夏、秋、冬四季联系在一起，又与希腊哲学家假定的构成宇宙的土、水、火、气四种基本元素密切相关。古希腊自然哲学家通过这种方法将自然的大宇宙

(macrocosm of nature) 与人体的小宇宙 (microcosm of man) 直接联系起来，认为人体的健康和疾病受到整个自然变化过程的影响。古希腊医学中这种对人与自然密切关系的重视类似于中国古代医学中的天人合一思想。

3. 对抗疗法原理 (the principle of contraries)

对抗疗法是体液论的一项基本治疗原理。根据体液理论，机体的每个器官或每种疾病以及每一种治疗药物都具有热、冷、干、湿的特性，因此在疾病的治疗中可采用对抗治疗的原理，即"相反事物应当以相反方法治疗 (contraries should be cured by contraries)"。如某病人患腹痛，医生根据体液论诊断腹痛与病人的黑胆汁失衡有关，黑胆汁来自脾脏，其特性为冷、干，病人的寒战症状表明病人体内有过多的冷、干性质的黑胆汁。冷、干的对抗物是热、湿，医生可依据对抗疗法的原理，要求病人定期热水浴、增加饮水以及给予相应的药物治疗，以帮助体液恢复平衡。

4. 天然热原理 (the principle of innate heat)

四体液不仅可以解释疾病的原因，而且也是解释生理活动的基础。但是，机体内的四种体液如何工作？引起它们运动的动力是什么？什么力量使它们按比例混合从而维持机体的平衡？体液论提出机体内存在着一种天然热 (emphyton thermon)，机体的营养供给、体液的分布都来自天然热（位于左心室）的驱动。天然热原理还可用来解释许多生理现象，如婴儿心跳快、体温较高是因为婴儿天然热水平高以促进机体较快生长；相反，老人体温偏低是因为天然热水平较低。这一事实也可以解释一般老人需要的食物比年轻人少。它还可以解释呼吸可冷却心脏过多的热，以避免心脏受损。

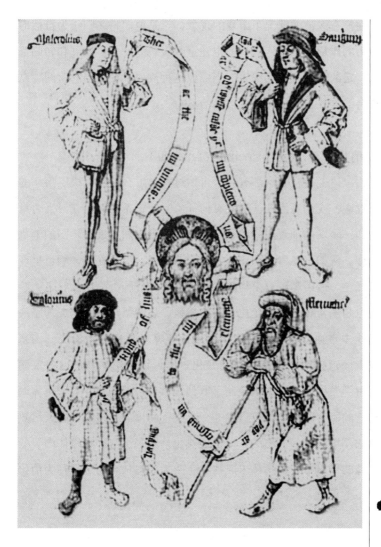

5. 自然疗法原理（the principle of natural healing）

　　体液论十分强调机体的自然治愈力，认为自然治愈力是治疗疾病的主要力量。希波克拉底说："自然是疾病的医生。自然能自己发现治疗途径和方法，而不是思考的结果。"医生的工作就是理解自然、支持这种自然过程，而不要干预自然疗程。古代医生在实践中常可见到患重病或受到严重创伤的人在没有医治的情况下康复的现象，于是他们将之归结为自然治愈力的作用。此外，医生们也注意到疾病的发生、发展和转归都有一定的规律，认为医生应当顺应这种规律，在适当的时间、以适合的方式帮助机体恢复自然治愈力。

6. 消化原理（the principle of pepsis）

总体上看，疾病都有一个自然过程。那么是什么决定疾病的进程呢？疾病进程的演变又有何征象呢？古希腊医生在对当时常见病、多发病细致观察的基础上，提出了疾病发展和转归的消化原理。例如，感冒之初，病人常流清鼻涕，后来变稠，颜色呈现黄绿色，最后鼻腔分泌物减少，症状消失。肺炎病人的咳嗽、咳痰也是随着病程发生变化，起初清痰，病情严重时变稠成为脓痰或痰中带血，转变期后病情缓解，咳嗽、咳痰逐渐消失。伤寒病人肠道排泄物也有类似的变化过程。体液论认为，这些疾病是由于一种体液异常地控制了其他几种体液所致，于是"机体调动它的所有防御力量攻击生的、变质了的体液，使它们在天然热力的作用下成为'熟的'以便能排出体外"。这种在机体内天然热力的作用下，疾病从未成熟状态变为成熟状态的过程称为消化（pepsis）。

7. 转变期原理（the principle of crisis）

所谓转变期即机体的自然治愈力与疾病作决定性斗争的时期，是疾病变好或变坏的关键期。希波克拉底学派医生在治疗实践中注意到病情的变化与时间有某种内在的关联。在转变期原理中，希波克拉底学派十分重视数目4和7，显然是受到毕达哥拉斯学派的思想和美索不达米亚医学的影响。希波克拉底学派的医生注意到，许多疾病一般在一定期限内会发生转变，或病情缓解、恢复健康，或病情加重甚至死亡。疾病若在预定的天数出现转变，则预后良好，否则预后不良。因此，希波克拉底在《论流行病》（*Epidemics*）中指出："医生必须注意转变期，应知道这是决定生死或者至少病情变坏或好转的关键时刻。"医生若能熟悉各种疾病的转变期，将有助于预后的判断和选择适当的治疗方案。在治疗手段十分有限的情况下，判断疾病的预后对医生尤为重要，是区别医生优劣的标准之一。

四　体液论的发展：
盖仑的集大成工作及其对后世的影响

希波克拉底学派的体液论作为西方古代医学的正统理论，对西方医学的发展有着重要的影响。不同时代的医学家也对体液论不断充实、完善，并依据他所处时代的理论和实践加以解释和应用。第一次对体液论进行综合的是古罗马医学家盖仑（Galen，129—210）。盖仑将希波克拉底和柏拉图的观点合为一个体系，将四体液与四元素联系起来，并第一次对这些观点进行了综合，形成了所谓的体质论。

盖仑赞同希波克拉底学派的体液论，把体液的作用看作各种不同气质的基础：血气方刚者是由具有潮湿和温暖这种基本性质的血液控制着；在冷静沉着者的身上，是潮湿和寒冷的粘液控制着人体的灵魂特质；忧郁的人是处在干而冷的黑胆汁的影响之下；易怒是由于干而热的黄胆汁的作用。但与希波克拉底不同的是，盖仑避免涉及体液确切性质的问题，而是将体液视为不可见的实体，只能通过逻辑的方法来认识。盖仑认为，由于动脉中的血液由四种体液形成，所以血液具有支配地位。但盖仑不能确定黑胆汁在机体内的相似性质，于是他指出不能假定黑胆汁作为一种纯的、基本的体液的存在。盖仑认为由不同体液混合所形成的体质既能影响机体，也能影响心灵，从而用体质病理学理论阐明了柏拉图和亚里士多德论述的问题，即抑郁质是由人的体质所决定的。通过盖仑的综合，体液论、体质论不仅在临床上得到广泛的应用，而且也被相面术和占星术所采纳。如占星术士的四相图，将四体液结合到天空中的四个中心点，每三个星座与一种体液相关，如粘液与摩羯座、宝瓶座和双鱼座相关。基督徒也将体液论与圣徒彼得、保罗、马克和约翰联系在一起，与音乐调式联系在一起。盖仑的体质论几乎能解释人类健康、疾病及其相关的任何问题，为疾病的治疗后果提供了各种可能性回答，例如病人在接受治疗后未能康复，该体系所提供的多种解释方式本身就可自圆其说。

这种理论后来成为中世纪欧洲和伊斯兰世界占统治地位的医学理论。阿拉伯医学家胡奈恩·伊本·伊沙克（Hunain Ibn Ishaq，809—873，在欧洲以拉丁文名字 Johannitius 为人所知）在编辑《医学问答》（*Medical Questions and Answers*）时，就采纳了经盖仑修正的体液论。他在谈论人体的健康和疾病时采用了盖仑的三段论模式，即先论述机体的自然组织，然后论述中性因素，最后论述非自然的疾病。胡奈恩尤其重视中性因素在健康和疾病过程中的作用，他所列出的中性因素包括饮食、环境、睡眠、锻炼、排泄和情绪等 6 种。这种论述方式为后来的大多数阿拉伯医学家所仿效。至少从哈里·阿巴什（Haly Abbas，？—944）时代开始，这 6 种中性因素在许多疾病的原因和治疗中成了关键因素。

胡奈恩的著作可能在 11 世纪时被译成拉丁文。翻译者对原著作了两个重要的改变：问答形式被直接对话所取代；6 种中性因素被给予了新名称——"非自然因素"。胡奈恩著作的拉丁版本成为 12 世纪以后医学院校的主要教科书，影响扩展到意大利、法国和欧洲其他国家。每位有抱负的医生都学习胡奈恩的著作，并参照它处方治病。因此，不仅在学术著作中，而且在处方和医

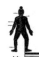

疗建议上，都依据 6 种非自然因素的分类，因为通过调节这些因素，人们不仅能恢复机体的健康，而且更重要的是可预防机体的自然平衡受到破坏。根据胡奈恩的学说，药物和饮食属于食物和饮料类，放血、性交和通便属于排泄类。胡奈恩也十分注意适当的环境与气候，重视个人的情感状态。他强调愉快地步行到乡间野餐可成为有效的治疗。总体上看，胡奈恩通过强调摄生法，重视 6 种非自然因素在维持健康和治疗疾病中的作用，对于一般疾病的治疗或康复是有积极意义的，对精神疾病的躯体原因提供了一种比较合理的解释。

中世纪对这些非自然因素的重视是体液论发展的一个重要部分。人们将环境、卫生和饮食作为健康和疾病的重要决定因素的思想，直到 19 世纪都得到医生的赞同，尽管他们已经拒绝了体液论。从整体上看，体液论作为一种主导西方医学两千多年的医学理论，为治疗和预防疾病提供了一个连贯的、合乎逻辑的基本框架，而且在许多方面与医生的经验甚至同病人观察到的现象是一致的。例如，一些疾病有季节特点，一些疾病侵袭某些年龄段的人群而不影响其他人，一些疾病不经治疗在一定时间也会出现缓解，等等。体液论要求医生将病人作为一个整体来考虑，强调心灵和躯体的统一，尽管它对疾病的解释既包括躯体的，又有心理学的，甚至还有占星术的，但它为医生提供了一个能有效理解与解释疾病原因和现象、选择适当治疗方法的理论框架或体系。

体液论的悠久传统有助于肯定和强化它的权威性，它的哲学思辨和逻辑推理则使它在疾病的诊断治疗和预后判断上具有回旋余地，因此，若出现诊断治疗上的失效可归咎于医生的失误或经验不足，或病人自身的问题，而不是体系本身的问题。它的规则性提供了一种通过治疗和预防来增进健康和控制疾病的有效方法。与此同时，体液论强调每个病人的个体性以及每种疾病的特殊性，由此为医生提供了在理解疾病的个体性和处方的灵活性上展示他们技能和知识的机会。体液论也是一种比较简单明了的医学体系，许多病人也能掌握它，进行自我治疗。因此，体液论的广泛接受有助于医生将这种理论运用于临床实践，并为病人增添了信心。

纵观体液论发展的历史，它最早出现在公元前 6—前 5 世纪的希腊，直至 19 世纪，都基本上是西方医学传统的基础。值得注意的是，虽然古代希腊医学的体液论与中国和印度医学体系有类似之处，但这种类似与上述地区的古老医学传统基本上没有什么直接的内在联系。这种类似可能是偶然的，但从另一方面看，它也是人类认识健康和疾病现象的必然规律。至公元 2 世纪，体液论已成为罗马帝国医学的统治思想。阿拉伯帝国兴起后，9 世纪左右，希波克拉底和盖仑的著作被译成阿拉伯文，在伊斯兰世界流行，直至 20 世纪依然发挥着重要作用，以至于某些现代西医治疗和临床诊断被综合在传统体液论框架中。中世纪后期，阿拉伯文的希波克拉底和盖仑著作又被转译为拉丁文回到西方。在 11 世纪以后，体液论被引入新建立的大学中作为医学教材，并成为医学理论的基础。诊断和治疗依据 6 种所谓非自然因素的模式而构造。虽然 16 世纪以后，随着解剖学和生理学的发展，体液论所依据的古代解剖学和生理学知识已被抛弃，体液论的理论基础也随之瓦解，但是，在治疗方面体液论的解释依然有一定的说服力，因而得以继续，尽管它在形式上已逐渐变弱。哈维（W. Harvey，1578—1657）对血液循环的发现，仅仅导致人们将盖仑描述的血液的许多性质转至其他体液，许多 18 世纪的健康和疾病理论依然是以机体的体液平衡思想为基础的。例如巴伐利亚医生、活力学派的创始人斯塔尔（G. E. Stahl，1660—1734）认为所有疾病都发生于血液，由于血液的郁积或粘稠而产生炎症等病理现象；医物理学派的代表人物、哈

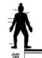

勒大学的霍夫曼（F. Hoffmann，1660—1742）认为疾病是胃肠的多血症（plethora）所致；英国享负盛名的医学教授居仑（W. Cullen，1710—1790）则将发热归咎于动脉的痉挛；而居仑的学生布朗（J. Brown，1735—1788）主张疾病是体内器官过度刺激的结果。法国内科医生安德烈（G. Andral，1797—1876）在研究血液学的基础上，复兴了更严格的体液论，将疾病归咎为血液成分，如血纤维原、白蛋白、碱的变化。在安德烈思想的影响下，19世纪奥地利病理学家罗杰坦斯基（C. Rokitansky，1804—1878）将所有病理细胞的产生归咎于血液中不好的混合，后来在细胞病理学的创始人微尔啸（R. Virchow，1821—1902）的批评下，收回了自己的观点。

　　微尔啸提出的新的细胞病理学关注机体组织和细胞，而不是体液和化学成分的改变。细胞病理学的诞生似乎意味着体液论作为一种科学上可接受的理论的终结，尽管普通人依然用类似于盖仑和希波克拉底的观点看待疾病和治疗过程。然而，激素和神经内分泌在体内的分离和鉴定，以及它们在维持自然平衡、稳态、控制躯体行为的过程中的重要作用，似乎在一定程度上又可以被看作对体液论的证实。这些现代"体液"不像其"祖先"四体液那样，被认为是所有病理变化的原因，而且它们之间的相互作用比希波克拉底体液论的混合要更为复杂。与此同时，现代流行病学家已开始关注个体的易感性作为某些疾病的发病因素的现象，区分躯体的和心理学的类型，判断哪一种是最主要的风险因素。当然，这些医学思想的转变应当看作整体论的复兴，而不是特定的体液论的复兴，因为在现代医学的解释框架里，已不需要求助于体液论中四体液的僵硬理解了。

　　体液论退出历史舞台已有相当长的时间了，然而，体液论的基本思想，即重视机体的平衡，注意自然环境对人体健康和疾病的影响，强调医生的作用是依靠自然治愈力帮助病人恢复等，已日益为现代医学所肯定。现代整体医学的兴起，也再次证明了古老的医学传统依然能为现代医学的发展贡献出智慧。

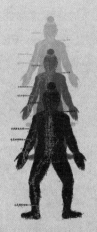

亚历山大里亚时期的
医学知识与实践

公元前334年，马其顿的亚历山大率大军东征，迅速扩大了希腊世界的疆域，实现了马其顿人把东方民族以及希腊民族统一在一个国家中的梦想。但在公元前323年亚历山大死后，这个不稳固的帝国旋即分裂为马其顿、托勒密和塞琉古三大王国。亚历山大在其短促的统治时期内，实行政治改革和东方化政策，同时又在东方建立了许多希腊式城市，将希腊文化传播到东方，促进了希腊文化与东方文化的汇合，使当时世界的文化面貌起了巨大变化。

亚历山大里亚建立于公元前 332 年，很快它就取代了雅典，成为地中海地区科学、文化和商业的中心。在托勒密王朝的统治下，希腊文化与古代东方文化有了紧密接触。托勒密王鼓励学术研究，建立了藏书 70 万卷的图书馆及从事研究的博物馆。有学者认为，当时亚历山大里亚的博物馆在性质上更近似于大学，博物馆内有进行研究的实验室、解剖室，还建立了动植物园，甚至还有由政府出资为科学家和哲学家提供住宿的公寓。亚历山大里亚城中哲学家、医生、艺术家和诗人云集，科学和文化达到了高度的繁荣，古希腊的科学、哲学和医学，在这座地中海城市找到了自己的继承者。

虽然亚历山大里亚作为古代世界的文化中心仅仅享受了数百年的风光，但是这段时间里医学知识却有长足的发展。地中海南岸的这座城市中医家云集，门派竞起，多种医学文献得到了整理和编辑。对于医学史来说，至关重要的一件事是：亚历山大里亚医学家建立的系统解剖学，为认识人体的结构和功能开辟了新的途径。尽管在当时解剖学对临床医学和公共卫生影响不大，但它作为西方医学理论基础的价值是无法估量的。

一　人体解剖传统的建立

在亚历山大里亚，希腊医学的研究传统与埃及尸体防腐技术得以很好地结合，因为这一时期已有医学家认识到，了解人体内部的构造，对于理解人类生命的规律以及治疗疾病是十分重要的。在托勒密王的支持下，亚历山大里亚的医学家开始了人体解剖的研究，他们甚至被允许对执行死刑的犯人进行活体解剖。其中最著名的医生解剖学家（doctor-anatomist）是希洛菲利（Herophilus，前 335—前 280）和埃拉锡斯特拉特（Erasistratus，约前 310—前 250）。

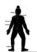

　　希洛菲利出生于小亚细亚的查尔西顿，是科斯学派医学家普拉萨戈拉（Praxagoras，鼎盛年在公元前 335 年）和奈得斯学派医学家克瑞斯普（Chrysippus，鼎盛年在公元前 340 年）的学生。希洛菲利十分崇敬希波克拉底，但他认为希波克拉底的著作忽略了解剖学，因此希望去弥补这一缺陷。尽管他几乎没留下什么著作，不过从与他同时代的人以及他的继承人那里我们可以知道他是一位在解剖学领域中孜孜不倦的研究家。他对神经系统十分感兴趣，是第一位系统地研究脑和脊髓解剖的人。他明确区分了神经和肌腱，而在希波克拉底学派和亚里士多德的著作中对此的叙述含糊不清。更为重要的是，他清晰地描述了脑是神经系统的中心器官和智慧的所在。这一点正与亚里士多德的学说相反，亚里士多德认为心脏是智慧的中心。希洛菲利也是第一位将大脑与小脑区分开的人，并且准确地描述了大脑某些部位的血液供应。他在《解剖学》中还准确地记述了肝脏和生殖器官。此外，"十二指肠"也是由他命名的。他的这些正确的记述表明他无愧于被盖仑称为"实行人类和动物解剖的第一人"。德国医史学家苏德霍夫（K. Sudhoff，1853—1938）赞誉他是"科学解剖学之父"。

　　希洛菲利不仅是当时最杰出的解剖学家，还是个著名的医生。在临床医学上，他承袭了希波克拉底的体液理论，并进一步认为存在着四种支配生命的力：位于肝脏的滋养力，位于心脏的温热力，位于神经的感受力，以及位于大脑的思考力。他强调预防疾病比治疗疾病更好，名言是："如果没有健康，那么智慧和技艺、力量和财富就全是无用的。"他还十分重视饮食疗法的重要性。在诊断方法上，他是脉学的创始人，曾用水钟计数脉搏率，分析脉的舒张和收缩。

　　几乎与希洛菲利同时代的埃拉锡斯特拉特不仅更进一步地推动了人体解剖的研究，而且将人体结构观察与功能研究结合起来，建立起解剖生理学（Anatomophysiology）体系。埃拉锡斯特拉特出生于爱奥尼亚的开俄斯岛（Chios），是医生之子，也是奈得斯学派医学家克瑞斯普的门徒。但与希洛菲利基本上承袭希波克拉底学说相反，他的医学思想是遵循奈得斯学派的理论，反对体液学说。希波克拉底学派与奈得斯学派之间的对立可回溯到希波克拉底时代，这种对立在希洛菲利和埃拉锡斯特拉特身上也清楚地反映出来。埃拉锡斯特拉特不承认希波克拉底体液病理学说的权威性，试图用解剖研究去解释局部疾病的原因：寻找胸膜炎和心包炎在解剖学上的诱因，认识到腹水和肝硬化之间的联系。他认为疾病的来源最重要的是组织和血管，并指出部分器官的多血在疾病发生中具有重要的意义。

埃拉锡斯特拉特可能是第一个开始研究病理解剖的人，并特别注意脑的正常解剖和病理解剖，认为脑是心理功能的中心。他在神经系统研究中作出的最重要发现，是关于存在着两种不同神经的认识：一种是感觉神经，即从体表传送信号到大脑的神经；另一种是运动神经，即从大脑传递冲动到肌肉系统的神经。显然，他已认识到大脑是神经系统的中枢。除了对神经系统的观察之外，他还研究了淋巴系统、血管、心脏和心瓣膜、肝脏和胆管、前列腺等解剖学结构。埃拉锡斯特拉特批判了体液论关于机体由四种体液组成的观点，提出机体是由各自独立的微小单位构成，并指出每种器官都有三种脉管——静脉、动脉和神经，它们起着相互连接的作用。

埃拉锡斯特拉特还研究过消化机制，进行过许多实验研究，其中一项被认为是最早的新陈代谢实验。他指出当食物进入胃以后，胃通过收缩和松弛将食物碾碎成微粒形成乳糜。乳糜随后分为两部分，一部分包含胆汁成分，另一部分包含血液所需要的成分，沿血管进入下腔静脉滋养全身。他对动脉和静脉的功能进行了较深入的观察，并推测血液是由静脉经过极小的互相交通的脉管而进入动脉的，这一观点几乎接近了血液循环的发现。这一推测在几乎两千年后才由马尔皮基（Malpighi）通过显微镜观察到毛细血管而得以证实。埃拉锡斯特拉特也赞同"灵气"（pneuma）或"生命灵气"（vital spirit）是生命动力的观点。他指出进入肺内的空气也进入心脏，并在心脏内形成"灵气"，由动脉输送至全身各部；生命灵气在脑中（可能是在脑室中）转变为动物灵气（animal spirit），并由神经传至全身各部。希波克拉底认为灵气与血液在动脉中混合，而埃拉锡斯特拉特则认为在正常情况下动脉中只有灵气而没有血液。为了证明这一观点，他指出他从未发现动脉中含有血液的尸体。他对人体动脉出血现象的解释是当动脉被划破时，灵气逃逸了，它的空间由来自心脏和静脉的血液所填充，所以血液沿划破处流出。他还认为动脉在炎症时可出现血液充盈现象。此外，他认为二尖瓣有阻止生命灵气离开心脏的功能，它使生命灵气只有通过主动脉才能离开心脏传导至全身。因此，与其说埃拉锡斯特拉特是位解剖学家，倒不如说他是位生理学家和病理学家。

希洛菲利和埃拉锡斯特拉特的人体解剖研究是开创性的，至今人体解剖学上的一些解剖结构依然以他们的名字命名。然而，遗憾的是，希洛菲利和埃拉锡斯特拉特的门徒并未继承他们老师的实证研究传统，而是将时间花费在无意义的争论上，并形成了两个对立的派别，相互攻讦，致使医学研究变成了文字上的诡辩。

二　医学文献的编辑

从公元前4世纪末至公元前2世纪，亚历山大里亚成为国际性的科学文化中心。它一方面继承了古代希腊、埃及的科学传统，另一方面又汇集了来自波斯、美索不达米亚甚至更远的国家的神秘主义和经验主义的医学传统，从而形成了亚历山大里亚医学的多元性和复杂性。尽管人体解剖学的建立开启了医学研究的新途径，但在医疗实践中，希波克拉底医学依然占据

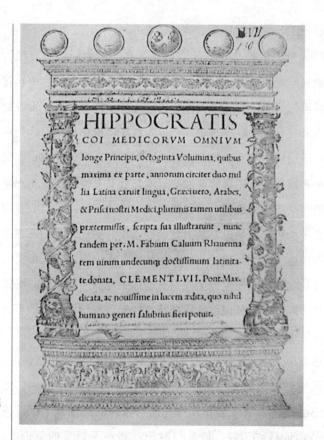

●《希波克拉底文集》首页

着统治地位。从希洛菲利时代开始，收集和整理希波克拉底的著述已成为当时亚历山大里亚医学界的重要工作，这些著述也在图书馆中占有显要地位。起初是以编撰《希波克拉底文集》为主的大量文献的收集、整理和编辑，后来发展为对文献的注释和评论。毫无疑问，编辑、整理以希波克拉底学说为代表的古代希腊医学经典，对于继承古代医学、推动医学发展和传播具有积极作用，如当时最著名的编撰家斯蒂乌蒙（Citium）的阿波洛纽（Apollonius）编撰的《医书集成》（Joint）一直保存至今，为后世了解希腊医学提供了宝贵的信息。亚历山大里亚的医学家通过解读古希腊医学文献中晦涩的话语，隐约地勾勒出古代医学发展变化的脉络，并使之成为罗马世界和中世纪医学理论建构的基础。然而，由于教条主义的影响，医学家在编辑和解释希波克拉底学说时越来越注意形式和文字方面，更注重于对于某段原文解释的辩论，逐渐形成了对经典文字进行冗长的、咬文嚼字的推敲的风气，并以文史方面的考证、辨误代替临床经验的总结、分析，对医学的发展产生了消极的影响。

由于许多医学家将注意力集中于经典著作的注释和解说，热衷于聚集在亚历山大里亚图书馆内，或就希波克拉底的言论引经据典侃侃而谈，或因不同的论点而激烈辩论，从而使医学研究陷入了形而上学的空论。随着托勒密王朝的衰落，医学也出现了同样的倾向：丧失了既往的生气。到此时期末，医学理论陷入了分裂的局面，医疗实践也几乎全然掌握在经验主义者和江湖庸医之手。

三　医学学派

随着古希腊医学文献编辑活动的发展，以及希洛菲利和埃拉锡斯特拉特门徒之间的论争，亚历山大里亚的医学界开始形成持不同理论和观点的医学学派（medical schools）或医学宗派（medical sects）。所谓医学学派或宗派指的是那些信奉某一特殊医学理论或医学权威的医生团体，他们的理论知识仅限于以简要的问答形式概括的早期医学家对医学和哲学问题的论述，他们的医疗活动也各有特色。他们之间不仅仅是学术之争，也存在着深刻的门户之见。亚历山大里亚的医学学派或宗派比较复杂，这些学派大多受到当时占主导地位的教条主义哲学思想的影响，将某种理论或学说作为学派的行动指南。如有信奉希波克拉底学派的，也有信奉希洛菲利或埃拉锡斯特拉特学说的，有信奉亚里士多德的，还有信奉灵气论的，等等。这些学派或宗派有的持续到公元 1 世纪，有些在较后的时代里还有存在的迹象。这些学派后来都被称为"唯理论派"（Rationalist）或"教条派"（Dogmatic）。之所以如此，并非因为这些学派仅仅信奉理论或绝对的教条，而是由于他们都共同反对经验论派（Empiric School/Sect）。

经验论派声称他们的知识传统可回溯到公元前 5 世纪的西西里医学家阿克拉戈斯的阿克隆（Acron of Acragas 或 Akron of Agrigentum），这一派别在公元前 3 世纪末最为兴盛。菲利洛斯（Philinos）和塞拉皮昂（Serapion，鼎盛年在公元前 225 年）是早期经验学派的代表人物。他们批判了当时医学中盛行的教条主义，提出医学知识和疾病的治疗只能建立在经验的基础之上。塞拉皮昂是第一个宣称推理方法对医学无益的人。他们通过提倡希波克拉底的经验论方法、诠释希波克拉底的医学思想来反对教条主义学派的观点。经验学派的理论部分来自希波克拉底的观点，但增加了怀疑论的哲学方法，他们也是怀疑论的积极倡导者，并基于哲学原理创立了医学怀疑论。他们将希波克拉底的一些观点转变为哲学上的自洽的治疗理论。这种理论作为经验学派的基础保持了五百年，在以后许多世纪里的医学思想上都留下了印痕。

南意大利塔伦图的赫拉克利德（Heraclides of Tarentum，鼎盛年在公元前 80 年）是后期经验论派的一位代表人物。他是一位著名的外科医生，也是当时第一流的药理学家，是最早介绍慎重应用鸦片的医生之一。我们知道他有许多著作，如他曾写过一本治疗外科疾病的书，一本对话体裁的讨论营养和饮食的书，一些药物学方面的著作，此外还有关于希波克拉底著作的注释，然而大多已佚失，仅有少数章节流传下来。尽管如此，我们现在仍可从他同时代和后人的著述中探寻到他的医学思想的轨迹。

赫拉克利德认为医生治病不必懂得解剖学和人体的构造，又指出解剖知识只有能应用于治疗时才是有价值的，而且通过医疗经验获得的解剖知识比通过书本和解剖室获得的更为有效，因为尸体解剖是有局限性的，它获得的只是死者而不是活人的信息，涉及的只是结构，而不是生命、健康和疾病的过程。他反对把医学建立在通过推理疾病的隐藏原因来确定治疗的基础上，主张医生的医学知识和治疗只能根据经验，并指出医学的关键不是探讨疾病的原因而是明了它的治法。医生为了这一目的应当用心收集病例，记录治疗成功的药物，使它们在相似的情况下可反复应用。赫拉克利德指出，推测药物的机理是相当困难和浪费时间的，医生所需要的是知道一种特殊的药物能治疗某种病症，而且它对于相同的病症能有效地重复应用。

赫拉克利德的这些思想足以证明他是一位机智的研究家，不受偏见的束缚，独立于任何教条学说之外。他深刻认识到应用于研究工作中的观察方法的重要性。由此我们看到医学正沿着一种趋势前进，即补充希波克拉底的体系，并给予它坚固的基础。经验论派为复兴希波克拉底思想作出了重要贡献。他们摆脱了教条主义的束缚，完全抛弃了空论的和哲学的医学，认为只有实践才能培育医术，而理论上的推理对疾病的治疗无济于事。他们认为教条的医学思想对于医学没有价值，并且指出医学不必一定是一种科学，而应该成为一种完全建筑在经验基础上的技术。经验论派一方面把自己的学说建立在经验的基础之上，一方面又利用希波克拉底学说，特别以希波克拉底著述中关于经验医学的部分作为他们的论辩基础。他们认为一切经验的建立，首先应当来自个人的观察，其次是别人的传统观察，最后是传统观察的类似物。他们将这三类经验观察称为"三宝"（tripod），以它们作为一切医学的基础，特别是治疗学。

经验论派在外科和妇科方面颇有建树。他们在整复脱臼、疝、白内障和膀胱结石手术方面都取得了一定的成就。另一位经验主义学派医生克拉尤阿斯（Crateuas）对药物学的发展作出了贡献。克拉尤阿斯是蓬塔斯（Pontus）国王米斯利德蒂斯六世（Mithridates VI，约前132—前63年）的御医，写过许多重要的药物学著作，特别是对毒药和解毒药的应用多有记述。据史书记载，米斯利德蒂斯六世嗜好研究毒药，并掌握了相当多的关于毒药和解毒实验的知识，是一种名为万应解毒剂（Mithridaticum）的解毒药的发明人，这种解毒药就是以他的名字命名的。据说米斯利德蒂斯也是最早反复使用毒药的人，他从小剂量开始，逐渐增大剂量，试图使机体对毒药产生一定的耐受力。英文中人工耐毒法一词mithridatism也是源自他的名字。当时暴君常利用毒物剪除敌手，同时又恐怕自己受到毒害，因此毒药研究在当时是一个十分重要的问题。

尽管亚历山大里亚时期有上述这些重要的医学成就，但是从医学发展的大势来看，在希腊化时期，希腊医学逐渐由辉煌走向衰退。与此同时神秘主义和魔术医疗则日益扩大，并侵入了医学研究的领域。随着希腊文明接近尾声，世界历史舞台也发生了场景的转换。公元 1 世纪后亚历山大里亚政治、经济、文化式微，而地中海对岸罗马的兴起，尤其是恺撒对埃及的征服，意味着亚历山大里亚作为科学、文化和医学中心的结束。罗马作为新的文化中心以及科学和医术的继承者，在历史的场景中凸现出来。

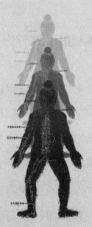

中古时期的医学

在世界史上，"中古"一般指公元5—15世纪末西方的中世纪，也有人将之推广到这一期间的世界各个地区人类社会历史的演进和发展过程。

在中国历史的分期上，对"中古"的界定则有不同的看法。胡适在他的《中国中古思想小史》中"暂定从秦始皇到宋真宗，约计一千二百年（前220—1020），为中国的中古时代"。柳诒徵在《中国文化史》中则将"中古"界定为"自东汉以迄明季"。而陈邦贤的《中国医学史》又将医学的中古时期界定为汉代至元末。从中国医学演化的进程看，我比较赞成柳诒徵的分期。从观念上看，胡适提出的中古时期思想的三个特点，即"思想的宗教化""人生观的印度化"和"中国思想与印度思想的暗斗"也可用来审视这一时期中国医学的变化。

一 欧洲中世纪早期的医学（5—10世纪）

首先，我们来看欧洲中世纪的医学。欧洲中世纪一般指公元5—15世纪间的一千年。中世纪被认为是黑暗的时期，主要指的是科学和医学的黑暗，也就是说，这个时期的科学与医学停滞不前甚至走向衰退。为什么呢？古希腊时期是一个追求理性、摆脱愚昧的时期，人们通过观察、经验与思辨来研究自然、社会，研究生命与疾病。而到了公元5世纪左右，人们不再那么相信自己了，不再相信自己的能力，不再相信理性。其中一个很重要的原因是瘟疫的流行和死亡的威胁，生命在死亡面前永远是渺小的，任何生命都逃脱不了死亡的结局。当人们面对死亡的威胁，尤其是瘟疫流行而导致大量人口死亡的危机时，沮丧、悲观乃至绝望的心境是难以克服的。中世纪之前的三百多年，罗马帝国已经饱受天灾人祸的困扰，一步步走向衰落。对于它的分裂和灭亡，已经有历史学家提出除了战争、贫困和上层阶级的骄奢淫逸等原因之外，传染病的多次流行也起到了不可忽视的作用。

罗马帝国四处征战，民不聊生，还有瘟疫的肆虐和火山爆发、洪涝等自然灾害，造成了帝国经济的衰退。战争、瘟疫加上自然灾害，被称为威胁人类生命的"三剑客"。火山爆发可以改变地貌环境、河道走向，引起生态变化，并可能引起瘟疫。公元79年，维苏威火山爆发，不仅摧毁了庞贝，而且也引发了瘟疫。公元125年，蝗灾引起的饥荒也导致了瘟疫的流行。公元166年，前往叙利亚平叛的大军把一种烈性传染病带回罗马，瘟疫造成每日逾千死亡者。这次瘟疫称为安东尼（Antoninus）大疫，也称为盖仑流行病。盖仑当时知道罗马可能有大瘟疫爆发，自己离开了，因此而受到后人的诟病。在这一点上，他和希波克拉底不同，希波克拉底在雅典瘟疫爆发时，一直留在雅典帮助病人，而盖仑找了一个借口跑掉了。不过他对瘟疫进行了详细的描述，瘟疫过后，他回到罗马，自己还写了一篇辩护词，称自己不是故意回避瘟疫的。无论如何，他在这次瘟疫中表现不好。他知道这次瘟疫，也关注这次瘟疫，但是在紧要关头却逃避了瘟疫。公元 251 年和312 年又发生过两次瘟疫，有学者推测可能是天花大流行。这一系列的瘟疫对于罗马帝国的打击是非常沉重的。

当人们处于无助的境地，诸如盖仑这样的医生都逃离时，人们不得不向神灵求救，于是宗教开始占领医学的位置。在这个背景下，基督诞生了，基督降临尘世来拯救人类。基督教首先是通过治疗病人来传播其教义，如果连躯体的病痛都没有办法解决的话，人们很难相信它能拯救灵魂。因此，传教者都要了解一点医学，知晓一点治疗方法，掌握一些药物知识。基督教如此，中国的道教、印度的佛教也是一样。

耶稣强调要以兄弟般的平等与慈爱、以最大牺牲去减轻他人的痛苦，要不顾自己的生死去照顾病人。传世的宗教画里有一些耶稣治疗麻风病、腹水等病人的画，《新约·马太福音》里也有多处记载了耶稣给人治病的事迹。除了治疗外，还强调要照顾病人，因为当时的治疗是有限的，主要还是帮助和照顾病人。所以我们说基督既是灵魂的治疗者，也是肉体的治疗者。祈祷、行按手礼和涂圣油成为当时主要的治疗手段，主要是心理上的。另外，当时人们认为瘟疫与放荡的生活方式有关，如酗酒、纵欲容易造成体质虚弱而患病。所以，基督教提倡返璞归真、自我放逐、禁绝性欲，倡导纯洁质朴的生活方式，反对奢华放荡的生活。这种观念对个人健康来讲，还是有一定的积极意义的。耶稣诞生以后，

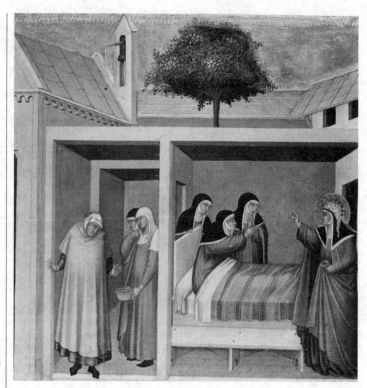

修道院建立了看护医院救治病人

在当地行医治病，用仁爱的胸怀安抚、照顾病人。在西方医学传统中，这种重在关怀（care，而不是治愈 cure）的观念一直保存到现在。早期西方的医院 hospital 就是照顾病人，而不是治疗病人的地方。

随着教会势力的扩张，对宗教生活的控制也加深了，关于僧侣和教徒的行医活动也制定了一些规矩，如大主教本尼迪克特（St. Benedict of Nursia，480—547）鼓励教徒照顾病人，但不允许治疗，因为他认为治疗是干预了神对人类的惩罚。在这一观念的影响下，教会不允许进行医学研究。不过，教会将照顾病人作为一种慈善，对于病人来讲还是有一定帮助的，至少对于无家可归的人是如此。由于教会把疾病看成上帝的惩罚，因此探究病因是不必要的，甚至是有罪的，生病后主要是忏悔。教会的禁锢使得人们对医学和科学的智力探索减少了，智力活动主要集中在了宗教问题和道德问题上，只不过还有少数学者做了点对古代医学文献的评注与阐释工作，不断研读希波克拉底的著作。所以，我们说这一时期是科学和医学的黑暗时期，医学史上又称之为修道院医学时期。

不过，事情也不是一成不变的。有的修道院比较开放，允许教士研究医学，允许他们在修道院的后院种植一些药物。这一传统一直持续到 19 世纪，如遗传学的建立者孟德尔（G. J. Mendel，1822—1884）就是一个修道士，他就是在修道院后面的药草园进行研究时，发现遗传定律的。无论如何，宗教若声称自己有治疗的力量，总得有几招能用来解决具体的病痛，否则就没人会相信。鸦片是当时教士广泛使用的一种药物，能用来缓解疼痛。后来，教士又获得了能治疗热病的金鸡纳粉，作为传教行医的法宝。清代康熙正是因患疟疾，服用了传教士进贡的金鸡纳后，对传教士和西洋医药有了好感，赏赐房屋建教堂，即原来位于北京中海蚕池口的"北堂"，同时，还将传教士进贡的金鸡纳作为"圣药"赏赐给朝中大臣，如赏过《红楼梦》作者曹雪芹的祖父曹寅。不过这已是后话了。

西罗马帝国灭亡以后，东罗马帝国的首都君士坦丁堡，也就是现在土耳其的伊斯坦布尔成为欧洲医学的中心，一直延续到 15 世纪。奥利巴修斯（Oribasius，325—400）是这个时期的重要医学家之一。他出生于帕加蒙，是盖仑的同乡，做过尤里安皇帝的御医，编撰有《教堂医学》（*Synagoga Medicae*）。这是一部遵循盖仑思想的医学著作。作者将他认定的古希腊罗马医学经典汇编起来，为后代保留了古希腊罗马的医学知识。此外，他还编写过实用性的医学小手册。拜占庭医生艾修斯（Aetius of Amida，生活于公元 5 世纪中至 6 世纪中）也是一位很有影响的医学家，他的《四卷集》（*Tetrabiblos*，因书稿分为四部分，每部分又分为四集而得名）详细地描述了甲状腺肿、狂犬病、白喉的流行和一些外科手术，对眼、耳、鼻、喉和牙齿的疾病也作了细致的记载。

中世纪最出色的外科医生是爱琴海的保罗（Paul of Aegina，625—690）。《论医学》是他众多著作中保留下来的唯一一部，其中最有价值的是外科部分。尽管当时解剖知识不足，但外科技术还是有相当成就的。据载，保罗做过的外科手术包括：切除癌瘤、截石术、处理骨折、睾丸摘除术等。这本书对研究当时的外科医治水平无疑是有价值的。

在中世纪的西欧，基督教的信仰疗法很时兴。有人们声称能治疗某种疾病的圣徒，如圣塞巴斯蒂安治疫病，圣约伯治麻风，圣安东尼治麦角中毒，圣露西娅治眼病；有专门供养这些圣徒的庙宇和神龛，用来朝拜、进贡。

拜占庭医学的另一贡献是药物学和药房，中世纪比较大的商业市镇都有药房开设，当时有名望的医生据说也是人手一本药典。当然，药物学和开设药房方面的成就主要受到阿拉伯医学的影响，这是中古时期医学的另一图景：东西方医学的交流。

二　阿拉伯医学（8—12世纪）

从公元622年穆罕默德出麦加到632年穆罕默德去世的十年间，伊斯兰帝国已控制了阿拉伯半岛的大部分地区。随后，伊斯兰帝国陆续征服了叙利亚、巴勒斯坦、美索不达米亚、波斯、东罗马帝国在非洲西北部的全部领土以及西班牙和法国西南部地区，向东他们占领了突厥人在乌兹别克和咸海的河间地带，并扩张到印度河流域。公元750年，阿拔斯王朝建立后，伊斯兰的文化与医学繁荣起来，东在巴格达，西在西班牙的科尔瓦多，建立起了学术中心。阿拉伯原本是文化发展很落后的民族，后来吸收了叙利亚、波斯，以及西方的科学和医学传统，主要是希腊医学，加上一些东方医学，融合在一起，所以阿拉伯医学的起源很复杂。在这里我们讲一讲景教，景教是基督教的一部分教徒在西方受到迫害以后，跑到伊斯兰帝国建立的，还有些人来到了中国。景教徒在翻译希腊医学文献的工作中贡献尤为突出。他们先是把希腊文翻译为叙利亚文或希伯来文，后来又翻译为阿拉伯文。大马士革、开罗和巴格达都有许多著名的翻译家，到 10 世纪，几乎所有的希腊医学经典都被翻译。此外，阿拉伯人也翻译了印度和中国的医学书籍。阿拉伯就是在翻译的基础上，汇集了东西方的医学知识并逐渐形成自己的医学体系的。

阿拉伯医学可分为三个时期：(1) 初创时期（7—9 世纪）；(2) 全盛时期（9—12 世纪）；(3) 衰落时期（12 世纪以后）。在初创时期，《古兰经》里面的医学理论非常简单，主要是取自希腊医学中的一些概要。在阿拉伯医学的全盛时期，有两位著名的医生是值得一提的，即累塞斯（Rhazes, 约 860—932）和阿维森纳（Avicenna, 980—1037）。其实，这两个人都不是阿拉伯人，而是波斯人。我们前面说过此时的波斯已被阿拉伯征服，所以尽管累塞斯和阿维森纳都是波斯医生，历史上都放到阿拉伯医学里面来讲。

累塞斯的主要贡献是鉴别了天花和麻疹。现在天花被灭绝了，麻疹也很少见了，当时却是流传非常广泛的两种疾病，两者都有发烧、出疹现象，早期很难鉴别。麻疹度过自然病程就会痊愈，不会留下后遗症，而天花则不然，危险性更大，容易死亡。所以鉴别它们是很有意义的。

阿维森纳是西方医学史上继希波克拉底、盖仑之后第三位具有重要影响的医学家。他的《医典》(Canon，5 卷) 是一部百科全书式的著作，后被作为经典的医学教材，在西方和近东地区影响长达数百年。《医典》将西方医学与东方医学，包括中国的医学，融汇到一起，是一本很重要的书，涉及各种医学理论、药物、各类疾病与治疗方法、全身疾病，以及药剂的制备与配方。有一个版本的《医典》扉页中间是穆罕默德的画像，左上角是基督，右

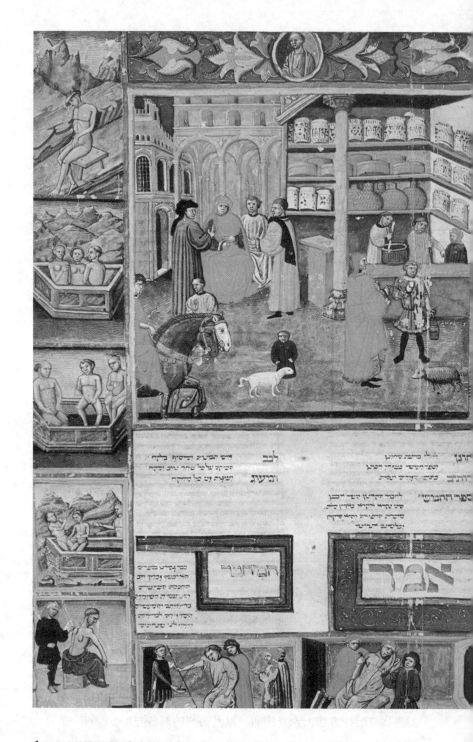

● 阿维森纳《医典》中的插图

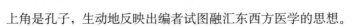

上角是孔子，生动地反映出编者试图融汇东西方医学的思想。

阿拉伯医学对于西方医学的继承和发展还是很重要的。阿拉伯发展了炼金术，有人说来自亚历山大时期的炼金术，也有人说是吸收了中国的炼丹术。炼金术的目的就是将铜、铁、锡、铅等点化变成黄金。因为柏拉图说过，铜、铁等物质是不完善的金属，它们最终都要转变为完善的金属——黄金。炼金术士先将铜、铁、锡、铅混合熔炼，变成黑色的合金，即让原来各金属的特性都死掉，再加入水银或砷化物，使之变成白色的合金，恢复物质的活性，再加入少量黄金作为"种子"，用硫磺神水反复浸洗，让合金染上牢固的金黄色，最后再用硫磺熏蒸，使颜色更加鲜艳，这样就炼成了高贵的"黄金"。阿拉伯炼金术被改造以后，在此基础上发展了制备药物技术。

火疗是当时治疗表皮创伤的主要方法，即用火烧灼。创口感染是很麻烦的事情，可导致化脓、坏疽、败血症，用烧灼的方法处理创口是简单、有效的。虽然病人要忍受疼痛，但是可以保全性命，尤其是在没有其他救治手段时。如有部日本影片《追捕》，片中高仓健扮演的人物被人冤枉后逃亡，警察在山上逮住了他。这时来了一只熊咬伤警察，若不及时处理，警察肯定会因出血、感染而危及生命。在没有任何救治药物的情况下，高仓健烧了一堆柴火，用烧红的木炭把创面一烙，救了警察一命。可见，这种古老的救治方法即便是在现代还是有一点帮助的，比如说在野外探险，遭遇创伤，暂时又无医药的情况下。

如果说巴格达是阿拉伯在东方的医学中心，那么西班牙的科尔多瓦则是阿拉伯在西方的医学中心。这里著名的医生大多是犹太人，如迈蒙尼德（Maimonides）。他不仅医术高超，而且还留下著名的"迈蒙尼德祷词"，被认为是中世纪最重要的医学伦理学文献。

阿拉伯的兴起也促进了东西文化的交流。阿拉伯文献中有中国脉象学说的翻译。一种说法是中国的《脉经》传到了阿拉伯，推动了阿拉伯的诊脉。也有人认为诊脉技术本来在阿拉伯就存在，是从西方传过去的。不过，在阿维森纳的《医典》中，对脉的解释有中国和阿拉伯的不同说法，至少表明他已经知道了中国的脉学，还与阿拉伯的脉学进行了比较。

唐代中国与阿拉伯帝国的往来逐渐频繁起来，有百余种中药材通过回回商人而输出到阿拉伯帝国。另一方面，阿拉伯的药材也输入中国。如晚唐五代时期李洵《海药本草》中记载的上百种药物中，以伊斯兰的药物为主，丰富了中国的本草学内容。其实，李洵本人就是波斯人的后裔，他的家族以经营香药为业，所以他对胡药有相当多的了解。到宋代时，正值阿拉伯医学的黄金时期，此时不仅有胡药，而且也有阿拉伯医学的理论和治疗方法传入中国，有学者指出，北宋时期中医有了分科，当与阿拉伯医学的传播有关。元代与阿拉伯帝国的交往更为广泛，在大都即现在的北京还成立了"回回药物院"，朝廷聘有阿拉伯医生。元末明初刊印的《回回药方》，是阿拉伯医学传入中国并被中医接纳、吸收的体现。

三　中世纪晚期的欧洲医学

罗马帝国灭亡以后，罗马传承下来的古典书籍大部分转移到了东方，比如在拜占庭保留了很多。后来，阿拉伯人翻译了大量的古希腊、罗马医书。到了中世纪晚期，西方人开始将阿拉伯文献中保存的希腊罗马医书再翻译成拉丁文。在这次翻译活动中贡献最大的人，一个是在萨勒诺（Salerno）医学校和蒙特卡西诺修道院工作过的康斯坦丁（Constantinus Africanus, 1020—1087），一个是出生于克雷蒙那的热拉尔（Gerard of Cremona, 1140—1187）。前者将阿拉伯文的希波克拉底和盖仑的著作翻译成拉丁文，被誉为"东西方的教师"，后者在当时科尔瓦多的首府特诺多古城翻译了大量的阿拉伯科学文献，其中包括阿维森纳的《医典》。

中世纪晚期欧洲医学的发展受到了阿拉伯医学的影响。从地理上看，当时的医学和学术中心，如意大利南部的萨勒诺医学校和蒙特卡西诺修道院与阿拉伯人统治的西西里相毗连，法国南部的蒙彼利埃（Montpellier）大学则与西班牙相隔不远。

中世纪晚期医学的发展与大学医学教育的发展相伴随。这一时期的大学教育一般分三学科（Trivium），包括语法（Grammar）、逻辑（Logic）、修辞（Rhetoric），和四学科（Quadrivium），包括算术（Arithmetic）、几何（Geometry）、天文（Astronomy）、音乐（Music），总共是七门，称为 Seven Liberal Arts 教育，直译是"自由七艺"，有人称之为"博雅"教育，与中国传统的"六艺"教育类似，当然内容不尽相同。这些学科构成了大学文理学院的基础，欧洲的古老大学基本上是在这个基础上发展起来的。首先接受这些基础教育，然后再进入其他学院，如法学院、神学院、医学院。不过，当时的法学教育与现在的不一样，不是仅仅讲法律，范围更广泛，讲的是人和社会的关系；神学院讲的是人和上帝的关系；医学院讲的是人和自然的关系。古老的欧洲大学的基本构成是文理学院、法学院、神学院、医学院四部分。

随着医学院培养出来的医生数量的增加，医学院的影响也日益增大。于是，医学院与医生行会之间开始争夺医疗主导权，即谁来主导医生的资格认证，这是非常重要的。在此之前，西方从古罗马时期就建有医生行会，医生的培训是师徒制的，没有严格的资格认证，只要声称是学医的，就可以做医生。医学院成立以后，从 12 世纪开始对医生进行严格的资格认证，只有医学院的毕业生才能获得从业的资格，其他人是不允许从事医生职业的。这对现代医学的发展来讲是非常重要的，可以确保这个行业的规范性、正当性及其社会地位。在西方早期的传

● "七艺"

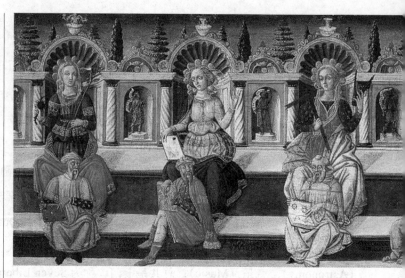

统中，也有反对医学建制化的浪潮。18世纪时，在美国的杰斐逊时代，强调人权、平等，反对医学的职业化，认为掌握了相关的治疗知识就可以成为医生。美国的医学会与此进行了激烈的斗争，来争夺医学的控制权，最后医学会占了上风，这样其权威地位才建立起来。在中国，医学的职业化也是很晚近的事情，开始执业医师资格考试也就二十年出头。在此之前，也是任何人都可以行医的，只要声称自己是医生，就可以给人看病。而且在儒家传统里，是鼓励读书人拥有医学知识的，特别对一个家庭的男性来说，俗话说，"为人子者，不可不学医也"，不懂得一点医学知识，做儿子就是不合格的，不能很好地尽孝道。中国很多著名的医生都是自学成才，无门无派，他们学医的主要原因就是家中父母生病，请来医生看病大多效果不佳，于是发愤学医。这种传统一直在中国保存下来，例如，鲁迅最初就是因父亲由庸医误治不救而赴日学医的。总之，控制医疗权力的斗争在古今中外都一直持续着。

下面是中世纪欧洲大学建立的年表，这些大学大多都设有医学院，一直延续到现在，已有近千年的历史。

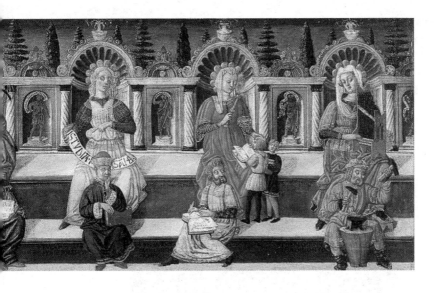

名称	年份	名称	年份
Paris	1110	Bologna	1158
Oxford	1167	Montpellier	1181
Cambridge	1209	Padua	1222
Naples	1224	Toulouse	1233
Salamanca	1243	Siena	1246
Piacenza	1248	Seville	1254
Lisbon	1290	Lerida	1300

　　中世纪的大学教学很古板，逐字逐句解释古代经典，不太注重实践，主要是书本知识，偶尔作一点解剖，对于解剖还有严格限制。12世纪时萨勒诺医学校允许进行少量的解剖以供教学参考。14世纪时，为了确定可疑病例的死亡原因，也允许进行尸体解剖。法国蒙彼利埃大学允许每年解剖一具尸体。在西方医学的教学中，尸体解剖是很重要的。在当时，医学院的学生为了学到解剖知识，不得不干一些违法的勾当。例如，一段时期内医学院的学生有一个任务，白天去墓地探视有没有新坟，晚上就带上铁锹去挖坟，偷运尸体。在很极端的情况下，还专门有学校建在

● 中世纪
解剖图

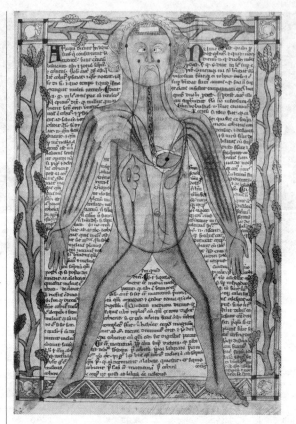

坟地附近，挖有秘密通道去偷尸体。这样就导致当地的民众和医学院发生激烈的冲突，民众集合起来冲进医学院，烧毁教学楼、解剖室。直到19世纪，经过了五百多年的时间，人们的观念才慢慢转化过来，后来才立法，允许尸体解剖。

帕多瓦（Padua）大学是继萨勒诺以后一所重要的医学院校，涌现出了一批大家，对文艺复兴时期医学的发展起到了重要的作用。波洛尼亚大学医院（Bologna University Hospital）被认为是最早的大学附属医院，医院和大学联合在一起，为临床教育带来了便利。到18世纪时，这种临床教学的制度才开始建立起来。

从中世纪开始，医生对医学知识需求的增加，削弱了神学的干预，促进了医学的世俗化，医学开始逐渐摆脱宗教的束

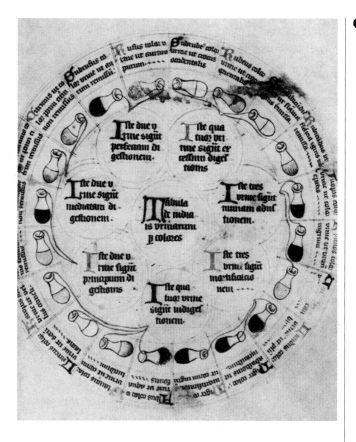

● 验尿图解

缚。12世纪教会改革运动的结果是教会放弃了一些权力，反对牧师为赢利而行医。

　　下面我们介绍中世纪的一些常用的诊断治疗方法。当时最常用的诊断方法是验尿，这是当时诊断疾病最重要的方法。西方的医学理论是体液论，人体生病是体液平衡被破坏，体液发生了变化。对这种变化最好的观察标准是搜集尿液，闻味、观色，看有没有沉淀物等。当时医生诊室的门口悬挂着尿瓶，表示这家是开业的。也有专门写验尿的书，标明了尿液的各种变化与疾病之间的关系。

　　放血疗法也是一个很古老的方法。放血方法有几种，一种叫静脉切开术——切开血管不能切动脉，但即便是静脉切开也比较危险，所以这种方法收费很高。接受这种治疗的一般都是贵妇人，她们比较多愁善感，有时有点歇斯底里，给她们放点血，或许是有好处的。另一种是用水蛭，放在需要的部位，让水蛭吸血。还有用拔罐的，先在皮肤上划横道，再用玻璃器皿扣上，利用负压吸出血来。根据古希腊的体液病理学理论，一些疾病是因为血液过多或血液腐败而引起的，放出过多或变质的血液，病就好了。还有所谓多血质的、感情冲动的人，也可通过放血来治疗疾病。不过，放血还是有危险性的。于是，为了保护医生的名声，或为了探讨怎样放血效果才更好，医生们将星座、黄道、赤道、时间等与放血联系在一起：人体不同的部位由不同的星座控制，某个地方有病，就在某一星座所支配的时间段放血，效果最好。中医里面讲的五运六气、子午流注等，其实跟这个是差不多的，都是将治疗与时间结合起来。

实际上，星座、时间与治疗之间并没有直接的因果关系，它只是一种解释策略，不过这种策略对医生还是很有帮助的。因为它提供了一个解释模型，可以为治疗提供辩护。至少在发生问题时，医生可以辩护说责任不在于我，因为我是严格按照这个模型来治疗的，这是一个保护医生的措施。我们知道医生是一个高风险的职业，随时会遇到病人生命危险的情况，所以医生需要自我保护措施。比如希波克拉底有"希波克拉底誓言"，说明自己该做什么，不该做什么。希波克拉底说我不做膀胱截石术，让给专门做截石术的人去做，当时膀胱截石术是高风险的大手术。他还说了其他一些应该遵循的规矩，这种规矩其实核心是为了保护医生，而不是为了病人。因为医生需要一套保护措施，包括现在外科医生的术前谈话，也是对医生的保护。比如说手术可能会有麻醉意外，发生过敏反应，一下子抢救不过来可能就会死亡。当然还会告诉病人，我还是有把握的，只不过可能发生的危险还是要告知。

中世纪后期，欧洲遭遇了黑死病，就是鼠疫的大流行。迄今，有关黑死病的地理起源和波及范围依然不甚清楚。现存最早的确凿证据显示，黑死病于 1346 年起源于里海北部和西部地区。也有历史学家认为这次流行起源于蒙古东部或云南或西藏地区，在这些地区鼠疫表现为一种累及多种野生啮齿动物的动物流行病。从那里沿着蒙古商路向东传播到了中国的中原地区，向南传播到印度，向西则到了钦察汗国、克里米亚和地中海地区。然而，也有学者对这一解释提出了不同看法，认为描述中国 1330 年代左右疫病流行的文献还无法确定说的就是鼠疫。

不过，这场流行病传播的轨迹的确是自东向西的，于 1346 年冬从克里米亚到君士坦丁堡，之后便沿着两条路线传播：一条穿过地中海东部和中东地区，于 1347 年秋到达埃及；另一条向西北席卷地中海西部和欧洲大部地区。这场瘟疫流行导致约 2500 万人丧命，几乎占了欧洲人口的三分之一。

一些传染病的流行与自然疫源地有密切的关系。例如，非洲的热带雨林地区生活着众多可引起人类疾病的微生物，如埃博拉病毒、艾滋病毒等。除了非洲以外，印度、中国的西南一带，也是一些疾病的自然疫源地，这主要与地理环境有关系。因为这些地区生物品种丰富，病原微生物种类自然也很多。当人们进入这些地区，就有可能感染上疾病。

研究疾病的流行、扩散特征，不应存在道德上的判断。很多流行病的发生，主要是与生态环境有关，而不是道德上的原因。不幸的是，在医学史上常有对疾病和病人从道德上来进行判断的，认为这些人之所以生病，是因为生活堕落或有特殊习惯等。在中世纪，疾病流行时往往都要找一个被指责的对象，来发泄人们的恐惧。在欧洲最常被指责的是犹太人，只要一出瘟疫，就要杀犹太人，赶犹太人，所以犹太人的历史是很悲惨的。因为他们主要是商人，就被指责为既掠夺别人的钱财，又掠夺别人的生命。另外一个就是女巫，欧洲有一段时间对歇斯底里的妇女，特别是中年女性进行迫害，认为疾病的流行是因为女巫做的孽。当时是教会禁欲最严厉

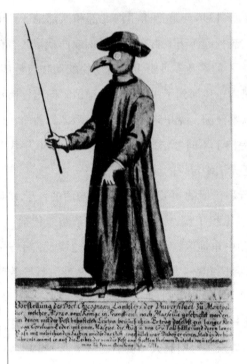

● 瘟疫流行时医生穿戴的防护服

的时候，其实性乱最猖狂。人们的欲望越是被压抑，就越试图得到释放，如常有单身教士与妇女通奸的事发生，教会就认为是女巫勾引教士，对女性进行迫害。

油画《死亡的凯旋》（*Triumph of Death*）描绘了鼠疫流行以后，欧洲城市断垣残壁、尸横遍野的惨状。在死亡面前，人们的观念和心态发生了巨大的变化。薄伽丘的《十日谈》描绘了中世纪鼠疫流行时的故事：人们看不到自己的未来、世界的前途，整天饮酒享乐，一醉解千愁，把握住暂时的欢乐，来逃避恐惧。不过，在这样的情况下，还是有一些医生尽力去帮助病人。医生穿上特制的隔离服，可避免自己染上疾病。这种装束和现代也差不多，只是面罩做成了啄木鸟头的形状，可能象征着消灭害虫。医生在鸟头的长鼻子里面放了一些香料，可以消毒，以便呼吸干净的空气。

除鼠疫之外，欧洲中世纪还有其他一些疾病的流行。十字军东征后，欧洲出现了麻风病的流行。一时间，麻风病肆虐，单法国就修了两千多所麻风病院以收容患者。当时人们对麻风病很恐惧，因为其症状很严重，如狮面麻风病人的面容如同狮子面部一样，麻风还会造成肢端毁损，严重时引起手指、耳朵、鼻子脱落。当时最极端的做法是将麻风病人烧死。另一个缓和些的做法是将他们赶出城堡，规定麻风病人要穿长衫，手拿摇铃或竹板，走路时要敲响，告诉路人自己是麻风病人，请其回避。后来修道院建立了很多麻风病院，收留麻风病人，就比较人道了。到 15 世纪时，麻风病在欧洲基本绝迹，但另外一种病——结核病出现了。有学者分析，因为结核杆菌和麻风杆菌都属于分枝杆菌，相互之间可能有交叉免疫，结核杆菌的生存能力更强，就抑制住了麻风杆菌。这是一种说法，是否正确还很难说。在几千家麻风病院修起来以后，没有治疗，麻风病就消失了，因此，隔离可能也是一方面的原因。

中世纪的流行病的原因有市镇兴起、商业贸易、战争等。城市是疾病的滋生地，人口集中了，人口密度增加了，使得疾病的传播更加容易。商业贸易和战争使人口流动增加了，自然也利于疾病的传播。流行病促进了公共卫生制度的建立，如在意大利，政府为了避免疾病的流行，有了政府医生，专门控制疾病的流行。另外还制定了卫生法规，设立隔离病院，建立了海港检疫制度。当时主要的商贸路线是海运，外来船只很容易带来瘟疫，所以要在港口观察，一开始是观察 30 天，后来觉得太短，又延长 10 天，变成 40 天，形成了海港检疫（Quarantine，原意为四十日）制度，一直保持到现在。

再来看一看瘟疫带来的社会影响。即便是现在，人们找不到瘟疫的原因时，总会找一些理由，或找一些替罪羊来宣泄恐惧。人们对死亡的恐惧情绪是很难纾解的，要发泄出来。瘟疫普遍被视为来自外界的非偶然袭击，是某种意味深长的生命事件。在人类的早期岁月里，生活是极不安全的，死亡通常在生命的全盛时期发动袭击，因而拯救生命是最重要的。在这样的环境中，人们必须思考每种瘟疫背后的警告和含义，它们总会倾向于被解释成带有道德或宗教的信息。13 世纪中叶有鞭笞派，自我鞭笞以救赎自己的过错或罪孽，电影《达·芬奇密码》中就有这样的场景。人们认为疾病是自己的罪孽导致的，是自己的行为、观念侵犯了神灵，于是成群结队在街上相互或自我鞭笞来赎罪。

从一定的意义上讲，欧洲中世纪可以说以瘟疫的流行而开始，又以瘟疫的流行而结束。中世纪末期的瘟疫流行，夺走了欧洲约三分之一人口的性命，导致劳动力奇缺，土地没人耕种，人口流动性增大，冲击了封建制度。因此可以说，在人类历史上，疾病对于社会的影响和改变比某些政治力量还要大。

四　中国中古时期的医学

柳诒徵在《中国文化史》中将"中古"界定为"自东汉以迄明季"，从医学史的角度来看我大致赞成这个分期。其实，还可以延长到清中期。理由一是此时《黄帝内经》《神农本草经》《伤寒杂病论》等中医经典已基本完成，其后不过是对医学经典的阐释、增补、发挥，在理论上没有新的超越或突破。二是明季以后，虽然西方医学的传入开始改变中国医学的架构，但是西方医学不再如同佛教医学和回回医学那样，逐渐融入中医体系，而是作为一种新的医学体系与中医形成双峰并立之势。所以，从医学史上看，中国医学经历了更长的中古时期。

与欧洲中世纪相比，中国这一时期的医学稳步发展。人们系统整理前人的经验，在经典理论的基础上，临床治疗各科得到迅速发展。如晋朝王叔和参考了张仲景论脉要点及《内经》《难经》等经论要旨，结合自己经验，编成了我国最早的一部论脉专著《脉经》。该书首次对中医脉学从理论到临床进行了比较全面的总结，使脉学理论与方法统一化、系统化、规范化，从而成为传统医学中独特的诊断方法。

晋朝皇甫谧根据《素问》《针经》（即《灵枢》）、《明堂孔穴针灸治要》三部书的内容编纂成《针灸甲乙经》，成为中医学第一部总结针灸学的著作。该书总结了公元3世纪以前的针灸学知识，统一了针灸穴位，讨论了针灸治疗的适应症和禁忌症，成为后世针灸学著作的蓝本，被奉为中医针灸学之祖。

隋朝人巢元方所著《诸病源候论》是一部总结病因、病理、症候的医学基础理论巨著，也是中国历史上第一部系统论述病因症候理论的专著。全书50卷，67门，收载症候1739种，分别论述内、外、妇、儿、五官等各种疾病的病因和症候。在病因学方面，《诸病源候论》突破了前人笼统的"三因"说法，指出一些传染病是内外界的有害物质（乖戾之气）

●《千金要方》书影

所致，绦虫病（寸白虫病）是因吃了不熟的肉类或生鱼所致，并指出疥虫是疥疮的病原体。《诸病源候论》对后世医学影响很大，唐以后的许多医学著作都直接或间接引用了此书内容，到了宋代还被指定为医学生的必修书籍。

在临床治疗上，有葛洪（281—341）的《肘后备急方》。书中许多记载都颇有价值，如对天花病症和沙虱病的描述均为世界最早，提出了"以毒攻毒"的治疗原则，用狂犬脑贴伤口治疗狂犬病，用青蒿汁治疗疟疾等。孙思邈（581—682）的《千金要方》和《千金翼方》，是有关临床的百科全书式的著作。虽名为方书，实际上包括诊断、针灸、食疗、预防、卫生等多方面内容。《千金要方》全书30卷，232门，收集医方五千三百多首，上至汉晋诸家，下至民间验方，集唐以前医方之大成。此外，其中还有《大医精诚》《大医习业》等篇目，强调道德的修养和践行对于医生的重要意义。王焘（约670—755）的《外台秘要》是又一部大型综合性医学著作。该书主要是整理东汉至唐方书而成，所选书籍均详细注明书名卷次，一些佚失的书可在此书中觅得踪影，仅就史料而言便极有价值。蔺道人（约790—850）的《理伤续断方》为我国现存最早的骨伤科专著。唐代医学家昝殷著《经效产宝》是我国现存第一部妇产科专著，书中所载"四物散"方通用于妇科，历千余年检验效果良好，成为妇科"圣药"。出现于唐朝的《颅囟经》是现存最早的儿科专著。

在药物学上，陶弘景（452—536）的《神农本草经集注》是继《神农本草经》之后，第二次对药物知识的综合整理。除对有关药物炮制、度量衡、剂型等进行考证、修订外，他的主要贡献是确定了药物的新的分类原则，即打破药物三品分类法，按药物的自然属性，以玉石、草、木、虫兽、果菜、米食、有名未用等七部分类。雷敩（约生活于公元5、6世纪间）在总结前人炮炙经验的基础上编著的《雷公炮炙论》是我国最早的一部制药学专著。该书论述各种药物炮制方法，如蒸、煮、炒、炙、煨、煅等，对后世中药修制炮炙影响很大。此外，唐代医学家崔知悌（约615—685）创用黄连丸，控制了洛阳军营的腹泻病流行。现已证明，黄连对痢疾杆菌有着较好的杀菌作用，黄连素至今仍是人们治疗菌痢的药物之一。

几乎与西方医学实现建制化同时，中国的宋代也加强了医事管理，设立了太医局和翰林医官院、御药院等机构，分别管理医学教育、各级医官和宫廷药物。宋代医官官衔为大夫、郎中等多种，后世北方和南方分别泛称医生为大夫、郎中盖源于此。熙宗九年（1076），王安石变法期间，与医学相关的是设立了"卖药所"，专向百姓出售药品。朝廷设立的官药局，对控制药品质量起到了一定作用。疾病流行期间，也向民众免费供应药物。药局还编纂和刊行常用方书，对推广成药、普及医药知识发挥了作用。不过，后来随着朝廷官员的腐败，官药局也逐渐改变了性质，官商勾结，营私舞弊，药品质量低劣，使得原来的福利机构变成官吏贪污、投机发财的地方，"惠民局"成了"惠官局"，"和剂局"成了"和吏局"。

宋代由于活版印刷术的发明和造纸技术的改进，改变了医学书籍靠手抄本流传的局面。公元1028年，北宋朝廷责令晁宗悫、王举正等人对征集来的医方、医书进行校订和整理。公元1057年，又设立"校正医书局"，调集了一大批医学家来校正医书，如掌禹锡、林亿、高保衡等人。在众多名家的共同努力下，校正医书局完成了《素问》《伤寒论》《金匮要略》《金匮玉函经》《针灸甲乙经》《脉经》《诸病源候论》《千金要方》《千金翼方》《外台秘要》等最富有代表性的医学巨著的系统校正和印行。直到今天，学习、研究中医，都还是基于这些医书。朝廷还令王怀隐等编撰《太平圣惠方》，历经十年，于公元992年成书，全书100卷，分1670门，录方16834首，内容颇为丰富。此外，还有《和剂局方》《圣济总录》等大型方书，与《太平圣惠方》性质相似，规模更大。

	寒凉派	攻下派	补土派	滋阴派
代表人物	刘完素 （1110—1200）	张从正 （1156—1228）	李杲 （1180—1251）	朱震亨 （1281—1358）
病因学说	火热论	邪气	内伤脾胃， 百病由生	阳常有余， 阴常不足
治疗原则	降心火， 益肾水	攻病除邪	补益脾胃， 升举中气	滋阴降火
治疗方法	多用寒凉药物	汗、吐、下攻 病三法		

　　宋元时期，医家中产生了"古方新病不相能"的观点，活跃了当时的学术空气，改变了"泥古不化"的学术状况，丰富了中国医学的内容，在不同程度上表现了创新的精神，因此出现了历史上所说的"金元四家"的学术争鸣，它标志着我国医学学术思想已发展到一个新阶段。"金元四家"所持的疾病观和治疗原则可参见下表：

　　宋金元时期医学的另一项突出成就是宋慈编撰的《洗冤集录》（1247），该书较全面地记载了尸体检验、现场检验、死伤原因的鉴定，列举了用以自杀或他杀的药物，以及急救、解毒等方法，是我国也是世界上最早的系统的法医学专著。因内容丰富、切合实际，自13世纪问世后一直沿用到近代，并被译成朝、日、英、法、德、俄、荷兰等多国文字，从一个侧面反映了我国古代的医学水平，对世界法医学发展作出了重要贡献。

　　针灸铜人模型的制造也是宋代医学的一项成果。宋仁宗天圣初年（1023）诏令翰林医学院医官、尚药奉御王惟一，考次针灸法，铸造针灸铜人，作为针灸之准则。经过五年的努力，王惟一设计铸造出针灸铜人模型两具，将经络腧穴刻画其上，名为"针灸腧穴铜人"，并撰成《铜人腧穴针灸图经》3卷，此铜人模型成为我国针灸教学最早的教学模型。据记载，考试针灸科学生时，体表涂蜡，使穴位、经络被覆盖，诸孔穴也被黄蜡堵塞，再向体腔内注入水银，令被试者针刺：若取穴有误，则针不能入；若取穴正确，则针从孔穴刺入体腔内，拔针后水银即可从孔穴处流出。宋金交战，宋败讲和时，金要求索取铜人一具，可见铜人在当时已非常珍贵了。

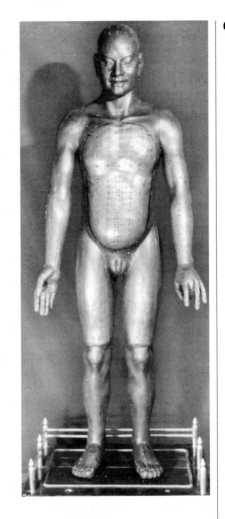

● 针灸铜人

在临床各科的进展方面，危亦林的《世医得效方》（1343）是现存记述骨科最详细的著作。妇产科在宋代已发展成独立的专科，出现了一批妇产科专书，代表著作有杨子建的《十产论》（1098）和陈自明的《妇人大全良方》。小儿科有钱乙的《小儿药证直诀》，书中强调小儿的生理和病理特点，总结出以五脏为纲的儿科辨症方法，创制了不少新方，如升麻葛根汤、导赤散、泻白散、异功散等，都是后世医家常用方剂；书中还记载了天花、麻疹、水痘的鉴别方法。

明代是我国药物学发展的重要时期，有关著作不下百余种，特别是《本草纲目》（1596）的出现，成为中国药学史上的里程碑，在国内外产生了巨大影响。《本草纲目》的作者李时珍（1518—1593），湖北蕲春县（明代属蕲州）人，家中三代为医，因三次乡试未中而弃科考从医。曾掌管"良医所"，后来又被举荐到北京太医院任职，一年后托病辞归，34 岁开始着手《本草纲目》的编撰工作。他除了精心收集散见在大量古籍中的有关药物各种知识的记载之外，还亲自种药、尝药，到深山旷野采药、考察，并向有实践经验的人请教，经过近三十年的努力，"书考八百余家，稿凡三易"，于 1578 年完稿，1596 年正式出版。

《本草纲目》是一本杰出的药物学和博物学著作，共记载药物 1892 种，有 374 种为李时珍新增，药图一千余幅，载方11096 首。《本草纲目》引用明代以前的古籍将近千种，汇集了古代多方面的科学技术成就，大大超越了历史上各种本草著作对药物研究的范围，因此被国内外学者看作一部"博物学"著作。《本草纲目》在中国出版后的第二年即传到了日本，后迅速被译成各种文字。达尔文称之为"中国百科全书"，引用了书中的一些资料；林奈（Carl von Linné，1707—1778）在发表《植物分类》之前，曾请人到不列颠博物馆查阅《本草纲目》的有关内容。《本草纲目》之后，影响较大的药物学著作有赵学敏的《本草纲目拾遗》（1802）、吴其浚的《植物名实图考》（1848）等。

中医古代没有内科之名，内科有时称作"大方脉"，内科病称为"杂病"。古代医家大多数是"全科医生"，以内科为主，兼顾其他各科。医书也多为综合性，这是古代中医的学科特点。明清大型综合性医书很多，流传最广、对临床医生影响最大的有《景岳全书》（1640）、《张氏医通》（1693）和《医宗金鉴》（1742）。

《景岳全书》的作者为张介宾（约 1563—1640），字景岳。该书全面论述了基础理论、辨症要领、诊断方法，并针对朱丹溪"阳常有余，阴常不足"的观点，提出"阳非有余，阴常不足"，自创了大量补阳、补阴、补气、补血的新方。后世把张景岳看作温补派医家的代表。补法在中医治病中用得最多，对于久病体虚之人，辨症得当，不失为一种好的方法，但是，中医讲究"扶正祛邪"，一味用补，则可能导致邪留不去，清代医家徐大椿对过分强调补法提出过批评。

《医宗金鉴》90卷，由吴谦等撰于乾隆四年至七年（1739—1742），为朝廷组织编修的大型医学全书。该书特点之一是以歌诀形式介绍了杂病、妇科、儿科、外科、眼科、针灸等各科的辨病辨症方法，每个病症介绍一至二首效方，以便熟记。此书以临床实用为宗旨，选材精当，内容丰富，通俗易记，流传甚广。

中医经典里虽有人体解剖结构的描述，但并没有成为中医认识疾病的基础和出发点，历代医书中涉及的人体解剖既不全面，又不精准。北宋时期，官方曾组织过两次大规模的人体解剖，并且根据解剖所见绘制了《欧希范五藏图》《存真图》，但与医学理论和实践关系不大。首先试图纠正古人在人体解剖方面错误的，是清代医生王清任（1768—1831）。他在《医林改错》中指出："著书不明脏腑，岂不是痴人说梦？治病不明脏腑，何异于盲子夜行？"他通过自己的观察绘制了13幅解剖图，以改正前人之错。他所描述的人体器官的形态与毗邻关系，大体正确。由于作者毕竟只是观察尸体而未进行解剖，因此，也有一些错误，如认为：心不主血，而主气；肝不藏血，"血府"在胸腔；等等。不过，王清任是中国医学史上第一个以解剖所见为基础，来认识疾病、治疗疾病的医家，这种新的思维方法具有划时代的意义。

明代疫病流行远远超过以前各个时期。据统计，明代二百七十七年历史中，有疫病流行的年份达一百一十八年，发生疫病一百八十多次。明代早中期疫病流行的范围，尚局限于一州一府，嘉靖、万历之后往往波及数省，危害严重。在这种情形下，医家深感伤寒古法不合今病，需要突破前人的局限，提出新的理论。在与疫病较量的实践中，瘟病学派逐渐形成，成为解释和医治各种疫病的新学说。主要代表著作是吴有性撰写的《瘟疫论》（1642）。吴有性指出："夫瘟疫之为病，非风，非寒，非暑，非湿，乃天地间别有一种异气所感"；这种异气又称杂气、戾气，"气即是物"，疫病的传播途径不是由表入里，而是从呼吸道或消化道进入人体，"此气之来，无论老少强弱，触之者即病，邪自口鼻而入"。《瘟疫论》突破了前人的局限，提出了新的观点，奠定了瘟病学说的基础。

吴有性的观点与欧洲文艺复兴时期医学家伏拉卡斯托罗（G. Fracastoro, 1484—1553）关于传染病的微粒学说（1546）异曲同工，欧洲医学家后来通过显微镜观察到了那些传染疾病的小微粒，而吴有性的后继者们却回到了以辨症论治为基础的解释模型上。尽管医家们承认"瘟病不得混称伤寒"，使得瘟病最终从伤寒中脱离出来，创建了瘟病"卫气营血"与"三焦"的辨症体系，但并没有取得实质性的突破。

特别值得一提的是，人痘接种预防天花的方法在明代隆庆年间流传开来，被称为"种花者"的医生，多集中在宁国府（今安徽省黄山市）一带。后经清康熙帝的提倡和推广，人痘接种术很快在全国传播，清初医学名著《张氏医通》、乾隆年间的《医宗金鉴》，都详细介绍了各种种痘的方法。中国的人痘接种，不久就传到俄、日等国。1721 年，英国驻君士坦丁堡公使夫人蒙塔古（M. W. Montagu）将人痘接种术带回英国。1796 年，英国乡村医生爱德华·琴纳（Edward Jenner, 1749—1823）改用牛痘接种替代人痘接种获得成功。经过近两百年的努力，人类终于通过预防接种的方法，消灭了在历史上曾经为害甚烈的急性传染病——天花，免疫接种的方法也为人类对付其他严重的传染病开辟了广阔的前景。关于人痘接种术的西传及牛痘接种法的东渐，我们在后面还将专门讨论。

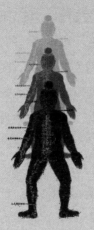

现代医学的初创

从 16 世纪中叶的文艺复兴到 20 世纪中叶，是西方现代医学形成和发展的时期。所谓现代医学，也可称为科学医学或生物医学，是建立在现代物理、化学、生物学等学科的基础之上的，通过研究身体的结构与功能，探究疾病的变化与机理，寻求适宜的诊断与治疗。生物医学的体系是经历了近四百年的时间逐步建立起来的。

一　现代医学的开端：
从人体解剖学到传染病的新解释

　　人体解剖学是文艺复兴运动的产物之一。1453 年，东罗马帝国灭亡后文化重心西迁，西方人再次接触到了希腊文化，他们利用这些古代传统来对抗当时占统治地位的宗教思想。中国三大发明（火药、指南针、印刷术）的西传对欧洲的文艺复兴也起到了促进作用。所谓文艺复兴，是指当时的人们讴歌世俗以蔑视天堂，提倡人性以取代神性，主张个人自由以反对教会钳制的一场社会运动。不过，也有学者认为，地理大发现、印刷书籍的增加、对古希腊罗马文献的研究等，并没有原来想象的那样重要，而"人的发现"才是最为重要的。"人的发现"就是关注人自身在人类精神生活和社会生活中的重要地位，实现人道主义的理想追求。如蒙娜丽莎肖像画展示出来的肉体与精神结合的完美神采：温和、高尚、尊严和优雅。

　　文艺复兴时期的艺术家们为了准确、完美地表现人与自然，广泛地研究人体解剖、植物学、动物学以及其他自然现象，米开朗琪罗和达·芬奇都曾孜孜不倦地研究解剖学。其中有影响的画作有达·芬奇的"人体比例图"、拉斐尔的"人体素描"、提香的"维纳斯从海上升起"等。文艺复兴时期艺术家对人体的关注，激发了大量生动的人物身体绘画作品的问世，并为人体解剖图的绘制奠定了基础。达·芬奇是一个多才多艺的人，但他的兴趣太广泛了，以至于许多工作都没有干完。例如，他做过人体解剖，还计划编写一部《解剖学》著作，但遗憾的是并没有完成，只是留下近 800 页的解剖学手稿。此外，他还有另一个癖好，就是用左手反书，一般人辨认不出来，后来是有专门的学者破译出来的。因此，虽然他进行了大量的人体解剖研究，但对当时人体解剖学的影响却不大。他的工作是过了几百年后，人们发现了他的手稿后才公之于世的。

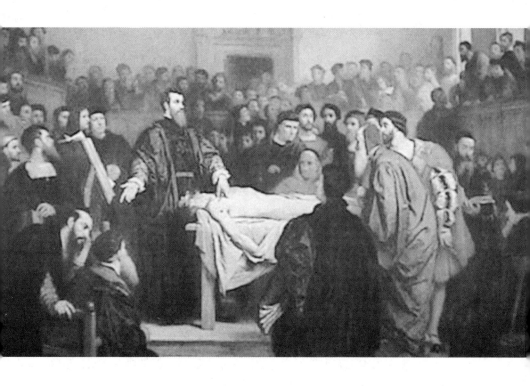

文艺复兴时期医学最重要的成就是人体解剖学的建立。人体解剖研究的一条路径是艺术家的工作，诸多艺术家都进行过人体解剖的观察和研究，但对解剖学的建立影响不大。真正对解剖学作出贡献的是比利时布鲁塞尔出生的医学家维萨里（A. Vesalius, 1514—1564）。他23岁时就成为帕多瓦大学的解剖学教授。当时教课用的是中世纪的解剖图谱，与中国早期的人体图谱差不多，是写意的，大致那么回事儿。这种解剖图和真正的人体结构相去甚远。维萨里认为用这样的图来教学生是不合适的，因此他要自己进行解剖以获得更真实、具体的知识。1543年，维萨里出版了《人体的构造》一书，纠正了盖仑解剖书中两百多处错误，提香的学生卡尔卡（Jan van Kalkar, 1450—15919）为此书配上了精美的插图，人体解剖图呈现在自然风景的背景上，也体现出人与自然和谐相处的人文主义思想。

● 维萨里在演示解剖

在文艺复兴时期，涌现出很多医学改革家，其中包括著名的帕拉塞尔苏斯（Paracelsus，1493—1541），原名 Theoprastus Bombastus von Hohenheim。他很钦佩古罗马时期百科全书式的医生塞尔苏斯（Celsus），但还想超过他，所以改名为 Paracelsus，Para 是超越的意思。他对当时的医生动辄引经据典、一切以古书为准则的做法非常不满。西方的古代医疗实践与中国大致相似。中医里有一部分人一直强调经典的重要性，主张回归经典，还提出要背《伤寒论》。在西方医学史上也有类似的观点，强调要研读希波克拉底、盖仑和阿维森纳等医学权威的著作。帕拉塞尔苏斯认为这种方法是书呆子的方法，是解决不了实际问题的。他提出要抛弃书本，要靠自己的实践经验。他甚至在课堂上当着学生的面，烧掉盖仑和阿维森纳的书，说这些书都是垃圾，没有用。他认为医生要注重经验，这一点是有道理的，你在临床上看到过什么病，和你在书本上看到是不一样的。书本上描写的都是典型症状，但临床上遇到的病人往往不是那么典型的。完全按照书本来治病是治不好的，否则大家只要看书就行了，就不用实习了。现在对八年制医学教育批评最严重的就是临床上不过硬，包括很多临床研究的博士，主要在实验室捣弄细胞或分子，看病不行。缺乏临床经验，不能成为好医生。在医学上，直到现代，经验也还是很重要。

帕拉塞尔苏斯还把当时很重要的学问，如占星术与医学结合起来。他提出疾病五因论（entia）：星宿（ens astrale）；食物与毒物（ens venene）；体质（ens naturale）；精神（ens spirituale）；神力（ens Dei）。帕拉塞尔苏斯的第三个贡献在化学治疗方面，他著有《论化学药物》（*De gradibus*，1568），论述涉及鸦片酊、汞、铅、砷、铁、硫酸铜、酊剂和酒精。西方有找"万灵药"的传统，帕拉塞尔苏斯找到了一种，就是汞制剂：用汞制成的各类膏剂可治疗皮肤溃疡，甘汞作为泻药可治疗多种疾病。在西方，自古希腊体液病理学开始，放血、催吐、导泻就是最基本的治疗方法。从这个角度看，汞的确可被当作"万灵药"，且一直用到19世纪末。不过它并非真正的"万灵药"。

在这一时期，还有一个很著名的法国外科医生巴累（A. Pare, 1517—1590），他的重要贡献在于改革了外科治疗方法、创伤处理方法，还发明了很多外科器械，提高了外科医生的地位。在此之前，外科医生地位很低，叫作 Barber-Surgeon，就是理发师外科医生，除了给人理发以外，也做点小手术；而内科医生被认为是有学问的。以前西方跟中国差不多，有学问的人穿长衫，工匠们穿短褂：在古代西方，内科医生穿长衫，而外科医生是穿短褂的。巴累就是穿着短褂给人做白内障拔除术的。巴累是一个军医，由于战争中外伤很多，他设计了一些外科器械，有辅助的机械手、开颅器、全身固定的装置、牵引器等，现在的一些外科器械原理和巴累设计的差不多，只不过更加精细了。

文艺复兴时期，鼠疫、麻风减少了，而天花、水痘、麻疹、流感、梅毒这样一些病增加了。对欧洲来讲，梅毒被认为是哥伦布到美洲探险以后带回来的。法国和意大利交战时，梅毒首先在法国军队里传开了，法军因士兵染病太多，失去战斗力而败北，当时意大利人称之为"高卢病"，而法国人则称之为"那不勒斯病"。后来有研究认为，其实梅毒在旧世界就有了，可能起源于非洲，病原体是密螺旋体，在非洲的表现形式比较温和，引起的病叫雅司病。这个病原体随着人类迁徙，越过撒哈拉沙漠，到了地中海以后，受气候变化的影响成了地方性梅毒，也称为非性病性梅毒，经过一段时间的衍化才变成性病性梅毒。战乱、文艺复兴时期公共浴池中男女混浴的复兴也助长了梅毒的传播。

当时，也有人认为这个病是从新世界传来的，所以找药物时也从新世界去找。美洲人用愈疮木来治疗梅毒，把木屑用水煮，然后喝掉这种汤药。后来又有了熏蒸疗法，是治疗梅毒的一种流行疗法。因为梅毒有皮肤症状，这个疗法可以使皮肤收敛，去掉梅毒的溃疡面。具体做法是在一个大桶里放一些药水，再加热，病人坐在里面，使皮肤上面的症状有一些缓解。第三种治疗方法

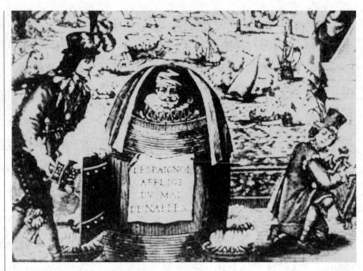

● 梅毒的熏
蒸治疗

是用汞剂治疗，是帕拉塞尔苏斯发明的，也有一定效果。

文艺复兴时期，医学的另一项进步是提出了传染病的新见解。1546 年意大利医师伏拉卡斯托罗（G. Fracastro, 1483—1553）在《论传染和传染病》一书中，把传染病解释为是由一种人类感觉器官感觉不到的微小粒子传染的。他认为这种粒子具有一定的繁殖能力，能从患者传染给健康人，使健康人致病。他把传染病的传染途径分为三类：第一类为单纯接触传染，如疥癣、麻风、肺痨；第二类为间接接触传染，即通过衣服、被褥等媒介物传染；第三类为远距离传染。伏拉卡斯托罗的想法与 19 世纪后期细菌学的主张非常类似，只可惜当时还未发明显微镜，他的这种想法不能用实验观察来证实，因此他的观点没能被更多的人接受。伏拉卡斯托罗是文艺复兴时期的典型人物，除了医生身份外，他还是诗人、数学家、占星家、地质学家，知识渊博，19 岁时就担任了帕多瓦大学的逻辑学和哲学教席。1530 年，他出版了描述梅毒的著名医学诗篇《西菲利斯或高卢病》（*Syphilis sive Morbus Gallicus*）。该诗分为三部分，第一部分主要描述了梅毒的流行情况、症状和危害，其中第一段为：

在黑夜紫色的孕育中

最奇异的瘟疫返回人世，

肆虐的病魔侵袭了欧洲人的乳房，

从黑海之滨蔓延到吕底亚的城市。

当法国与意大利交战之时，

它被冠以"意大利病"的名字。

我的诗篇

献给这位不邀而至的来客

尽管到处都不受欢迎，

但它却永驻尘世。

第二部分描述了如何防止梅毒的蔓延，环境、生活习惯、饮食等；第三部分描述了梅毒的治疗，提到一种来自美洲的"愈疮木"可用于治疗。长诗中的人物——一位牧羊少年希费利（Syphily）得了这种疾病，以后人们就把这种病命名为 syphilis，即今天所说的梅毒。

二　新理论与新方法

文艺复兴时期医学中心或科学中心在意大利。到 17 世纪以后，新商路开通，荷兰与英国崛起。荷兰和英国的商业贸易、海外探险等一系列的活动，推动了新阶级的形成。当时世俗的王权想对抗教会的控制，需要寻找新的力量来支持自己与教权分庭抗礼，于是就有了重商主义，强调知识在社会发展中的重要性。在知识领域，哲学和科学有了区分。在此之前，遵循的是博物学的传统，认为哲学是囊括整个自然知识体系的。神学是解释天启的知识，哲学是解释自然的知识，包括人和社会、人和自然。到 17 世纪以后，培根、笛卡儿等思想家将哲学和科学区分开来，将观察或经验事实与思辨推理区分开来。培根提出了很多很重要的思想，包括"知识就是力量"，还有观察的方法。他强调"获得真正的知识一是需要不带成见，二是需要正确的方法论。一切科学知识都必须从不带偏见的观察开始"。按照现代科学知识社会学的观点，所有的观察都不可能不带着成见或预设。但在当时，培根等人所提出的是观察不要受到以前的宗教、哲学观点的束缚，要尽量接近事实的本来面目。这种做法在当时来讲，还是很重要的。

与培根齐名的是笛卡儿，笛卡儿对医学，或者说对生物医学的影响非常之大。他的机械论的解释模型——二元论或精神与躯体分离的思想可以说是近代西方医学的基石。在人体研究、生命研究中，这是非常重要的。当时对疼痛、病患的治疗手段是有限的，要依赖于各种各样的宗教仪式。肉体的痛苦和精神上的痛苦总是联系在一起的，人的躯体疼痛和观念的想象是不可分的。但精神活动尚弄不清楚，于是笛卡儿提出暂且不考虑这些，只考虑弄得清楚的事，不清楚的交给神学，由宗教来解释它，科学只研究身体的变化。现在我们批判西方医学不重视精神、心理的疾病，其实是指这个时期，精神的问题由宗教来负责。心身分离的观点在1950年代以后已经有了改变。现代医学也重视研究心理、精神因素的躯体影响，如现在有"心理神经免疫"，研究包括神经、内分泌、心理的变化对人体免疫功能的影响。

西方医学这种方法可能显得很笨，即搞不清楚的时候，先放一边，不会编一套理论来自圆其说。这种自圆其说可能对解释当下的困境、问题有一定的帮助，但对于深刻地认识事物、把握事物的本原及其规律却是有一定妨碍的。西方医学希望把每一个细节弄清楚以后，在此基础上再来综合，作总体上的考量。这是培根和笛卡儿等人所倡导的还原论的策略。比如头疼，就做X光、CT、MRI，做完以后来看到底是哪个部位有什么毛病，逐渐地分成最基本的单元来理解。这种还原论，到目前为止还是现代西方医学最基本的研究策略。比如肝脏有病，看肝脏细胞有没有问题，再看分子结构有没有问题，不断剥洋葱皮。在这样的研究策略的指导下，就有了实验科学的兴起。实验是给予生命现象以一种人为的干预，不仅仅只是观察，观察时我们不干预它；实验是给予干预，再看这种干预会引起什么样的影响。

伽利略（天文学、经典力学）、波义耳（化学从炼金术到实验科学）、牛顿（力学体系）都是我们耳熟能详的科学家。他们主要是为实验科学的兴起奠定了一个基础，同时也奠定了现代生物医学的基础。

我们在考虑伟大思想家个人的作用后，还要考虑到当时科学活动的团体——科学社团的作用。这主要是因为当时的大学还受到宗教势力的控制，不管是在教学课程设置还是内容上。大学中思想比较活跃或激进的老师就开始游离出大学，组成自己的社团。后来又受到了世俗权力的支持，有的是皇帝、国王，有的是权贵，受其赞助建立起科学社团。这些团体有：

年　份	地　　点	社团名称
1603	罗　马	山猫学会
1622	罗斯托克	注释学会
1635	巴　黎	法国研究院
1657	佛罗伦萨	西芒托学院
1662	伦　敦	皇家学会
1666	巴　黎	巴黎科学院
1700	柏　林	柏林学院

随着世俗势力的逐渐强大、宗教势力的逐渐衰弱，科学社团的发展比较迅速，在欧洲的主要国家都出现了科学社团。在科学社团里，人们可以交流思想、争论不同观点。科学社团很重要的功能就是在一起进行各种各样的实验，很多医生也到药剂师的实验室做实验。当时的医生指内科医生，外科医生是不入流的，内科医生领导外科医生和药剂师。内科医生也开始放下架子，到药

剂师实验室里做实验，这在当时成为一个时尚。科学研究受到了世俗权力的支持，法国国王路易十四很支持科学研究，亲自到巴黎科学院视察，希望能使科学为他的王权服务。

这时开始出现科学的国际化。现在我们讲世界一流大学，其标志之一就是大学应是国际化的，有来自不同国家的学生和教师。17世纪的世界一流大学帕多瓦大学就是这样的，哥白尼（波兰）、维萨里（比利时）、伽利略（意大利）、哈维（英国）等著名学者都在这个大学讲学。真正的世界一流大学应该有世界各国的一流学者来教学，而不是偶尔来做个讲座而已。帕多瓦大学对于现代医学的发展起到了重要的作用，后来还有很多著名学者在这里工作、学习过。伽利略在这里讲学时，哈维、桑克托瑞斯（Sanctorius, 1561—1636）还是学生，就是在听了他的课后，才开始应用物理学的方法来研究人体，创造新的知识。

17世纪医学发展的最重要标志是生理学的发展，它开始摆脱体液论，用物理学的方法进行研究。如桑克托瑞斯为了研究人体的新陈代谢，在自己设计的称量椅中观察进餐前后、睡时或醒时、活动时与休息时、情绪安静和激动时体重和体温的变化，这项试验他一直进行了三十年。他发现了人体新陈代谢的各种变化、人体的隐性失水等现象。他把对人体功能定量研究的结果整理出版，即著名的《医学统计方法》（*Ars de statica medicina*），书中收集了体温、脉搏等数据。温度计在这个时期成为研究自然的基本工具。桑克托瑞斯设计了体温计，来观察人体温度的变化及其生理意义。

生理学建立的标志是血液循环的发现。恩格斯说，血液循环的发现使得生理学成为一门科学。血液历来被人们看成一种神秘的物质，失血会危及生命。然而，在哈维之前，人们对于血液的认识依然限于盖仑的血液运行模式。这个模式认为人体有三种灵魂——自然灵、生命灵、动物灵，分别位于肝脏、心脏、大脑。在古代，关于血液的产生，西方的说法与中医差不多。

中医认为人体摄入水谷精华之后，在胃里进行消化，再到肾，通过命门之火将水谷精华变成血，升腾到肝脏。中医里面讲肾生血，"肾主骨生血，其华在发"，肾虚的话，面色苍白。按照现代生理学观点，肾确实生血，肾脏里面产生红细胞生成因子，肾不好的话，造血机能受到影响。中医认为肝藏血，在盖仑的生理学体系里肝脏也是血液生成的器官，因为肝脏有丰富的血窦，打开肝脏就能看到流出的血液。所以古人，不只中国人认为肝脏藏血，西方人也这样认为。为什么血会跑到肝脏里去？中西方都搞不清楚。中医里面也有解剖，也有一些解剖知识，也看到了这一情况，只不过因为当时不可能进行严格细致的观察没看清楚而已。西方当时也是这样的，认为摄入营养以后，在肝内生成自然灵，然后，按照盖仑的理论，往上输送，通过肺呼吸来获得动力。在哈维以后，才知道动脉和静脉。西方早期讲气道和血道，动脉是气道，静脉才是血道。为什么动脉里会有血出来呢？是因为气先跑了，气是推动血液的，血顺着流出来了。这也能够自圆其说，他们当时就是这样一种解释。自然灵在心脏加热以后，成为生命灵，再上升到大脑，成为动物灵，这是人和植物不一样的地方。盖仑的这种解释符合基督教三位一体的观点，与神学理论扣得上，所以一千多年经久不衰。直到哈维，才将血液的运行变化弄清楚了。哈维在 1628 年出版的《动物心脏与血液运动的解剖学实验》（*Exercitatio Anantomica De Motu Cordis et Sanguinis in Animali*，后来简称为《心血运动论》）中提出了血液循环的理论，指出全身的血液是由心脏以类似泵的作用而推动、通过血管系统进行循环的。这个理论使生理学摆脱了思维推理的假说，进入到实验研究的阶段，开辟了人类认识人体构造和机能的新纪元。

　　哈维对血液循环的发现是建立在前人解剖学研究基础上的。在哈维发现血液循环之前，维萨里已否定左右心室有微孔相通。而在盖仑血液运行的理论里，心室间有微孔相通，通过这些微孔，自然灵和空气结合形成生命灵。但是解剖学没发现小孔，这样就解释不通了。另一项重要的发现是哈维的老师法布里修（H. Fabricius，1537—1619）观察到大静脉管里有静脉瓣。静脉瓣有什么用呢？法布里修用盖仑的观点解释，认为心脏搏出去的血就像潮汐一样一涨一落，静脉瓣的存在是为了使血液更充分地保持在血管里面，供应营养。

哈维在伽利略的影响下，用物理学实验的方法来研究血液。他通过测量心脏的容积，计算心脏每搏可以打出去大致 2 英两血，一分钟 70 次心跳，就有 140 英两，按照盖仑的潮汐理论，心脏一小时打出去的血量是 540 磅，将近普通人体重的两倍多，所以血液不可能像潮汐一样打出去就不回来了。基于这个结果，哈维考虑血液应是循环使用的，由此他设计了一个实验：先束臂防止静脉回血，近心端一放，管壁还是塌陷的，放掉远心端则充血，这样证明了静脉流动的方向性。

哈维发现了血液循环，并通过实验证明了血液的单向流动，但是动脉血是怎样变成静脉血的呢？通路在什么地方？哈维并没有看到，因为这需要一个工具——显微镜。这项工作是由哈维之后的一个科学家马尔比基（M. Malpighi，1628—1694）完成的。1660 年，他在显微镜下发现了毛细血管，看到了血液从动脉流到小动脉，到毛细血管动脉端，再到毛细血管静脉端，确定了动静脉的连接，补上了哈维在大体解剖上的缺口。这一时期，人们利用显微镜作过大量观察，有了许多发现：如雷文虎克（A. Leeuwenhoek，1632—1723）观察到了小鱼透明尾巴中的血细胞；马尔比基还发现了肾小体，早期叫作马尔比基小体；英国科学家胡克（Hooke，1635—1703）观察到了细胞结构。

物理学、化学的发展，促使医生们用物理、化学的观点来解释人体的功能，出现了新的医学流派。如医物理学派（Iatrophysics）试图用机械力学的原理来解释人体的生理病理现象。代表人物之一是意大利医生巴利维（Giorgio Baglivi，1668—1707），他把人体的器官比喻为不同的机械装置——牙齿如剪刀，胃如烧瓶，血管是管道，胸为风箱等，以此解释器官的功能。而医化学派（Iatrochemie），则用化学的原理来解释人体的生理病理现象，主要是依据亚里士多德的四元素和炼金术的三要素说。他们用唾液、胰液、胆汁、血液等体液研究来解释人体中的各种现象，主要关注的是体内的酸碱平衡问题。先看是酸过多，还是碱过多，然后来作相应的治疗和处理。英国医化学派的代表人物威利斯（T. Willis，1621—1675）通过尿液研究发现了糖尿病。不过，无论是机械论还是化学论观点，用来解释生命现象总有一些地方不能完善，比如人是怎么思考的，情绪是怎么变化的，还有生殖、生长发育等，简单地用物理化学过程都没法解释。于是，一些学者认为人体还应该存在活力、灵气、特殊的生命力，这样才能解释许多生命现象，这些人被称为活力论（animism）派。

虽然这个时期的医学理论

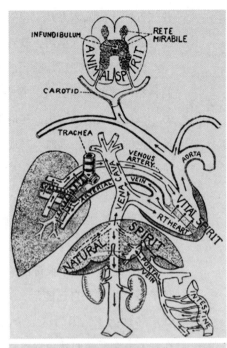

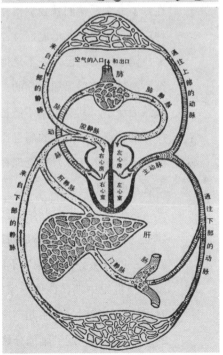

🌑 盖仑的血液运行模式图（上）与哈维的血液循环模式图（下）

各式各样，但临床上几乎没有太大的变化。医生诊病以诊脉、验尿为依据，治疗以草药、软膏、通便、发汗和放血疗法为主。

血液循环发现后，除了放血，有医生开始尝试输血治疗。他们将狗、羊的血输给人，在当时用银管一头直接插到狗的动脉，另一头插到人的静脉里。这时候只知道动脉血都是红的，静脉血是暗色的，人血、鸡血、马血都是一样的。需要输血的人通常都是得了重病要死的，偶尔有人活下来，输血疗法时髦了一段时间。但大多数人因输血而丧生了，于是很多国家，如英国、法国，开始立法禁止输血。这个禁令一直持续到 20 世纪，在 1901 年发现了血液的 ABO 血型，人们才知道为什么不同血型的血会造成凝集。

医学里面有一个很奇怪的现象，特别是对于重症病人，只要胆子够大，号称自己能治，就能治。治十个病人，治好一两个，就声名远扬了。因为这十个人，大家本来觉得就是要死的，现在好了一个，他们就会觉得你会起死回生之术。所以现在还有各种广告号称自己能治癌症、乙肝等，其实和当时的放血疗法差不多，偶尔碰巧而已，并不是他们本身的治疗效果。一般的老百姓搞不清楚医疗后果和治疗的关系，有时医生也分不清。有些疾病虽然治愈了，其实也搞不清楚是怎么好的。在临床上，诊断、治疗等都弄得非常清楚的病是比较少见的，大多数病是用试错的方法来治疗的。所以，直至现在，在临床医学上，经验的成分依然占有重要的地位。

这个时期，医学开始干预妇女分娩这个环节，也就是产科的建立。妇女分娩原来都是助产士、产婆——在中国产婆也称稳婆——的任务，不是医生干的活，而且医生也没有什么好的手段。17 世纪中期，钱伯伦家族发明了产钳，产钳主要是在难产时用的，分娩时，若胎儿产出困难，可把产钳伸入产道夹住胎儿的头，拉出来，起到辅助分娩的作用。法国巴黎的外科医生莫里修（F. Mauriceau, 1637—1709）于 1668 年出版了《孕产妇疾病》（*Les Maladies des Femmes Grosses et accouchées*），该书为近代产科学的奠基之作，出版后被译为英、德、荷、意等多种文字，在产科的发展史上具有划时代意义。

在17—19世纪很时髦的药物是金属药物，汞、锑、铜、铁、铅、银制剂等都可以入药。比如在锑杯里放上酒，可以制酒石酸锑钾，治疗寄生虫病；铁剂作强壮剂，现在还有用的；银剂，被认为和月亮相关，所以用来治疗癫痫与忧郁症；金剂，作为延年益寿的醑剂。这些药物都曾一度流行，如用汞剂治疗梅毒，外用、内服都用它，后来发现汞剂毒性很大，就不内服了，只作外用。另外还有称为"怪盐"的硫酸钠，作为缓泻剂。17世纪从美洲传入欧洲的金鸡纳，用来治疗疟疾，也被作为治疗所有发热的"万灵药"。

在西方历史上，人们对医生的态度很矛盾。医生在治疗病人时被认为是天使，在治完病以后收费时就变成了恶魔。西方近代史上的一些著名作家，如蒙田、莫里哀、伏尔泰等都曾对医生进行过辛辣的讽刺。当时医生的地位也比较低，有一种说法，就是当父亲不知道儿子能干什么时，就让他去当医生。不过，在17世纪英国有一个很著名的医生，叫西顿汉姆（Thomas Sydanham，1624—1689）。他认为当时那些时髦的理论对医生的工作没有什么帮助，呼吁医生回到病人床边，以实践为本，作临床观察，记录病史、典型症状和病程。他本人就是这样做的，受到病人的欢迎，被称为英国的希波克拉底。

三　临床医学的诞生

在18世纪，由于呼吸生理、消化生理、电生理、病理解剖、疾病分类等学科的建立，机械论、还原论的自然观已经成为医学理论的基石。拉美特里（Julien La Mettrie，1709—1751）的《人是机器》和卡巴尼斯（Pierre Jean George Cabanis，1757—1808）

的《人的肉体和精神的关系》充分地显示了这种自然观是如何来解释人体生命现象和生理功能的。

应当承认，把人作为一台机器来研究是非常重要的。尽管我们现在讲人不仅仅是一台机器，但是这时把人作为一台机器来研究，是一次革命性的飞跃，一点点来搞清人的各部分的结构、各器官的功能。西方医学的这种思路，我认为还是比较好的。它的知识不断在变化、更新、否定自我，希望能到达认识客观世界真理的彼岸。有学者认为这样的彼岸是不存在的，或不可能到达的，但对于做科学研究的人来说，还是希望有这样一个彼岸，能够往那个方向努力。如果说没有这样一个概念，始终停留在自然哲学的层面上来解释世界，永远都可以解释通，可以自圆其说，但是却无助于更好地理解世界。

疾病分类学的建立是 18 世纪医学知识的重点。世界万事万物很复杂，我们之所以有这么多分科，主要是为了便于对医学、对疾病的认识。比如说，我们把医学分为生理学、生化学、解剖学、组胚学，其实这些知识本身是融汇在一起的，我们分类就是为了便于研究学习，而不是因为知识是互不相干的。当时强调对疾病要分门别类地来认识，命名就是认识；认识一种疾病，就是治愈了一半。

其实将疾病分类历来就有，只不过分类的方法不一样。在古典传统中，希波克拉底按人来分病，并不按病本身来分类，他把人分为不同的气质，认为什么样的人容易得什么样的病，我们称之为生理学的疾病观。而把疾病本身看成一种实体，我们称之为本体论的疾病观。像我们中国的传统医学和西方的传统医学都是生理学的疾病观。到了近代以后，把疾病看成一种异己，是身体正常功能之外的东西。本体论的疾病观认为疾病是一种寄生，由特殊的外来物质侵入机体，扰乱正常功能并威胁生命本身。另外还有一种"种子"的概念，认为疾病是因为某种外来物质的进入。这就形成了现代医学对于疾病处置的基本策略，就是消灭它、驱

第六讲

现代医学的初创

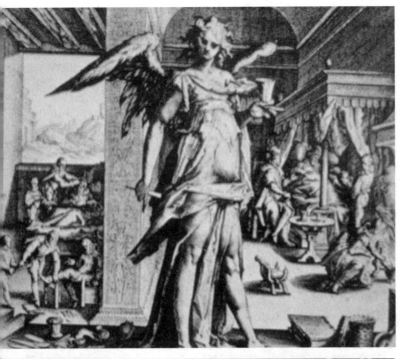

■ 医生治疗
病人时被
看作天使

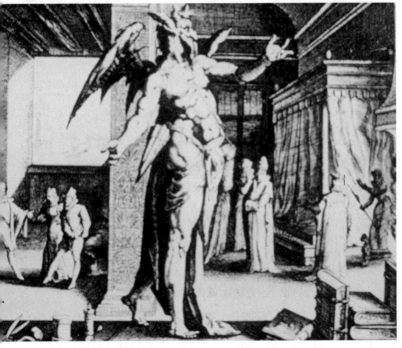

■ 医生收取
费用时被
看作恶魔

117

逐它、杀死它。

植物分类学家林奈也对疾病作过分类，他在《疾病种类》
(*Genera Morborum*，1763) 中将所有疾病首先分成两大类：热病
和非热病。这种分类方法也是几千年来中西相同的。每当一种不
明原因的传染病流行，去医院看病首先就要区别发热不发热。中
国的医圣张仲景写了《伤寒杂病论》，其实包括两本书，一本叫
《伤寒论》，一本叫《金匮要略》。《伤寒论》写的就是发热性疾
病，《金匮要略》就是非发热性疾病、杂病。这种分类早期还是
很重要的，因为发热很可能与疫病相关，比较危险。发热里再分
是否发疹。我们知道，在 19 世纪时，人类最重要的疾病就是传
染病，其中很大一类传染病都要发疹，如天花、麻疹、斑疹伤寒
等，所以要进行鉴别。另外还要看有没有出现"危机"热，发热
后看看有没有造成红细胞损害、肾功能损害，看尿中有没有红色
沉淀物。还有"炎症"热，会有实脉和局部疼痛。对于非热性疾
病，林奈将之分为神经紊乱、体液紊乱和固体紊乱。这是 1763
年时的分法，现在，世界疾病分类方法将疾病分成上千种，越来
越细。疾病的分类给诊断和治疗带来了方便。

临床医学发展过程中最重要的转折点是病理解剖学的建立。
摩干尼 (G. Morgagni，1682—1771) 在西顿汉姆的基础上，将疾
病的原因与位置联系起来，为疾病的本体论找到了解剖学基础。
摩干尼认为病人临床上出现的症状，是因为与之相关的部位或器
官发生了病变。他做过近 700 例尸体解剖，将生前找他看病的病
人的症状与其死后的病理解剖联系起来，总结在《由解剖观察诸
病位置与原因》这本书中，该书被誉为病理解剖学的奠基之作。
在书中，他提出了一个非常重要的观点，就是疾病有一个"病灶
(focus)"的观点。从此，西方医学就由看病人变成了找病灶，之
后诊断学上的许多发明，从叩诊、听诊、X 线到 CT、MRI，到
肠镜、肛门镜、膀胱镜等，就是一个目的——找病灶。找到病灶
了，医生就说你这个人是什么病。如果找不到，就没办法了。比

如说头疼，CT、MRI、脑电图都正常，找不到病灶医生就没辙了，可能会说你是神经血管性头疼，给一点维生素或安眠药回去吃。当时，摩干尼是做大体解剖的，找器官、组织的病灶，后来可以在细胞里找，现在可以在分子上找，找致病基因。直到现在，西方医学的基本原理还在找病灶方面。

在找病灶思想的指引下，维也纳医生奥恩布鲁革（L. Auenbrugger，1722—1809）发明了叩诊方法，主要针对胸部疾病。这在现代西方医学中也是一个很重要的诊断方法，不过现在的年轻医生可能都不爱用了。一个老医生说有一次去查房，他在询问病史后，给病人作了一下查体，触摸腹部、叩叩胸部。病人非常感动，说去了几家医院看病，没有一个医生碰他一下，都是直接开化验单。医学生去临床实习时，要写大病历，要给病人从头到脚地查体，另外还要问有没有家族史，这是一个严格的训练。但现在有些医生太依赖于各类化验、检查报告，也不注意询问病人，因此，即便有那么多的高新技术，现在的误诊率并没有下降。

当时的病人中很多人有胸腔积液，主要是肺结核或肺结核引起的胸膜炎导致的。当时肺病比较多，有一些歌剧和电影，如《茶花女》《波西米亚人》《茜茜公主》中的女主人公都是肺病患者，肺结核被认为是一个时髦的病。

奥恩布鲁革为了了解胸腔内的情况，要寻找诊断方法。他的父亲开啤酒店，家里的酒窖里放了很多大酒桶，在检查还有多少酒时就会敲一下木桶，凭声音来判断酒的多少。奥恩布鲁革在这个做法的启发下，设计了叩诊的方法，用手指叩击胸部，根据不同的声音来判断体内的情况，比如分为清音、浊音等。不过，这个方法发明以后，只他一个人用，所以在一幅画里，他和太太表情郁闷地拿着他写的书。直到19世纪时，拿破仑的军医科维萨尔（Jeam-Nicolas Corvisart，1755—1821）将书翻成法文，在部队里推广，叩诊这个方法才慢慢被医学界所接受。

生物电发现以后，作为当时的"高新技术"马上被应用到了临床，就有人采取生物电、生物磁来进行治疗。其中最著名的就是麦斯麦（F. Mesmer，1734—1815），也有人说他是个大骗子，他用的是动物磁疗法。这种方法现在还有人在用，在中国有一段时间也很时髦，比如"××五行针"、磁化水、磁化杯等。麦斯麦人长得很帅，又能说会道。他发明了动物磁疗法，有的人说其实是心理暗示。他的治疗场景布置得很好，窗帘是大幕布，房间中间有大木桶，里面是水，放上金属棒，病人就围着木桶而坐，每人手中握着金属棒来相互感

● 麦斯麦的
动物磁疗
法

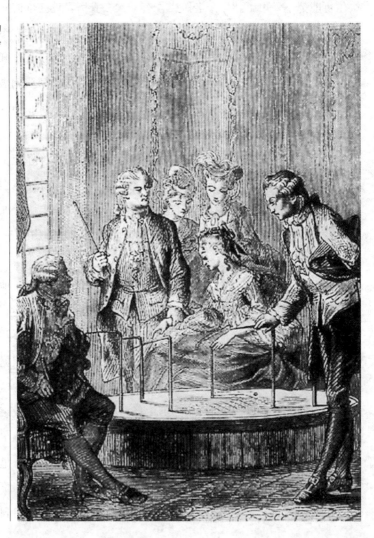

应。麦斯麦念念有词，一边走一边治疗，这种疗法在上流社会的贵妇人中很受欢迎，麦斯麦也因此发了财。后来有人揭发，奥地利政府取缔了他的行医资格，他又到了法国，颇受巴黎上流社会的欢迎。

磁疗法声称能通过磁场的效应来使人体发生某些变化、治疗疾病，实际上，可能有些心理上的、情绪上的疾病，通过他这种处理后心情变得开朗了，感觉好了。这样的方法在现代西方还有人在做，也还有人相信，相当于民间医学。医学模式的转变有很多有趣的地方，科学在不断地进步，一般都是新的代替旧的，医学上通常也这样。从神灵医学模式，到自然哲学的，到生物医学的，再到现在的生物—心理—社会的，这确实是越来越好。但是病人在寻医求药时，顺序恰恰相反：生病时先去医院看现代医学；治不好后，就去看传统医学；传统医学再看不好，就去找跳大神的，看巫医。因为对任何人讲，生命都是唯一的，只要有最后一根稻草，就要抓住。所以在医学中，除了正规医学以外，还存在很多非正规医学，甚至很多庸医、骗子。有需求，就有市场。麦斯麦术也是这样，磁疗再加上一点星象学，在现在也很有市场。

医生与病人之间的关系一直受到社会的关注，从希波克拉底誓言到后来的各种誓言，每一个誓词都写道，当你进入病人家里以后，不要利用自己的地位和权力与病人或病人家属发生不应当的关系。这是每一个西方的医学誓词都要强调的，为什么要强调呢？可能就是因为经常会发生。中医里面也讲"不要行淫秽之事"。因为医生可以接触到病人最隐秘的世界，很多病人不可能告诉丈夫或父母的事，都不得不告诉医生，所以医生在这一点上，必须好自为之。

法国大革命以后，医院逐渐成为医学教育和研究的中心以及医学权威的象征，因此，19世纪早期的欧洲医学又被称为"医院医学"。启蒙运动时期，医院作为一种慈善机构得到了迅速的发展。在法国和意大利，医院既照料病人，同时也收容乞丐、孤儿、老弱者、妓女、失业者、疯子等五花八门的社会不幸者。法国大革命前夕，著名外科医生特农（J. Tenon, 1724—1816）出版的《关于巴黎医院的报告》(1788)指出，巴黎医院卫生条件差、拥挤不堪、设备匮乏、死亡率高。当时巴黎最著名的主宫医院一张病床竟安置 3 个病人，对传染病人也没有隔离，外科手术在病房进行。欧洲其他地方医院的情况也大致如此。

法国大革命孕育的平等主义和人权观念促使人们要求废除医院，代之以家庭护理，大家认为新的社会将使人更加健康。然而，人们不久就意识到医学上的放任自由并不能改善健康状况，加之军队服务的需要，法国政府通过立法建立起了新型的中央政府控制的医学教育和医院服务体系。

在以医院为核心的新的医学教育体系中，外科与内科获得了同等重要的地位，尸体解剖得到法律的允许，从而逐步形成了以病理解剖为基础、以物理诊断为特征的医院医学。1830—1840年代，巴黎成为世界医学的中心，大批学生从欧洲和北美涌向巴黎，这些学生回国后，也将巴黎的医院医学模式带回本国。

医院医学摆脱了单凭经验诊治病人的束缚，以更加客观的物理诊断为工具，采用数学分析的方法，极大地促进了临床医学的发展。视诊、触诊、叩诊和听诊是西医的四种基本物理诊断方法。在 19 世纪之前，医生也运用五官来进行诊断，如倾听病人诉说病症、观察舌头和尿样、把脉等，但很少直接进行躯体检查。前面提到的奥恩布鲁格发明了叩诊法，但在很长一段时间并没有引起人们的重视。19 世纪初，法国巴黎慈善医院医生、医学院临床医学教授科维萨尔认识到叩诊法的诊断价值，于 1808 年将奥恩布鲁格的著作《新发明》译成法文，并附以长于原文 4 倍的详细评析。此外，科维萨尔还出版了专著《论器质性疾病及心脏和大血管损伤》，介绍和推广叩诊法在疾病诊断中的价值。他还设计制造了叩诊板与叩诊锤，发明了间接叩诊法。科维萨尔曾是拿破仑的私人医生，在法国医学界享有很高的声誉，在他的推动下，叩诊法才得到医学界的广泛重视和应用。1838 年以后，叩诊的声学原理得到了合理的解释，叩诊的方法也得到进一步的改进，即医生用左手指背作叩板，用右手中指叩击左手进行叩诊，此法一直沿用到今天。

　　法国临床学派的另一重要贡献是听诊器（stethoscope）的发明。听诊器是由法国巴黎医学院医生雷内克（R. Laennec，1781—1826）发明的。在听诊器发明之前，医生是靠用耳朵直接贴着患者胸部听诊来诊断胸腔疾病的。1816 年，雷内克的病房里住进一位患心脏病的肥胖的年轻妇女，直接听诊甚为不便，且效果不好。一次，雷内克在巴黎的卢浮宫广场看到孩子们在玩一种游戏，他们用一根针轻划木棒一端，用耳朵紧贴另一端可以很清楚地听到声音。受此启发，他将一张厚纸卷成圆筒状，一端贴着耳朵，一端放在病人的胸部，结果，他听到了比直接听诊更清楚的心音。此后，他将纸筒改制成木制空心圆筒，并命名为听诊器。1818 年，雷内克出版

● 听诊器的发明

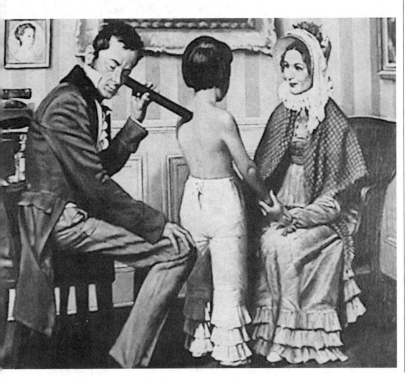

了《间接听诊或论肺部和心脏疾病的诊断》一书，描述了听诊法的改进及其意义，成为现代听诊法的基础。

此外，随着有机化学和分析化学的发展，临床医生开始利用化学分析的检验方法来协助临床诊断，如建立了血、尿、便三大常规检验方法等。不久，实验室检查成为医院诊断疾病的常规，各种检查陆续引入临床，如尿的胆色素试验（1827）、血气定量分析（1837）、尿糖检查（1841）、尿蛋白定量（1874）、血小板计数（1878）等。这些方法的引入，使得诊断更加客观、准确。

19世纪诊断学上的另一项重要进展是X线的发现。1895年，德国物理学家伦琴（W. Rontgen, 1845—1923）在研究真空放电时发现在试验真空管里产生了新的光线，这种光线能在黑暗处使照相底片感光。他将这种性质不明的光线称为X

● 麻省综合医院的乙醚麻醉表演

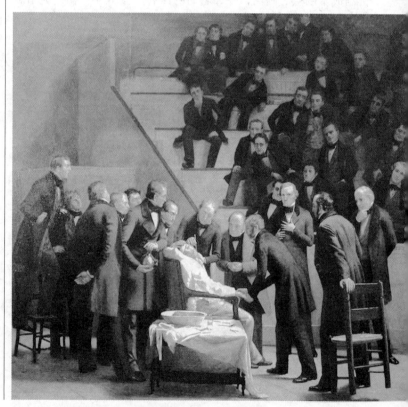

线。几天之后，他应用 X 射线拍下了世界上第一张人体掌骨的 X 光照片，照片清楚地显示出伦琴夫人的手掌骨和金戒指的轮廓。实验和照片发表后，在科学界引起轰动。一个月以后，维也纳的医院就开始应用 X 线准确地显示人体骨折的位置。1896 年，美国哥伦比亚大学教授从一张 X 线照片中清楚地看到了肌肉中的弹片。从此，X 线不仅应用于骨折的定位，还应用于枪弹伤的检查。经过不断的研究和改进，X 线被医学界广泛应用，成为不可缺少的诊断仪器。1901 年，为了表彰伦琴的发现，瑞典科学院将首次颁发的诺贝尔物理学奖授予了他。

18 世纪以前，外科治疗仅为一种手艺，外科手术者也不准被称为医生。18 世纪，医院的发展使得外科成为医院的重要组成部分，还出现了专门的外科医院。不过，由于外科手术中的疼痛、失血和感染三大难关都没有很好地解决，手术病人死亡率很高，一直制约着外科的发展。直到 19 世纪，外科技术中的三大难关被相继突破，外科学才有了突飞猛进。

首先，外科手术要解决疼痛问题。麻醉止痛在古代的许多国家，如中国、印度、巴比伦、希腊等都有过应用的记载，但效果都不够确实和满意。19 世纪，化学的发展促进了麻醉药物的研究和应用。1800 年，英国化学家戴维（H. Davy, 1778—1829）首先发现了氧化亚氮（N_2O），即笑气的麻醉作用。他通过自己吸入氧化亚氮，发现炎症部位的疼痛有所缓解，从而推测该物质可用于手术麻醉。1824 年，希克曼（H. Hickman, 1800—1830）用二氧化碳、氧化亚氮和氧对实验动物进行麻醉，并施行截肢手术获得成功。此后，他要求进行人体试验，但未被允许。19 世纪中叶，人们开始对氧化亚氮和乙醚的麻醉作用进行了一系列的探索性实验，终于使这两种麻醉剂的麻醉效果为世人所公认。1842 年，美国医生朗格（C. Long, 1815—1878）在乡村应用乙醚麻醉做颈部肿瘤摘除术获得成功，此后他继续用乙醚麻醉进行了其他小手术。但是，由于朗格居处僻地，其开创性功绩并不为世人所知。1846 年 9 月 30 日，美国医生莫顿

（W. Morton，1819—1868）在英国化学家杰克逊（C. Jackson，1805—1880）的协助下，应用乙醚麻醉拔牙获得成功。莫顿因此倍受鼓舞，于是在同年10月16日赴波士顿麻省总医院，在著名外科医生沃伦（J. Warren，1778—1856）进行的一次割除颈部肿瘤的手术中，进行乙醚麻醉表演。这次公开表演的成功轰动了世界，从此揭开了现代麻醉史的序幕。

19世纪以前，外科医生习惯于用烧灼法或沸油冲淋法处理伤口，患者极为痛苦。19世纪以后，绷带包扎法逐渐代替上述方法，但却出现感染率和死亡率升高的现象。直到巴斯德和科赫建立起微生物学之后，人们才真正认识到化脓性感染是细菌入侵的结果，外科学也才真正建立起消毒防腐的观念。

感染问题是奥地利产科医生塞麦尔魏斯（I. Semmelweis，1818—1865）最先发现的。以前产妇分娩是在自己的家里，19世纪时，医生开始参与助产工作，特别是处理难产，并建立了专门的产科医院。但是产妇住院分娩以后，产褥热的发病率很高。所谓产褥热就是分娩造成感染，产生败血症，最后可导致死亡。医生们开始寻找产褥热的原因。塞麦尔魏斯在奥地利首都维也纳的一家产科医院中工作，这家医院有两个产区，第一产区由医生管理，第二产区由助产士管理。医生管理的病区还要做很多研究，而助产士只管接生。奇怪的是，医生管理的病区产褥热发病率要比助产士管理的病区高7—8倍。大家找各种各样的理论来解释，当时有一种瘴气理论，认为可能和地下水、通风等有关系。但是改善了这些条件以后，发病率并没有什么变化。病人们不愿意去第一产区，但是医生收病人，有权力将产妇随机分到两个产区去。医生为了研究需要，就在待产室的旁边开了病理解剖室，一边作病理解剖，一边还要顾着待产室的产妇。产妇要生了，医生把手术刀放下，赶紧跑过去接生；产妇送回病房，过了几天，得产褥热死了，又被送到研究室来解剖。塞麦尔魏斯偶然间发现了第一产区发病率高的原因。有一个同事在做因产褥热死亡的尸体解剖时不小心划破了手，出现了和产褥热病人类似的症状，并因此死亡。塞麦尔魏斯想到这是因为手术刀将毒素从产妇的尸体传给了这位不幸的同事。接下来，塞麦尔魏斯要求医生在接生前用石灰水洗手、浸泡接生用具。这样，塞麦尔魏斯管理的产区发病率很快就下降了。但是，塞麦尔魏斯的做法引起了争议，他写报告说是医生的双手造成了死亡。院长认为他胡说八道，败坏了医院的名声，把他赶走了。塞麦尔魏斯回到了匈牙利，可能是命中注定，他本人也是因为不小心划破了手指，因感染引起败血症而死亡。不过，他的发现终于获得了医学界的认可，医生们采用消毒措施来预防产褥热，塞麦尔魏斯也被赞誉为"母亲的救星"。

英国外科医生李斯特（J. Lister，1827—1912）在巴斯德工作的启示下，认为外科伤口与创伤感染都是微生物侵入所致。1865 年，李斯特施行了他的第一例抗菌手术：手术前他用石碳酸溶液清洗了所有的手术器材和手术用品，甚至连手术室的空气都用石碳酸液进行了喷雾消毒，手术获得完全成功。1865 年他发表了《治疗复杂骨折的新方法》，1867 年又发表了《论外科临床中的防腐原则》，从而奠定了外科消毒、防腐的基础。

手术患者因术中失血过多而死亡是阻碍外科发展的一个重要因素。为了解决这一难题，人们曾作过许多尝试。前面我们曾提到早在 17 世纪，就有医生尝试输血治疗，但因输血造成病人连续死亡而遭到禁止。1875 年，兰多伊斯（L. Landois，1837—1902）发现人与人之间输血出现输血反应，是因为两种血液混合后出现红细胞凝集现象。1896 年，奥地利医生兰德斯坦纳（K. Landsteiner，1868—1943）开始研究免疫机理和抗体的本质，在这一研究过程中，他于 1900 年发现了红细胞凝集反应的本质，并在 1901 年宣布人类血液可以分三型，即 A、B、O，以后又分为四型。他还推断血型可以遗传，并被后来一些学者的研究所证实。血型的发现促进了输血时血型配合原则的提出，使输血成为实际可行的重要治疗措施，从而解决了患者因手术失血过多而死亡的问题，外科学也因此搬掉了一块阻碍其发展的拦路石。

除了医院的临床医学各学科的发展之外，这一时期还建立了一些专科医院，如奇亚鲁吉（V. Chiarugi，1759—1820）创办了新型精神病院，并在大学教授精神病学；皮内尔（P. Pinel，1745—1826）在巴士底精神病院实行人道主义改革，认为应该将患者看成病人，而不是罪犯，要解除他们的手铐和脚镣。实际上，现代临床学科的分科许多都是在 19 世纪建立起来的。

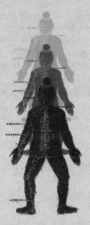

生物医学体系的建立

　　1543年维萨里《人体构造》的出版标志着生物医学体系的创建，到19世纪下半叶细菌学说的提出，生物医学的体系大致形成了，以后只不过在此基础上修修补补而已。直到20世纪下半叶，生物医学的模式受到了广泛的批评，才有了所谓的医学模式的改变。

　　在19世纪，西方医学与其他自然科学一样，开始摆脱了那种分门别类的静止地、孤立地观察事物的方法，而以动态的、联系的和发展的观点来观察研究事物的本质及其运动变化规律。实验室研究开始成为医学知识的新的增长点。法国著名医学家伯尔纳（C. Bernard，1813—1878）《实验医学研究导论》指出："我认为医院只是通往科学医学的入口，它们是医生开始观察的第一场所，但医学科学真正的圣所却在实验室，只有这样，医生才能通过实验分析对正常状态和病态下的生命作出解释。"

其实，实验室研究并不是 19 世纪的创新。在 17 世纪初，英语中就有了 laboratory 一词，指人们工作的地方，它与 elaboratory（精制室）为同源词，后者指的是人们精心制作东西的房间，特别是从贱金属中炼制出金子的地方。启蒙运动时期，laboratory 已成为专指研究化学和其他自然科学场所的词汇。

一　基础医学的兴起

1. 实验室研究

实验室中心地位的形成主要受到医学研究职业化的影响。在 18 世纪，医学科学研究仍然是个人的业余兴趣。当时在医学科学研究中最活跃的三个人物，斯帕兰扎尼（L. Spallanzani，1729—1799）、哈勒（A. von Haller，1708—1777）和哈特索克（N. Hartsoeker，1656—1725），一位是牧师，一位是大学教授后转为地方官员，还有一位是开业外科医生，都是实验爱好者。在 19 世纪这种业余研究的情况发生了改变，出现了专门"搞"科学的人：他们从事实验研究，参加专业学会，在专业杂志上发表论文，并用部分时间将自己和同行的科学发现传授给学生。这些人被称为"科学家"，在医学领域里分化出了"生理学家""病理学家""细菌学家"等。医学的实验研究与临床研究成为两个既有联系又相互独立的领域。

第一方面的进展是生理学。19 世纪中叶以后，德国的大学教育和科学研究发展迅速，许多大学相继建立了各类专科研究所，有力地推动了科学研究的深入，使德国跃升为欧洲科学的中心。在医学领域，首先是生物化学从生理学中分化出来，研究者们对神经、呼吸、消化、内分泌等系统的生理学和生物化学进行了深入研究，特别是在神经和消化方面的成果令人瞩目。如德国学者穆勒（J. Muller，1801—1858）对人和动物的感觉器官的功能和结构进行了深入研究，证明了：性质不同的刺激作用于同一器官，可以产生同样的感觉；而同一种刺激作用于不同的感官，则可引起不同的感觉。例如，光刺激眼引起光觉，机械压迫或电刺激眼也引起光觉；而电刺激视、听、嗅等感觉器官时，则分别引起光、声、气味等不同的感觉。由此，他认识到每一个感官都有其特殊的感觉，而不同的感觉决定了不同感官的特有结构和功能，从而为感觉生理学研究奠定了基础。英国人柏尔（S. Bell，1744—1842）提出了脊髓神经根法则，即脊髓前根是运动神经纤维，后根是感觉神经纤维，这两种纤维可以混合在一根神经内，只在和脊髓连接时才互相分离。柏尔还发现第五对脑神经（即三叉神经）具有运动与感觉两种功能。面神经是运动性的，所以当面神经受损伤时，可导致颜面瘫痪，称为柏尔瘫痪（Bell Palsy）。由于柏尔提出了许多神经生理学的基本概念，人们尊他为近代神经生理学的先驱。

在穆勒之后，生理学研究沿着两个方向发展：一是应用物理学的方法研究生理过程；二是应用化学方法研究机体的代谢过程。后者的著名代表人物是法国生理学家伯尔纳，他提出的"内环境"及"内环境恒定"的概念对现代生理学的发展具有重要意义。他通过实验阐明了唾液、胃液、肠液、胰液等一系列消化液在食物消化过程中的作用。他研究了糖原生成、输送、储存及代谢的全过程，进行了著名的"伯尔纳糖刺试验"，证明了延髓存在血糖调节中枢。伯尔纳对糖原的一系列研究开辟了消化生理学的新

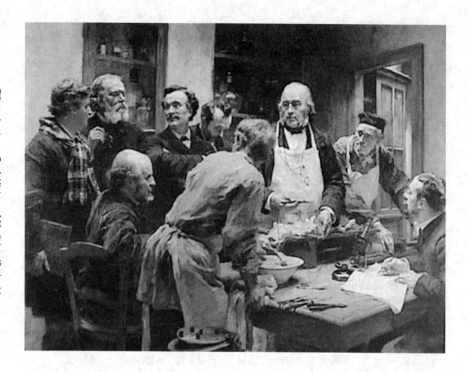

● 伯尔纳糖刺试验

纪元，因为阐明新陈代谢中各个复杂的途径以及调节它们的酶、激素和神经因素等，至今仍然是生理学一项庞大的未竟任务。1860 年，伯尔纳《实验医学研究导论》出版，成为生理学史上里程碑式的著作。

1824 年，德国化学家李比希（J. von Liebig, 1803—1873）在吉森大学建立化学研究所，倡导以定量分析的方法研究生命体的化学组成。他通过检测摄入的食物、水、氧气与排出的尿素、水、二氧化碳等物质，推测出动物（或人）体内化学过程的大致情况。在他的鼓励下，研究人员对肌肉、肝脏等器官组织和血液、汗、尿液以及胆汁等体液进行了化学分析，测量有机体内食物、氧气消耗与能量产生之间的关系。1842 年，李比希在《动物化学》一书中将蛋白质列为生命系统中最重要的物质。此后，科学家们对蛋白质的组成进行了一系列的研究，到 19 世纪末，组成蛋白质的 20 种氨基酸就有 13 种被发现。李比希的工作奠定了生物化学的基础。

第二方面的进展是细胞病理学。细胞学说提出后，医学家也尝试用细胞理论解释病理现象，标志性成果是细胞病理学的建立。1858 年，德国病理学家微尔啸出版了《细胞病理学》，提出了细胞病理学的基本观点：所有的细胞均来自先前存在的细胞；所有的疾病都是由生命细胞发生自动或被动的紊乱引起的；细胞之所以能发挥机能，是因为其内部发生的物理和化学过程，显微镜能展现其中的某些变化；细胞结构的反常情况包括正常结构的退化、转化和重复。微尔啸将显微技术和细胞学的成果应用于病理形态学研究，使人类对机体结构和疾病形态改变的认识由组织水平深入到细胞层次，从而确认了疾病的微细物质基础。微尔啸首次阐明了血栓性静脉炎中血块形成的病理生理学原理，发现血块的脱落可能形成危及生命的栓子（embolus 一词即由他创用）。1847 年，他描述了"白血病（leukemia）"，并依据患白血病的病人脾和淋巴结肿大的情况，推测白细胞的生成涉及这两个器官。他还观察到肺炎等疾病一般也都伴有淋巴结增大，更确信淋巴结就是白细胞的来源地。微尔啸的《细胞病理学》对多种细胞病理变化有详细的描述，提出了浊肿、脂肪变性、淀粉样变、发育不全、异位症、褐黄病及其他许多病理概念。尽管微尔啸的理论存在着一定的局限性，如在强调局部病变的同时，忽视了全身性反应，又如对细胞作用给予过高的估计，但他的贡献仍然是杰出的。

微尔啸还是非常著名的社会活动家，他曾经提出这样的观点："医学与其说是一门自然科学，不如说是一门社会科学。"这是从医学的目的和价值上来讲的，从医学的研究和整体上来讲也是这样。也就是说，要解决医学的问题，并非仅仅依靠医学或自然科学就行了，因为人体的疾病受到各方面因素的影响，如贫穷、环境恶劣以及不良的生活方式和行为等，都会导致健康的恶化、疾病的发生，仅仅治病是不能解决根本问题的。

微尔啸认为所有的病变都在细胞，但奥地利医生罗杰坦斯基（Karl Rokitansky，1804—1878）提出有时细胞还没有病变，人也会生病，那是怎么回事呢？他认为是体液的影响，人体内除了细胞外，还有很多其他的成分，大分子、无机盐等，它们的变化也能引起疾病，而细胞病变可能是这些体液变化的结果。罗杰坦斯基与微尔啸开始论战。当时由于分子生物学还没有建立起来，罗杰坦斯基的观点一时还得不到实验的证明，而微尔啸可以用显微镜观察组织切片提供强有力的证据，罗杰坦斯基最后向微尔啸认输，承认自己还缺乏有力的证据。直到20世纪，血液的化学成分弄清楚了，分子生物学、内分泌学建立以后，罗杰坦斯基的这个问题才解决。

西方人和中国人在认识疾病上有不同的地方，西方医学家认准一个方法时，总是要将它运用到极致，暂且不考虑其他的影响。这是在笛卡儿和牛顿后建立起来的科学研究方法。行不通时，再来看其他的不同观点，这样不断地交替进行，按照马克思的讲法是呈螺旋式上升。而中国的传统理论总是能自圆其说，所有的现象都可以用亘古不变的理论来解释，新的疾病出现后，固有的那套体系也可以解释它们，化解掉难题。这是利是弊？我认为弊大于利。比如1980年代讲生物—心理—社会医学模式时，就有人说这个我们的老祖宗早就有了；后来讲复杂性理论，也可以在古代经典中找到。只要出现新的理论，我们都可以在老祖宗的理论框架里找到投射、映象，但是这对于科学进步、对于认识与理解事物没有太多的帮助，只不过是人家提出新的思想以后，再去老祖宗那儿找，用来证明我们古已有之，对科学发展没有任何价值。

第三方面的进展是药物学。我们现在所谓的西药是在19世纪才同传统药物区分开的，其核心是利用化学方法提取出传统药物中的有效成分，主要是从植物中。在此之前，西方的用药和中药是差不多的。虽然没有君臣佐使、配伍、阴阳五行这些说法，但他们有自己的体系，配方也很复杂，有的大方子也是一百多种药混合在一起。后来的经验发现，这样用药效果不一定好。随着化学的进步，将有效成分提取出来可能更有助于解决问题。1806年，从鸦片中提取出吗啡（morphine）；1817年，从吐根中提取出依米丁（emetine）；1818年，从马钱子中提取出士的宁（strychnine）；1819年，从金鸡纳树皮中提取出奎宁（quinine）；1821年，从咖啡中提取出咖啡因（caffeine）；1828年，人工合成了尿素；1831年，人工合成了氯仿。马钱子是一种很常见的中药，士的宁是一种神经药物，可以使脊髓后束的运动神经元产生兴奋，增加肌张力，在体育竞赛中属于违禁药物。中国运动员曾服用传统药方来缓解疲劳、提高运动水平，但传统药方中也有违禁药的成分，因此也有因服用传统药物受到查禁的运动员。中药和西药有很多用法是差不多的。在中国古代，药物就是指毒药。现在，把中药看成无毒、无副作用，这是个误解。那种认为中药是天然药物、自然药物，自然药物就是绿色药物，绿色药物就是无毒、无副作用的药物的看法，是误解。其实，民间谚语讲"是药三分毒"，因此，无论是服用西药还是中药，都应该注意药物的用法，留心药物的毒副作用。

最后，我们说实验室医学的发展，也促进了实验仪器的发明和实验方法的改进，而实验仪器的发明和实验方法的改进又可导致新的发现，这是一个相互促进的过程。1791年，伽伐尼（L. Galvani，1737—1798）设计了青蛙的神经肌肉装置，将神经和肌肉用两种不同的金属连接起来，当这两种金属互相接触时，均可引起肌肉收缩。他认为蛙腿的收缩是由于神经肌肉组织呈现瞬时电流的缘故。当时人们认为这是一种"动物电"，称之为"流电（galvanism）"。但意大利物理学家伏特（A. Volta，1745—1827）则认为"流电"与动物没有任何关系，肌肉的收缩乃电流刺激的结果。直到1845年，柏林大学的雷蒙（Du Bois-Reymond，1818—1896）设计了一种灵敏的电流计，证明神经在受刺激时，沿着神经冲动的方向，确实发生了电位变化。雷蒙发明的感应电刺激器，在生理学教学实验中得到广泛的应用。1879 年希司（Jr. W. His, 1863—1934）第一次记录到心脏电脉冲，证明心脏是人体内最强的发电机，伽伐尼的学说才得到令人信服的证实。

德国的韦伯兄弟 E. 韦伯（E. Weber, 1795—1878）、W. 韦伯（W. Weber, 1804—1891）和 F. 韦伯（F. Weber, 1806—1871）将物理学方法引进生理学研究，描述了对脉搏波速率的测量，解释了脉波的形成及其传导。韦伯兄弟还首次应用电磁装置刺激迷走神经使心跳变缓以至停止，刺激交感神经促进心脏搏动加速，这个实验对研究血液循环有重要意义。

在研究方法上，生理学研究也从实验动物器官的离体研究，发展到保持实验对象的机体完整性，在与外界环境统一的条件下研究其生理机能。在这方面作出杰出贡献的是俄国生理学家巴甫洛夫（I. Pavlov, 1849—1936），他在消化生理和高级神经活动的研究中采用这种综合性的研究手段，他的成功对后来生理学的发展产生很大影响。

2. 细菌学的建立

19 世纪医学最重要的贡献是细菌学的建立。如果说 18 世纪病理解剖学的建立发现了疾病原因和人体内部器官病理改变之间的关系，那么可以说 19 世纪细菌理论的确立找到了外部原因对人体疾病的影响。

19 世纪以前，人们对于有机物的腐败以及传染病的发病原因了解不多。17 世纪荷兰学者雷文虎克在显微镜下观察到一些微小生物，如细菌、螺旋体、滴虫等，但也只限于对观察结果进行客观描述，并没有进一步研究这些小生物和人类疾病之间的关系。

19 世纪，对微生物学作出奠基性贡献的学者之一是法国的

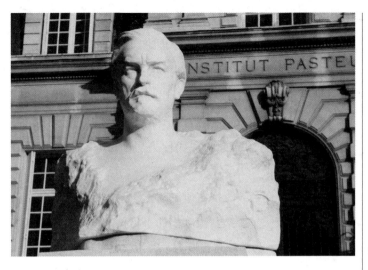

● 巴斯德雕像

微生物学家和化学家巴斯德（L. Pasteur，1822—1895）。在微生物学发展史上巴斯德是一个里程碑，他的功绩主要有：

第一，阐明了发酵和有机物腐败的原理。为了弄清发酵问题，巴斯德去制酒厂进行实地调查，多次进行实验，通过调查和实验分析，他认为所有的发酵过程都是由微生物引起的。他明确指出酒类变质发酵就是酵母菌作用的结果。他发明了加温灭菌法，解决了当时威胁法国制酒业的最大难题。这种巴氏灭菌法一直沿用至今。1862 年，在进一步研究有机溶液腐败变质的原因时，他巧妙地设计了 S 型曲颈瓶，当外界空气进入 S 型瓶时，空气中的尘埃和微生物粘附在 S 形管上而不能到达内部液体中，因此瓶内的液体不发生腐败。这项实验证明有机溶液不能自己产生细菌，一切细菌都是由已有细菌产生的，从而彻底打破了当时盛行的"自然发生说"。巴斯德的这些成果对医学科学意义重大，为近代消毒、防腐法提供了科学根据。

第二，将细菌与传染病联系起来。早期关于疾病传染的概念，实际上同微生物并无直接关系，"传染（contagion）"一词指的是通过接触而传病这个一般概念。虽然巴斯德并不是第一个提出流行病是由"微生物（germs）"引起和传播的学者，但他通过实验证明了这个理论。他首先研究了炭疽病，对该病的致病因子进行了一百多次纯培养实验，确认炭疽杆菌是牛羊炭疽病的致病菌。巴斯德还研究了鸡霍乱病，证明鸡霍乱和人类的霍乱病没有关联。巴斯德关于细菌与传染病之间联系的研究为现代传染病理论的建立作出了巨大贡献。

第三，开创了人工疫苗研制的方法。他用自己研制的狂犬病疫苗挽救了一个被狂犬咬伤的小男孩，首次证明了这种方法的有效性。为了纪念巴斯德，法国建立了巴斯德研究所，它成为细菌研究的中心，至今仍在病原生物学研究领域保持着世界领先地位。

与巴斯德同时，对微生物学的发展作出奠基性贡献的另一位学者是德国细菌学家科赫（R. Koch, 1843—1910）。细菌学研究的许多基本原则和技术都是由科赫奠定的，其主要功绩首先是在细菌学研究的手段和方法上作出了突破性的贡献。1877年，科赫发表了他拍摄的第一张细菌的显微镜照片。他是显微摄影法的开创人。细菌的染色在科赫之前都是在细菌悬液中进行，然后将这些染色的细菌悬液滴在玻璃片上放在显微镜下检

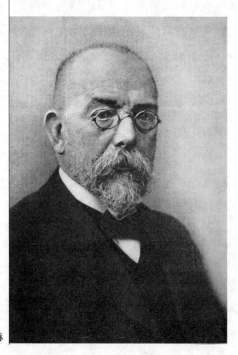

● 科赫

查。科赫首创在玻璃片上制备干细菌膜并用美蓝对其染色，细菌膜在空气中干燥后，用酒精固定，染色后将细菌膜盖玻璃片保护，这样制成的标本可永久性保存。科赫的这项技术使细菌标本资料能够保存积累，为研究工作提供了方便。在科赫发明的研究方法中最重要的要算固体培养基的"细菌纯培养技术"。科赫之前，细菌的培养都是在液体中进行的，因此细菌的分离和纯化很难做到。科赫发明的固体培养基及其划线接种法，使获得单一纯种细菌变得简单易行，这种技术使细菌的培养发生了革命性变化。

其次，科赫发现、分离和鉴定了许多的细菌。由于科赫掌握了当时细菌学研究的最先进技术，因此，他在细菌的分离鉴定方面是当时成就最大的科学家。他先后分离出炭疽杆菌、伤寒杆菌、结核杆菌、霍乱弧菌、麻风杆菌、白喉和破伤风杆菌、痢疾杆菌、鼠疫杆菌等许多病原微生物。他并未仅仅停留在细菌的分离和鉴定阶段，而是对传染病的发病原理进行了全面的研究，为现代传染病学的发展作出了巨大的贡献。

重点说下结核杆菌。结核病是 19 世纪严重威胁人类生命的疾病之一，据统计当时全世界有 1/7 的人患有结核病，死亡率极高。1881 年，科赫开始研究这个威胁全世界的疾病。1882 年，在柏林生理学年会上他宣布分离出结核杆菌，并在此后证明了人类的结核病是由结核杆菌感染所致。科赫在研究结核病的过程中，系统地提出了明确鉴定某种特有微生物引起某种特定疾病的三条原则，即"科赫原则"。这三条原则包括：（1）这种微生物必须恒定地同某种疾病的病理症状有关；（2）必须在病原体中将致病因子完全分离、纯化；（3）必须将在实验室获得的纯培养物在健康的动物身上进行接种实验。如果在实验动物身上出现的疾病症状和病理特点完全和自然患病体相同，才能确定该病的致病因子为该种微生物。由于科赫对结核病研究的这些成果，他荣获了 1905 年的诺贝尔生理学或医学奖。

科赫在细菌学领域的开创性业绩为他赢得了许多荣誉。然而，或许因为太急于攻克结核病的治疗难题，1890 年 8 月，科赫在柏林第十届国际医学大会上，将还没有完成实验的结核菌素作为一种新型抗结核药向大会作了报道，医学界为这一成果欢欣鼓舞，许多医生立即采用结核菌素作为结核病的治疗药物，结果导致不少人成为结核菌素的牺牲品。不久，进一步的实验证明结核菌素只能在结核病的诊断方面起作用，并无治疗价值。由于科学家的失误而导致科学研究的失败，在著名的科学大师身上也是难免的。

面对挫折，科赫并没有一蹶不振，而是认真地吸取教训，到埃及和印度进行新的微生物学研究，不仅发现了霍乱弧菌，而且成功地找到了霍乱交叉感染的途径和有效的控制方法，表现出科学家坚持真理、勇于改正错误的优秀品质。

3. 免疫学的发展

人类很早就注意到机体自身的抗病能力。希波克拉底称之为"自然治愈力"。中医里也有"扶正祛邪"的说法。从经验里，人们还知道"以毒攻毒"，即先让人接受少量有毒物质的刺激，就可以抵御较大量毒物的侵袭。如中国人发明的人痘接种术，无疑是免疫学史上的一项创举。18 世纪末，英国医生琴纳介绍了牛痘接种法预防天花的成功经验，然而，他对其中包含的科学机制所知不多。直到 19 世纪，医学家们才开始探究人体免疫的机制。当时的兴趣主要集中在三个方面：

第一是人工减毒疫苗的研究。人工减毒疫苗的研究开始于巴斯德。1880 年，巴斯德为了获得人工自动免疫，作了一次推理性尝试。那年夏季，他经培养得到鸡霍乱的纯病原菌，将这种纯培养物注射入健康鸡的体内，成功地诱发了鸡霍乱病。工作进行到暑假，巴斯德将没有来得及继续使用的这种菌的肉汤培养物锁入实验室，就去度假了。当他度假后回到实验室时，又将保藏了一个暑假的肉汤培养物继续注入鸡体进行实验，然而结果却与前面的实验相反，所有被注射的鸡都安然无恙。面临这明显的失败，巴斯德重新设计了两组实验。第一组，他把从天然感染该病的鸡中重新分离的新菌株，分别给从市场买的新鸡和感染而未发病的鸡进行接种注射。第二组，他把实验室保存的老的培养物也分别给上述两种鸡进行接种注射。实验结果是，第一组中的新鸡生病死亡，而注射过老培养物的鸡却没被感染；第二组中的两种鸡均未发病。经过对上述实验的认真分析，巴斯德证明：旧菌株不能使任何鸡生病是

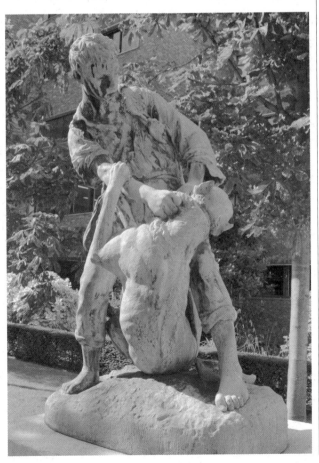

◆巴斯德研究所内纪念治疗狂犬病的青铜雕塑

由于培养细菌的毒力发生了减弱。而新菌株不能使注射过旧菌株的鸡生病，是因为这种鸡产生了抵抗力。在这一分析结果的基础上，巴斯德继续研究了导致毒力减低的因素，发现了毒力减低与两次传代培养的时间间隔有关，时间越长，减毒程度越明显。巴斯德在报道这一发现时特意提到，这一现象与九十多年前琴纳的牛痘接种法的原理相似，九十多年前悬而未决的问题终于被巴斯德解开了。

巴斯德把鸡霍乱的这种减毒菌株称为"疫苗"，这一名称一直沿用至今。1885 年，巴斯德又发明了抗狂犬病疫苗。尽管当时还无法观察和分离病毒，但巴斯德还是用他出色的工作成功地预防了这种危险的疾病。1886 年，美国细菌学家沙门（D. Salmon，1850—1914）和史密斯（T. Smith，1859—1934）首次研制成功死疫苗，这种死疫苗经实验证明和活疫苗一样有效，同时生产成本低，可进行标准化批量生产，而且能较长时间保存。由于沙门和史密斯的工作，人工灭活疫苗可以大批量地用于人和动物以预防各种传染病的传播。

第二是血清学研究和体液免疫理论的建立。减毒疫苗的成功，使细菌学家们开始对这种免疫的获得是由什么机制形成的问题发生兴趣。最早开展这项研究的是英国细菌学家纳托尔（G. Nutall，1862—1937）。他把已知数量的炭疽杆菌加入到无细菌的血清中，观察到只要细菌数量不太大，就会被血清杀死。1889 年，法国学者查林（A. Charrin，1856—1907）等提供了特异性免疫血清的一组试验。他们将绿脓杆菌人工感染动物，当动物康复后取其血清，发现将绿脓杆菌放在被感染和未感染的两种动物血清中，产生不同结果：在被感染动物的血清中，细菌培养后形成凝块并沉淀；在未感染动物的血清中，细菌培养后弥散性生长。这是血清中存在特殊抗菌物质的第一个证据。

在上述研究工作基础上，19 世纪的最后十年血清学和免疫理论得到了飞速发展。1890 年，德国细菌学家贝林（E. von

Behring，1854—1917）第一次报告获得了特异性免疫抗体。此后，他与日本微生物学家北里柴三郎（1852—1931）合作，在豚鼠中诱导出对破伤风和白喉毒素的人工自动免疫力，并进一步证明，通过注射取自免疫动物的血清，可以把这种免疫力转移给其他动物，为血清疗法奠定了基础。他们还为免疫动物血清中这种能中和毒素的特殊物质创造了"抗毒素"一词。在取得这项成果后第二年，即1891年，柏林的一家医院应用抗白喉血清治疗首例白喉病儿获得成功。1901年，为表彰贝林在抗毒素血清疗法方面的贡献，瑞典卡罗琳医学院向他颁发了首届诺贝尔生理学或医学奖。

与贝林同时，德国医学家埃利希（P. Ehrlich，1854—1915）通过血清学研究建立起体液免疫理论。1891年，埃利希发表了他的第一篇以免疫学为主题的论文，论文中最重要的部分就是把贝林和北里柴三郎对破伤风和白喉的研究进行了科学的概括，从理论上阐明了主动免疫和被动免疫这两类免疫的普遍性意义。他在免疫理论上的另一个贡献是提出了有机体和周围化学物质（食物、药物等）结合的学说——侧链学说。他应用这一学说对抗原、抗体的作用机理进行了解释，认为抗原具有一种结合基或"侧链"，或称为"结合簇"，抗体是机体细胞受抗原刺激后所产生的物质，也具有侧链或结合簇，并能与抗原的结合簇作特殊的结合。他将抗体称为"受体"，并进一步推论机体细胞受抗原刺激产生受体后，不断地进入血液，在血流中与抗原结合以保护机体。埃利希是最早应用化学反应解释免疫过程的人。他的第三个贡献是发明了生产临床使用的标准化血清所必需的定量技术。今天抗毒素血清的国家标准或国际标准都是从埃利希的最初创意发展而来的。

第三是吞噬现象的研究与细胞免疫理论的建立。吞噬现象在19世纪曾被许多研究人员注意到。1870年，朗罕（T. Langhans，1839—1915）观察到白细胞具有清除伤口内红细胞的能力。1872

年，德国病理学家勃契-赫斯费尔德（F. Birch-Hirschfeld, 1842—1899）发现注射到血流内的球菌被白细胞吞噬。1876年，科赫也描述了接种到蛙背淋巴囊的炭疽杆菌被囊内细胞所吞噬，同一现象在马身上也被观察到。1874年，丹麦病理生理学家帕纳（P. Panum, 1820—1885）提出吞噬现象可能是摧毁细菌的一种方式。然而这一系列研究在当时并没有引起人们的重视。

对吞噬现象进行深入研究，并由此建立免疫学理论两大支柱之一的细胞免疫理论的是俄国生物学家梅契尼科夫（E. Metchnikoff, 1845—1916）。梅契尼科夫在研究腔肠动物和棘皮动物的消化系统时，发现了能吞食外来物质的细胞，取

● 梅契尼科夫头像

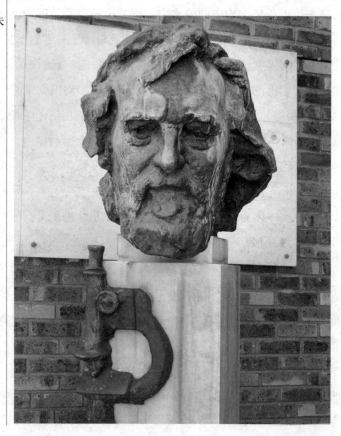

名"吞噬细胞"。由此他推测高等动物体内也可能具有这种细胞，在兔子身上的实验证明了这一推测。1883 年，他建立了吞噬细胞理论；1884 年，出版了名著《机体对细菌的斗争》，震动了医学界。他因此而荣获 1908 年诺贝尔生理学或医学奖。

19 世纪建立的体液免疫和细胞免疫这两大学派论战了二十多年，直到 1903 年赖特（A. Wright，1861—1947）和道格拉斯（S. Douglas，1871—1936）在研究吞噬作用时发现了调理素，证明在抗体参与下白细胞的吞噬作用可大为增强，从而使人们认识到这两种理论的互补作用，两大学派才统一起来。

二 预防医学的发展

预防医学是从预防观点出发，研究人类健康和疾病的发生发展规律，研究消除人体内外环境中对健康有害的因素和利用有益的因素，从而达到防止疾病发生、增进身心健康、提高劳动能力、延长人类寿命的目的。预防医学是近现代医学科学体系的重要组成部分。

1. 卫生调查

预防医学的创立与资本主义的发展密切相关。18 世纪下半叶，在工业革命的推动下，欧洲和北美出现了工业化、都市化的热潮。工业化社会的兴起，使大城市和大工业中心迅速形成，农村人口大量涌入城市，城市人口骤增。1801 年伦敦人口占英格兰和威尔士人口的 9.73%，到 1861 年达到 12.6%；法国 1800年城市人口为全国人口的 15%，到 1846 年达到 25%；美国1850 年城市人口占全国人口的 15%，到 1900 年达到 60%。与资本主义都市化相伴随的是拥挤的居住条件、恶劣的工作环境、肮脏的街道、周期性的饥馑、营养不良和食品污染以及流行病的广泛蔓延等一系列社会问题。恩格斯在《英国工人阶级状况》一书中深刻地揭露了英国各城市工人阶级生产和生活状况后指出："一个生活在上述条件下并且连最必需的生活资料都如此缺乏的阶级，不能够保持健康，不能够活得很长。"城市劳动阶层的这种恶劣生存状况逐渐引起了社会有识之士的重视，一些社会活动家积极开展对城市居民生活状况的调查研究，并提出了改善卫生条件、消除有害于健康的不利因素的建议。

英国律师查德维克（E. Chadwick, 1801—1890）深受著名哲学家、功利主义倡导者边沁（J. Bentham,1748—1832）的影响，他在几位医生的协助下，对伦敦、曼彻斯特、格拉斯哥等城市的贫民窟进行了系统调查，研究了贫困、不良生活环境与疾病之间的关系，1842 年发表了《关于英国劳动人口卫生状况的报告》。这篇报告不仅分析了疾病的社会和经济代价，而且提出了改进贫民的卫生状况及限制工厂童工等多方面的建议。1854 年，英国卫生学家西蒙（C. Simon, 1824—

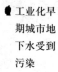
工业化早期城市地下水受到污染

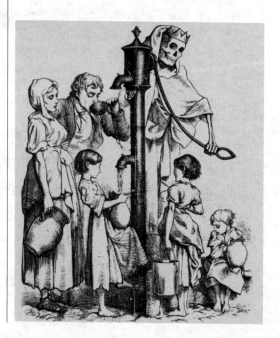

1876）公布了《论伦敦市的卫生状况》的报告，建议改善城市下水道，成立卫生检查机构，认为开业医生负有卫生责任，应将防治疾病列为国家的主要任务之一。19世纪中叶，欧洲空想社会主义者圣西门（Saint Simon，1816—1904）、傅立叶（J. Frourier，1768—1830）等社会活动家，收集和公布了关于工人阶级状况的大量真实资料，为争取工人阶级的利益做了许多有意义的工作。

数理统计方法也随着这一时期人口、疾病、死亡、寿命调查的需要被引入了卫生保健领域。早在17世纪，英国医生格兰特（J. Graunt，1620—1674）就根据伦敦教区出生与死亡的报表，于1662年写出了第一部人口统计学著作《关于死亡报告书的自然与政治观察》，这是人口统计学的开创性著作。1798年，英国社会学和经济学家马尔萨斯（T. Malthus，1766—1834）在他的《人口论》一书中首先提出了资本主义社会的人口问题。比利时的凯特莱（L. Quetelet，1796—1875）把概率论引入人口统计研究，为人口统计的分析方法奠定了科学基础。英国的佛尔（W. Farr，1807—1883）鉴于死亡统计的混乱状况提出拟定国际统一的疾病分类表，他的建议得到欧洲各国的普遍重视。与此同时，平均数、正态曲线方程、相关和回归、卡方检验、方差分析等数理方法和实验设计基本原则先后被运用到卫生调查和医学研究中，对预防医学的发展和医学研究的进步起到了极大的推动作用。

2. 公共卫生学的建立

在19世纪，卫生学成为预防医学体系中的一门最重要的学科。实验卫生学的奠基人、德国学者皮腾科费尔（M. Pettenkofer，1818—1901），对空气、水、土壤与人体健康的关系进行了实验研究，他还研究了住房的取暖、通风、防湿、卫生设备、供水排水系统以及水源污染与霍乱、肠伤寒病流行的关系等问题，为现代实验卫生学奠定了基础。1882年，他与人合作，出版了名为《卫生学指南》的巨著。皮腾科费尔是现代卫生学的主要奠基人之一，他的研究为当时城市卫生状况的改善提供了科学依据，促进了预防保健事业的发展。

这一时期，自然环境与疾病的关系也受到了人们的关注。1789年，德国医生、地方医务官芬克（L. Finke，1747—1837）出版了第一部医学地理学专著。1830年，纽约医学会的一个委员会提出了"本洲医学地志学调查"的计划，指出医学地志学的主要对象是"确定气候、土壤、不同职业以及心身原因对疾病发生和发展的影响"。在这个时期，探讨自然地理学、地区自然学以及流行病和地方病的专著、期刊和文章陆续问世。

在劳动卫生学方面，许多卫生专家对不同职业与疾病的关系进行了多方面的研究，如开展了对缝纫、烟草、火柴、炼铅等行业工人的职业病研究、职业中毒和粉尘的研究、肺结核对不同职业人群影响的研究等。德国学者洛伊布舍尔（R. Leubuscher，1821—1861）根据这些研究提出了减少危险工作日、改进工作环境中的卫生设备、采用无毒材料预防工业中毒等方面的建议。劳动卫生学在这一时期发展较快，逐渐从公共卫生学中分化出来成为独立的学科。

19世纪中叶以后，欧洲的一些国家开始关注学校卫生问题。从1890年起，伦敦教育委员会制订规划，委派官员和医生对小学新入学的儿童进行体格检查，并逐渐开展了定期复查。20世纪初，许多学校陆续设立了保健护理站、诊疗所和校医院，对儿童的眼、耳、鼻、喉、齿等器官的病症进行预防和诊治。学校的取暖、照明和通风等条件也逐渐改善。

1880年代以后，一些国家相继成立了卫生研究机构，如1885年在柏林、罗马和巴黎建立了卫生研究所；1891年建立了李斯特研究所；1899年建立了利物浦和伦敦热带病学校。这些机构在广泛开展卫生保健和流行病学调查的同时，也十分注重实验研究方法在预防医学和社会医学领域中的价值，从而促进了这些

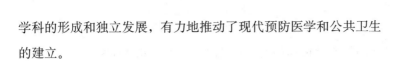

学科的形成和独立发展，有力地推动了现代预防医学和公共卫生的建立。

3．社会医学的兴起

19 世纪末，社会医学从卫生学中独立出来，成为一门新的学科，其目的是研究社会人群的健康状况、患病率和死亡率的影响因素，及其与社会因素的关系。1838 年，法国巴士底医院的罗舒（Jean-André Rochoux，1787—1852）首先提出了"社会卫生学"（social hygiene）的概念，指出"人类是凭借社会才能生存的一种社会动物"。他将卫生学划分为个人卫生和公共（社会）卫生两大类。

1848 年欧洲大革命时期，医学社会化的思想受到了普遍的重视。法国医生盖林（J. Guerin，1860—1910）积极倡导社会医学，他向法国公众呼吁，为了公众的利益应采取相应的措施，建立新的社会医学体系。他把医学监督、公共卫生、法医学等学科归于一个有机整体——社会医学，并把社会医学分为四个部分：

（1）社会生理学：研究人群的身体和精神状态以及它与法律及社会组织制度、风俗、习惯等的内在关系。

（2）社会病理学：研究健康和疾病的社会问题。

（3）社会卫生学：研究增进健康、预防疾病的措施。

（4）社会治疗学：制定治疗措施和采取其他手段来对付社会可能遇到的不良因素和其他情况。

盖林把社会医学看成当时卫生改革中最重要的一个问题，号召医生自觉地运用社会医学的观点去观察和解决社会的卫生问题。后来人们称盖林为"社会医学之父"。

在英国的大宪章运动中，激进的社会民主主义者倡导广泛的社会改革。面对当时霍乱流行严重的局面，人们认识到单凭医生和医院的努力是无法控制疾病流行的，必须采取社会措施才能解决一系列的卫生问题，必须从个体防治转向社会防治，从单纯的技术控制转向综合性的社会控制。英国随之开始制定有关保护母亲和儿童的卫生法规，建立规范化的城市供水体系。

效仿英国成功的经验，19世纪中叶以后，德国的社会医学得到迅速发展。1847年，德国医学家纽曼（S. Neumann，1810—1909）提出"医学科学的核心是社会科学"，他认为一个民族的健康是社会直接关切并负有义务的事情，而社会环境和经济状况对健康和疾病起着十分重要、往往是决定性的影响。1848年，微尔啸也提出"医学是一门社会科学"的观点，他认为流行病就是社会和文化失调的现象。微尔啸亲自到斑疹伤寒暴发流行区进行调查，认为其流行既有生物因素和客观原因，也有社会、经济和政治原因。因此，单靠医疗保健，不搞社会预防是不够的。他还创办了《医学改革》杂志，积极推动医学改革，要求政府采取行动改革社会的卫生保健。1848年，纽曼向柏林"内科与外科医师协会"提交了《公共卫生法》草案，积极倡导政府采取行动改善穷人的医疗保健。纽曼和微尔啸等人发起的社会改革运动，标志着社会医学在德国的建立。1881年，德国颁布了《工人伤残、疾病、养老社会保险纲要》，1883年颁布了《疾病保险法》等，是世界最早的医疗保险计划。

除法、英、德之外，欧洲和北美各国的社会医学都有一定的发展。1865年，比利时军医迈勒（A. Meynne，1814—1876）提出了一个完整的社会医学体系模式，他在其所著《比利时医学地志》中，针对较重要的疾病，都分析了其所涉及的因果关系和社会因素。在意大利，政府颁布了"抗疟法令"，并划出疟疾区，统一管理奎宁药，由基层行政机构免费发放给病人。美国的马萨诸塞州也建立了卫生总理事会，负责监督涉及家庭、工厂、公共场所、浴室、疯人院的种痘与隔离、生命统计等多项事务。

1851年，欧洲各国在巴黎举行第一次国际卫生学大会，制定了共同的检疫措施以防止鼠疫、霍乱和黄热病的传播。1892年，又在威尼斯举行的国际医学会议上制定了防止霍乱的国际公约。人们已认识到传染病的流行是对世界各国的共同威胁，公共卫生事业的成功需要整个国际社会的团结协作。

三　医学组织与政府职权

医学可以分为"小写"的医学和"大写"的医学。"小写"的医学其实也不小，指的是基础医学、临床医学、预防医学等医学门类；"大写"的医学则包容范围更大，包括整个医疗保健服务，也就是整个医疗卫生事业，例如，现在最为棘手的医疗保障制度问题，显然不是医学领域能解决的。"大写"的医学应该作为现代国家责任最主要的组成部分，政府应该对公民的教育、医疗、安全负责，因为这些都是公民很难以个人的力量办到的。西方一些发达国家在 19 世纪陆续建立起国家福利体系：英国在 19 世纪末建立了国家福利体系；德国在 1880 年建立了社会保险制度；法国未采用国家医疗保险，而是采取自愿方案；1870 年代，美国顺利地朝着职业权威和社团组织发展。直至现在，人们还是希望不断改善医疗保健，包括美国，依然还在为此而斗争。

因此，我们说医学不仅仅与知识和实践、与治疗和护理有关，它也是一种社会建制，并与权力紧密相连。医学涉及医生、病人的权力，也涉及教会、慈善组织、保险公司、制药厂家，尤其是政府的权力。医院要运行的话，应该有资金保障。我国最初医院改革的思路是按照企业的思路来的，如果按照企业改革的标准来看，其实医院改革是很成功的，没有哪个公司像医院经营得那么好，许多大中型医院在固定资产、人员素质、技术等方面都有了迅速提高，自身活力大大增强。但问题是，医院不能像一般的企业那样进行改革，医院的最终目的是要治病救人，把它当作一个盈利并期望从中获得各自好处的工具来使用是不对的。政府应该在全民医疗保健上有所作为，做得更好。

在欧洲很多福利国家，医疗都是免费或廉价的，但是效率不高。以前，我国也有类似情况，后来进行改革，又出现了另一方面的问题。所以，目前看来，关于医疗保健问题，世界上还没有哪个国家被认为是解决得最好的，美国有美国的问题，英国有英国的问题，其他国家也都有各自的问题。因为，医疗的费用跟其他不一样，是一个无底洞。生命不像其他个人需求，比如没钱买劳斯莱斯，买一辆捷达也可以，没钱买别墅，住apartment 也可以，但是生命不行，它对于每个人来说只有一次。如果你必须换心脏，不换就得死了，大家现在都知道能换，花多少钱也得换呀，这样就构成了无限大的需求，这是很难解决的问题。如果把这个问题都归到医院，医院就没法办了。

医疗服务的核心问题就是谁付钱的问题。不同管理模式各有优缺点。18 世纪，德国及其他政权强大的国家试图以政府的强力来推动人群健康的改善。法国大革命之后，一开始把医院都解散了，后来觉得不行，就允许办三家国家管理的医院，为公民提供医疗服务。18 世纪的英国，公共卫生方面的事情是地方温情主义政府和民间组织的头等大事。19 世纪末，由著名的医学家发起的争取大众健康以及职业权利的运动，被巴斯德和科赫以及其他研究者们的研究成果所推动。政府将公共卫生作为自己的职责与当时人们的观念、与当时发生的诸多劳资冲突等都是有关的。总的来讲，在欧洲，经过一两百年的历程，当地的居民对医疗还是比较满意的。不过，新的医疗技术发展以后，政府日益感到难以承受医疗费用的巨大压力。英国政府正试图减少医疗服务的责任，来作为"政府抑制物价"的一个举措。

美国是个很有趣的例子。美国医生的威望经历了一个世纪的稳步上升后正日趋下降。美国的医学是在 19 世纪末、20 世纪初迅速发展起来的。美国医学会成立于 1847 年，既是一个学术团体和职业团体，又是一个非常强大的政治团体，是一个最大的院外游说团体，可以影响到国会的决策。早期，美国医学会是比较保守的组织。在美国，医生属于上流的阶层，有自己的议员，在国会中有自己的代表来对抗有损医生团体的政策。比如说，经济发展得比较好时，政府认为应该改善一下一般人的医疗保健状况，这个建议其实从 1960 年代就开始提了，但是一直遭到医生的反对，因为都变成第三方付款后，医生赚的就不多了。1992年克林顿当选美国总统后，有一个很重要的举措，就是改革卫生保健服务体制，建立全国的医疗保险，要求每个人都加入，但遭到美国医学会的抵制，最后不了了之。所以，在美国，医生也是被批评的对象。现在讲，美国的医生，加上生物制药公司，叫作 health-industry complex（保健工业复合体），把保健作为一个产业了。这就是现在医学技术的发展受到指责的一方面。有学者认为现在很多新医疗技术，实际上并没有对改善病人的病情、减轻病痛起到什么作用，只不过是为了有新技术可利用，或者说为了追求更高的利润来改善技术。这些技术有的并不是从病人的角度来考虑的，作为一名医生，应该避免这样做。有人讲，医生也是俗人，也要挣钱生活，这话无可厚非。但是医生进行医疗服务，一定要根据病人的病情来处理，而不能根据医药公司给予的回扣来处理，这样早晚要出问题的。

要规范医疗市场就得颁发行医执照。在英国，1815 年开始有了药剂师国家考试；1823 年，皇家外科学院和皇家内科学院设立了国家考试；1858 年，国家通过法案来规范医学行为。谁有资格来颁发行医执照呢？医学院和医学会之间有过很激烈的斗争。按道理讲，比如医学院毕业的就自然取得行医资格了，但是不行，你毕业以后还得考执业医师资格考试，据说最近两年在我国的执业医师考试中有很多毕业生通不过。在欧美，也出现过这个情况，后来医学院联合起来和医学会对抗。其实这是个权力斗争，关键就是谁来控制话语权。医学会成为行业管理者，比如像美国就是这样的，就是要限制医生的数量，每年只有 15%—20% 的通过率，进入太多就把现有医生的饭碗抢了。从理论上来讲，提高行业门槛，限制从业资格，对病人有好的一面，可以规范行医行为，但也增加了医疗费用，这里面牵涉到多种权利的分配问题。

医学团体的建立不仅有利于促进学术交流、提高医疗技术水平，而且也有利于维护自身的权利。1832 年创立的英国医学会每年都召开年会，交流临床经验和科学发现。英国医学会是全国性的学会，在英国各自治领地都设有分会。1857 年，英国医学会创办了《英国医学杂志》（*British Medical Journal*），为周刊，一直刊行至今。在美国，医生也成立了市医学会和州医学会。到 1800 年，美国共有 7 个州医学会。1846 年，全国性的美国医学会成立。在起初半个世纪里，医学会的主要任务是推动医学教育的改革。美国医学会以市医学会及州医学会为基础，成立了各州及全国代表会，几乎全国所有医生都是会员。该会出版的周刊《美国医学会杂志》（*JAMA*），对医学生活的各方面都有着重要的影响。德国、法国、意大利等欧洲国家也组织了自己的医学会。

医学会还有一项重要职能就是制定职业准则和规范。医学总是需要有一个可行的道德标准。古希腊希波克拉底的誓言，实际上是教导怎么样做一个中规中矩的医生；当然，誓言也起到了一个保护医生的作用，即按照它的规定做可以规避风险。随着医院的发展，希波克拉底誓言的局限性显现出来。1803 年，英国医生珀西瓦尔（T. Percival，1740—1804）出版了《医学伦理学》（*Medical Ethics*），试图制定医生的道德规范，主要目的是为了协调医院里医生之间的关系。到 19 世纪时末，医学家提出医学伦理学应该以病人为中心，而不是医生。美国医学会在 1847 年成立时，参照珀西瓦尔的《医学伦理学》制定了医学道德准则的依据。与其他行业一样，医学界也常有不道德的行为发生，但是高尚的医生总是真挚地对待患者和同行，有时毫不顾及经济上的损失。这些医生坚持履行替患者保密，不与同行争病人，对贫富患者一视同仁的誓言。不论古今中外，这样的医生都是医学界的中流砥柱。

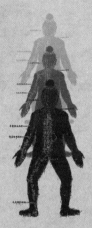

中西方医学交流：
从人痘到牛痘

人痘接种预防天花是中国古代医学家的伟大发明，它对牛痘接种术的发明有重要影响，而牛痘接种术的传入又是近代西方医学进入中国的先导。我们通过人痘接种术的西传和牛痘接种术的东渐这个具体例子，探讨中西医学交流及其相互影响。

一　天花与人痘接种

天花是一种古老的疾病。目前所知，古埃及就有天花的流行。考古学家从死于公元前 1157 年的法老拉美西斯五世

（Ramesses V）

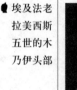

● 埃及法老拉美西斯五世的木乃伊头部

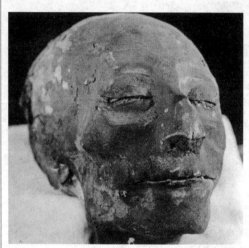

的木乃伊上观察到，其面部、颈部和肩部的皮肤被很像天花引起的脓疱皮疹所损毁，从这个现象推断，这位法老可能受到了天花感染。在古代，天花的流行反复无常，公元 2、3 世纪导致罗马帝国衰亡的两次大瘟疫，至少有一次是天花。公元 4 世纪，中国晋代医学家葛洪记载了天花流行的情况。有人根据葛洪的记录推断，天花大约是在公元 1 世纪左右传入中国的。一种说法认为，天花"以建武中于南阳击虏所得，乃呼为虏疮"；另一种说法认为，痘疮是马援南征交趾时带回中国的；范行准先生在《中国预防医学思想史》中则认为，天花源自刘宋与北魏之间的战争，经鲜卑人从西域传来。

尽管说法不一，但天花作为一种由外传入的疾病则是肯定的。作为一种烈性传染病，天花的死亡率可高达 80%—90%，因此给人们带来巨大的恐惧感。在天花肆虐之下，人们显得十分弱小和无奈，不得不寻求超自然力量的保护：佛教里，有主管痘疹（天花）的女神"痘疹娘娘"；中国唐朝武则天当政时代，有位名叫张健的"痘神"，传说他以痘疫流行

来抵制武则天强征民间美少年入宫，人们为感谢他立祠供奉，玉帝也封他为司命之官，让他兼理痘疫。

当然，寻求神祇的佑护也并不是那么灵验的，人们依然要面对天花反复光顾的威胁，还要不断地寻找保护自己的方法。人们发现，如果一个人得过天花，那么他此生就可以不再得这种病了。由此，人们逐渐悟出了"以毒攻毒"的原理，即在未病之前，先用少许这种致病物质刺激机体，可使人体对这种疾病产生特殊的抵抗力。

现在，人们相信人痘接种术是在这种"以毒攻毒"观念指导下发展起来的，不过，究竟是谁发明了这一技术，仍是一个谜。

一种看法是，明代隆庆年间，宁国府太平县天花流行，当地医生发明了人痘接种的方法。持这种观点的学者，是依据清代俞茂鲲（字天池）《痘科金镜赋集解》（1727）一书的记载。俞茂鲲在书中提到："种痘术起源于明朝隆庆年（1567—1572年），宁国府太平县，姓氏失考，得之异人丹传之家，由此蔓延天下。至今种花者，宁国人居多。"

另一些学者不同意这种看法，认为人痘接种的历史要久远得多。其依据是清康熙年间医师朱纯嘏在《痘疹定论》（1713）一书中记载的一则故事：宋真宗时期，宰相王旦的几个子女都死于天花。王旦老年时又得一子，取名王素。王旦担心这个儿子像前面几个孩子那样得天花，于是请来医师商议如何避免得痘疮。有医生说四川峨眉山有一"神医"，能种痘，而且能做到"百不失一"。王旦派人请来这位"神医"为王素种痘，后来王素活到了 67 岁，从未得过天花。不过，这一说法缺乏旁证，尚不足以令人信服。

还有的学者认为，早在中国的唐朝时代，就已经发明了人痘接种术。其依据是董玉山著《牛痘新书》（1884），书中提到："考世上无种痘诸经，唐开元间，江南赵氏始传鼻苗种痘之法……"但这也是一个孤证，尚不能论定在唐朝的开元年间就有

　　尽管说法不一，但人痘接种术最先在中国得以应用并逐渐传播开来则是可以肯定的。它使千千万万的人免除了天花的威胁，拯救了无数人的宝贵生命。从这种意义上讲，人痘接种术是中国对世界医学的一项伟大贡献。

　　通过接种人痘来预防"痘疮"，是古人在"以毒攻毒"思想的指导下，经过长期的摸索和实践，找到的一种行之有效的方法。它也被认为是免疫疗法的萌芽。之所以说它经过长期的摸索和实践，可以从接种人痘方法的变化上找到证据。

　　根据资料记载，实施人痘"接种"主要有四种方法：

　　一是"痘衣法"，即把感染过天花的人在患病期间所穿内衣给被接种者穿上，目的是故意引起被接种者感染而得一次天花，这是最早的一种方法。显然，这种方法存在着相当大的危险性，人们很难把握分寸。

医学史十五讲（第二版）

Fifteen Lectures On A History of Medicine (2nd ed.)

（1）作为人痘
接种痘苗来源
的幼女
（2）接种用具

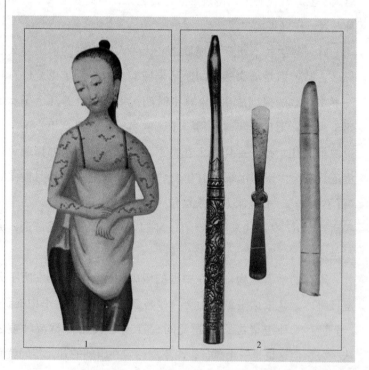

二是"痘浆法"，即采集天花患者身上脓疮的浆，用棉花沾上一点，然后塞进接种者的鼻孔。

三是"旱苗法"，即把天花患者脱落的痘痂研磨成粉末，再用银制作的细管子吹入接种者的鼻孔。

四是"水苗法"，就是把痘痂研成细末，用水调匀，然后用棉花沾染，塞入接种者的鼻孔。

早期的种痘术，采用的是自然天花的痂，也叫作"时苗"，其实就是人为地感染一次天花。这种"时苗"包含的天花病毒未经任何减毒处理，而且接种的分量也难以精确控制，因此，被接种的人还是要冒很大的风险的，甚至有时会染上真正的天花。当时，即便是最老到的种痘者也不能百分之百地保证安全。

种痘的医生们通过不断总结经验，提出了不能用自然之痘作为种苗，而改以使用痘痂为主，以往用痘浆接种的方法逐渐被淘汰。显然，痘痂的毒性与痘浆比起来，已经大大地减弱。同时，医生们还提出"种苗"必须经过"养苗""选炼"，使之成为"熟苗"以后才可以使用。

《医宗金鉴》记载：选时苗的时候，要对种苗细心观察，不可疏忽。其中有可用的，有不可用的，唯一的标准是区别痘苗的顺与不顺……顺的痘苗，没有夹杂别的症状……但是，这样的痘痂极少。所以，医生在选苗的时候，千万不要轻信他人，必须亲自盯着。对于那些没有把握的时苗，宁愿不用，也不能滥用，种痘者千万要谨慎。

总而言之，17世纪以后，接种人痘预防天花的方法不仅遍及全国，也传到海外。1653年，明代著名医生龚廷贤晚年的弟子戴笠（字曼公，1596—1672）赴日，将种痘术传给日本人池田正直，后池田家专开痘科，为日本人痘接种的开创者。1790年，来北京的朝鲜使者朴齐家等回国时，带回一本种痘书呈送给朝鲜正宗王，后朴齐家又让人按书中记载的方法进行种痘试验，成功后将此法传授给医生李钟仁，李钟仁在此基础上撰写了《时种通编》，由此，种痘术在朝鲜也传播开来。

二　人痘接种的西传

一般认为中国的人痘接种术是 1688 年俄国医生来北京学习种痘后，经俄国传到土耳其和北欧的。后又由土耳其，经当时英国驻土耳其公使蒙塔古的夫人传到了英国。

但根据英国皇家学会档案记载，中国的人痘接种预防天花的方法，在蒙塔古夫人之前，已通过一些在中国经商的英国商人和旅行者直接传到了英国，并在英国皇家学会进行过交流。

英国皇家学会成立于 1660 年，初始的宗旨是为了促进科学技术的学习和交流。到 1700 年前后，它已成为西方世界一个颇负盛名的科学"交易所"（clearing house）。旅行世界各地的西方人都可以把在当地看到和了解到的科学信息、实物标本等直接传递给英国皇家学会，为英国的科学技术发展提供参考。17 世纪末，世界科学的中心已转向英国，皇家学会的成立既是科学中心转移的产物，也对促进当时英国科学的发展起到了极大的推动作用。皇家学会的记录，为我们了解当时的科学活动提供了许多宝贵的资料。

根据皇家学会档案记载，1700 年，英国著名医生、皇家学会会员马丁·李斯特（Martin Lister，1639—1712）收到一封寄自遥远中国的信。写信人是在中国做生意的英国东印度公司的商人，寄信日期是 1700 年 1 月 5 日。在信中，该商人报告了他在中国看到的"传种天花的方法"（a method of communicating the smallpox），还具体描述了这一接种的过程："打开天花患者的小脓疱，用棉花吸沾一点脓液，并使之干燥……然后放入可能患天花人的鼻子里。"此后，接种者将受到轻度的感染，然后痊愈，从而获得很好的预防效果。有趣的是，英国皇家学会档案中还

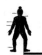

记载着1700年1月14日哈维斯（Clopton Havers，1657—1702）医生在皇家学会的一个报告，介绍了人痘接种预防天花"这种中国人的实践"。由于李斯特收到的信是1月5日寄自中国，所以哈维斯医生作报告时，几乎可以肯定李斯特还没有收到那位英国商人的信。皇家学会这些档案记载非常重要，因为第一，它们肯定了人痘接种预防天花"这种中国人的实践"的开创意义；第二，它们说明中国人痘接种法至少在1700年已直接从中国（而不是土耳其）传入英国，并为英国"上流社会"所知晓。

可惜的是，这些重要的信息并没有引起当时英国医学界的关注。李斯特收到信后，将其送入皇家学会图书馆存档了事，哈维斯的报告也没有引起进一步的讨论，人痘接种当然也就更不可能引起当时英国医学界的实践兴趣。

十四年以后，1714年5月27日皇家学会伍尔沃德（John Wordward，1665—1728）医生向皇家学会报告了一封寄自土耳其伊斯坦布尔的信的摘要，此信的作者是帖木尼（Emanuele Timoni，1670—1718），信中报告了"伊斯坦布尔一直实践着的，获取天花痘苗并进行预防接种的方法"。在信中，帖木尼说，这种在该地广为流行的接种方法"在土耳其和其他一些地方已经实践了四十年"，他还对如何选择人痘的供者、接种的方法，以及接种后病人所经历的轻度感染的过程作了详细的描述。他在信中总结道："尽管在开始使用此法时，人们非常谨慎，但经过了八年时间，几千人的接种，获得了巨大的成功之后，现在这种方法的安全性和有效性已经毫无疑问了，因为各种不同年龄、性别和不同气质、性格，甚至体质很差的人都进行了这种接种，无一人死于天花。而在通常的情况下，得天花是非常致命的，患者中有一半人将死亡。"

帖木尼是皇家学会会员，在写这封信时，已在伊斯坦布尔行医多年，想必是长期认真观察了当地人痘接种的方法，并留下了极为深刻的印象。由于帖木尼兼任过好几届英国驻土耳其使馆的医生，他服务的最后一任公使是蒙塔古，很显然帖木尼对人痘接种预防天花的观察和报告一定对蒙塔古大使夫人（Lady Mary Wortley Montagu，1689—1762）产生了很大的影响，并对她以后在英国推行人痘接种的活动起到了重要的作用。

由于帖木尼的地位，他的报告在皇家学会引起了真正的震动和认真的讨论，结果是产生了一个动议，责成皇家学会秘书处让英国驻土耳其港口城市士麦那（Smyrna，今土耳其伊兹密尔）的领事皮拉里尼（Jacobo Pylarini，1659—1718）收集有关天花接种的资料。两年后，皮拉里尼写了一份调查报告，评论了人痘接种的有效性和相对安全性。皇家学会将此文发表在权威性很高、发行量很大的《皇家学会哲学通报》上。其他的一些权威性杂志也刊登了与此相应的有关人痘接种的文章。但在当时，仍然没有一个医生敢于进行人痘接种的实践，据说他们都不愿意以自己的声誉作抵押去干这种"冒险的事"。

在英国最早亲自参与并积极推动人痘接种实践的是蒙塔古夫人。她曾于 1717 年 3 月给她的一位朋友基丝维尔（Sarah Chiswell）写过一封信，信中描述了人痘接种的方法，并表达了将它介绍到英国的决心。她写道："我要告诉你一件事，我确信此事将使你有兴趣亲自来此一看。天花，这种在我们中间是如此致命和如此普遍的疾病，在这儿则完全没有危害。这主要是因为应用了一种称之为'接种'的方法……我是一个爱国者，

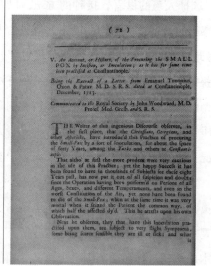

● 《皇家学会哲学通报》书影

我将尽力将这种有用的发明介绍给英国上流社会。我将不懈努力，向我们的医生介绍这件特殊的事情。"

不但如此，蒙塔古夫人还在 1718 年 3 月，请当时到大使馆访问的英国外科医生梅特兰（Charles Maitland, 1668—1748）给她一个 6 岁的儿子进行了人痘接种。梅特兰在以后英国皇家学会推动和进行的对人体进行人痘接种的研究中扮演了十分重要的角色。1719 年，蒙塔古夫人回国。从后来1721 年英国天花大流行时期，蒙塔古夫人身体力行地积极推广人痘接种的热情看，这位大使夫人一定践行了前言，认真地想在英国推广人痘接种的方法。但在此后的两年中，没有蒙塔古夫人这方面活动的记载。显然，她想在英国推广人痘接种的努力在回国后的两年内没有收到明显的效果。其原因是多方面的，主要可能是当时天花在英国流行程度较轻，社会上没有强烈的需要去接受这种仍有一定危险的"人为制造疾病"的感染；另一个原因是宗教界的反对；还有就是英国医学界对东方传统医学的偏见。猎奇性的交流是可以的，但真的实践起来则是另一回事。

但俗话说，"形势比人强"，蒙塔古夫人回国两年后，即1721 年，严重的天花开始在英伦三岛肆虐，无论贵族或平民、男人或女人，一旦患上天花，大多难逃死亡的命运，侥幸存活者也必遭毁容的厄运。严重的形势迫使英国皇室责令皇家学会寻找防止天花流行蔓延的对策。这使蒙塔古夫人重新燃起推行人痘接种术的热情。她给当时已退休在家、住在伦敦郊外一个小镇上的梅特兰医生写信，请求他为她另一个年仅 3 岁的女儿接种人痘。开始，梅特兰对在伦敦实施这种"东方的技术"颇为犹豫，但后来在蒙塔古夫人的一再坚持下，他接受了这个请求，并在皇家学会三位医生的共同参与下，于 1721 年 4 月底，对这个 3 岁的女孩进行了人痘接种。接种获得成功，女孩出痘，并经历了短暂的病程后痊愈。皇家学会的三位医生参加了这个接种的全过程，并检查了结果。这次人痘接种的效果令他们极为信服，据说其中一位要求也为他的一个儿子接种了天花。此后在当年的天花大流行中，这位医生的几个孩子均不幸死于天花，唯独这个接种了人痘的儿子活了下来。

蒙塔古夫人与威尔士王子的妻子卡罗琳王妃（Princess Caroline）有很密切的私人关系，蒙塔古夫人为自己亲生幼女接种成功对王妃产生了深刻的影响。在蒙塔古夫人为自己亲生幼女接种后三个月，即 1721 年 8 月，英国皇家学会在国王的特许下，进行了一次用犯人接种人痘的临床试验，从而开启了在西方天花流行期推广人痘接种的序幕。

直接触发这次试验的原因是，在 1721 年天花流行的高潮期，英国威尔士王子的一个孩子得了病，开始诊断为天花，后来证明只是普通的感冒。据资料记载，在孩子患病期间，有医生向国王乔治一世（King George I）提交了一份报告，要求在新门监狱选择一些罪犯进行人痘接种试验，作为回报，如果罪犯在人痘接种后没有死亡，就予以赦罪释放。国王默许了这个提议，于是事情就按程序展开：1721 年 6 月 4 日，由国务秘书汤生（Townsend）给司法部长和总检察长写了一份报告，要求对两个死刑犯进行人痘接种试验，希望此事获得国王的恩准。三天以后得到了答复：乔治一世国王陛下认为，这个试验将会使人痘接种技术更为完善，将给全人类带来好处，因而是合法的，同意进行这个试验。试验由英国皇家学会主持，这场在医学史上具有重要意义的人痘接种预防天花的临床试验就正式启动了。

1721 年 8 月 9 日早晨，在伦敦皇家医师学会主席斯隆（Hans Sloane，1660—1753）和两个御医的主持下，3 个男犯和 3 个女犯在新门监狱中由梅特兰医生实施人痘接种。同时至少还有 25 个内、外科医生以及药剂师在场目击了这一接种过程。

6 名犯人分别被在手臂和右腿上切开一个小伤口，然后将

"天花脓液"种入伤口内。三天以后（8月12日），6名接种者始终没有出现感染症状，因此被认为接种失败。后来从中挑出5人，重新进行接种。接种第二天，其中4个接种者开始出现不同程度的轻度感染，不久就都恢复了正常。6人中余下的1个女犯被送往伦敦附近的一个天花流行的村落，与一个10岁的天花患儿睡在一个床上，并整天生活在一起。这个过程持续了六天，接种了人痘的女犯始终没有感染天花。5个接种者中有1个人接种后一直没有出现过感染症状，后来证实，此人在一年前曾患过天花。

在此试验后不久，伦敦的另一位有名的医生明德（Richard Mead，1673—1754）在皇室的支持下，用中国式的鼻吸法对一名女犯进行了人痘接种。犯人接种后立即出现症状，尽管症状较重，但不久就康复了。为了进一步确定人痘接种的效果，梅特兰在1722年年初，又对6名犯人进行了接种。这次试验经官方许可，整个过程均向公众开放，以公开展示试验的结果和满足公众的好奇心。每天上午10:00—11:00、下午2:00—4:00，参观者都可以到指定的地点观察病人。除成人外，威尔士王子的妻子卡罗琳王妃还从孤儿院中挑选了5个没有得过天花的孤儿进行天花接种。整个过程也得到皇室的特许，向公众开放。

上面提到的人痘接种试验都取得了成功，没有一人因接种天花而死亡。这些试验的过程和结果都及时地在当时的报纸上详细披露，有的就是直接面向公众进行的，因此产生了很大的影响。

在上述试验性接种的基础上，1722年4月17日，经国王同意，由斯隆监督、梅特兰指导，宫廷御医阿米安（C. Amyand，1660—1740）对威尔士王子的两个女儿（一个9岁，一个11岁）进行了人痘接种，获得成功。于是，人痘接种的影响迅速在英国上层社会中传播，许多人纷纷要求梅特兰为他们的孩子进行人痘接种。由于事件本身的刺激性以及舆论的广泛关注，这场由皇家学会主持的人痘接种试验不但在天花流行的英国，而且在整个西方世界都是一个非常引人注目的事件，对在西方国家的民间推行人痘接种无疑起到了极其重要的推动作用。

尽管人痘接种的试验是在英国进行的，但其影响却遍及西方的主要国家。然而，对人体进行人痘接种预防天花一开始就在英国和西方国家遇到不同程度的诘难和反对。

在英国，反对的力量首先来自医学界内部，外科医生斯帕哈姆（Legard Sparham）是最为激进的反对者。1722年，他发表了《反对天花接种的原因》一文，在文中列举了这种"直接把天花毒液放入伤口里"的方法的种种危害，并说"至今为止还从来没有人想过，人类竟会自己糟蹋自己，用健康来换取疾病"，认为这样做显然有可能促进天花的进一步扩散。反对的声音也来自宗教界。牧师马塞（Massey）在一个教会的布道场上攻击"人痘接种是一种危险而邪恶的实践"，他说："使人患病是只有上帝才有的权力，使人恢复健康的权力也由上帝掌握"，"我坚决反对这种恶魔般的手术，因为它篡夺了自然法和宗教的权威。它企图以这种方式把上帝排除在这个世界之外，并促进堕落和不道德的事情"。他甚至还把目标直接指向英国皇室，说："一个具有世俗权力的人，虽然具有某种能力去做一件事，并不等于他有道德的权力去做这件事。"

人痘接种的英国皇室试验传到法国，整个法国医学界几乎都持反对态度。当时的巴黎大学医学院不仅是一个医学教学单位，也是一个监督医学法规的实施、进行药物检查、执行医学法以及解决其他公共卫生方面问题的行政机构。1723年，巴黎大学医学院主持了一次有关人痘接种问题的辩论，最后以投票的方式通过了一份宣言，认为人痘接种是一种"无用的""效果不确定的""危险的实践，应当受到谴责"等。结果是人痘接种术在法国的应用至少比英国推迟了四十年。

英国皇家学会有关人痘接种的报告，对人痘接种在北美大陆的传播也有重要的影响。马萨诸塞州的牧师马瑟（Cotton Mather）约在1706年从他的非洲奴隶那儿听说过人痘接种，得知天花和人痘接种在非洲都很普通。马瑟订有英国《皇家学会哲学通报》，此报在1714—1716年间发表的帖木尼的报告，引起了他的关注。1721年，当来自西印度群岛的商船把天花带到波士顿后，马瑟写信给波士顿的一位医生博伊尔斯顿（Zabdiel Boylston），希望他试验这种新方法。尽管受到认为种痘很危险的人的激烈反对，博伊尔斯顿还是从一个天花脓疱中取脓为他的儿子和两个奴隶进行了接种。后来，他总共接种了244个人，这是第一次大范围的人痘接种试验。此次天花流行过后，波士顿市政管理委员会的统计表明，因天花死亡者中，只有2%种过人痘，而自然感染者死亡达14%。波士顿的成功使得人痘接种在北美地区逐渐传播开来。美国独立战争期间，华盛顿面对部队中天花的流行，于1777年2月颁布命令，要求所有人员接种人痘。

由于人痘接种依然具有一定的危险，其推广也是阻力重重。据文献记载，在英国皇家试验之后的七年内，在英国、美国等西方国家，有记载的人痘接种人数一共只有897人，其中17人因接种而死亡（占2%），虽然这远远低于天花患者的死亡比例，但仍然成为反对者的理由。

虽然如此，人痘接种并没有因这些反对的声音而停止。天花流行期，接种的人数还是急剧增加。伦敦1746年天花再次大流行时，甚至还建立了一个"天花和接种医院"，为人们无偿地进行人痘接种。据医院资料记载，曾有1252人在医院内进行过人痘接种。但一旦天花流行过去，接种的热情就大大降低。客观地看，在当时由官方出面普遍地推行人痘接种的条件并不成熟。将一种仍然带有一定程度风险的医疗新技术，作为一种常规的方法来实施，不但要克服传统习惯的抵制，同时也还有一个技术进一步完善的过程，这些都需要时间。以后琴纳的牛痘接种法也经历过同样的命运。

从1720年代英国皇家学会人痘接种试验的方法上看，采取的是土耳其的皮肤接种法，这比鼻吸法简便易行，但在技术上，尤其在人痘的选样上与中国当时的实际水平相差甚远，因而必然在安全性上受到明显的影响，从而也影响到人痘接种的进一步推广。

英国皇家学会的人痘接种试验在西方医学史上具有重要意义，它开创了人体试验的先例，这为后来琴纳的牛痘苗、巴斯德的狂犬病疫苗在人体直接进行预防接种免去了许多伦理学上的障碍，使之能顺利实施。在皇家学会的人痘接种试验后，英国和其他西方国家民间使用人痘接种术来预防天花的情况还没有较系统的记载，但我们有理由相信，在天花流行期，西方民间采用人痘接种术一定达到相当的规模，曾挽救了成千上万人的生命。据免疫学史家的记载，在英国"对人痘接种的兴趣持续了许多年，甚至在琴纳牛痘苗发明以后，仍然流行着，直到1840 年英国议会通过法案承认牛痘苗是更为安全的预防天花的方法之后，人痘接种才停止"。这充分说明了人痘接种法是一种行之有效且相对安全的预防天花的方法。

三　牛痘接种术的东传

与其说人痘接种术开创了预防天花的方法，不如说它催生了人类历史上的一项伟大的发明——牛痘接种术。

人痘接种法在英国实施半个多世纪后，英国医生琴纳发明了接种牛痘预防天花的新方法。一般认为，琴纳的发明一是受到人痘的启示，因为他本人就是一位富有经验的人痘接种者，二是听说挤奶女工出过牛痘后不会感染天花，他开始了精心的观察和实验。他观察到人痘接种可使那些先前曾经接触过牲畜（特别是牛）并感染了轻型痘疹的人不再出现天花的症状。1796 年 5 月14 日，琴纳进行了在人体上接种牛痘的试验，他从一个名叫萨拉·尼姆斯（Sarah Nelmes）的挤奶妇手上的牛痘脓疱中取出痘

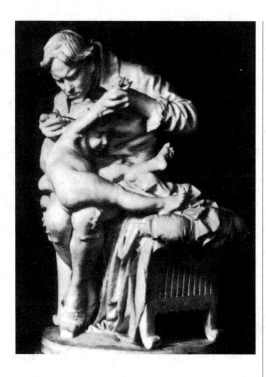

● 琴纳接种
牛痘的雕
像

浆，接种到一个叫詹姆斯·菲浦斯（James Phipps）的 8 岁健康男孩的手臂上，接种第七周又施行人痘接种，结果小男孩安然无恙。1798 年，琴纳出版了《牛痘之原因及结果之研究》，介绍了牛痘接种预防天花的成功经验。

牛痘接种术起初也遭到部分人的反对，有人危言耸听地说接种了牛痘的人，可能长出牛犄角，鼻子变成牛鼻子。不过，牛痘接种的成功很快就使得谣言不攻自破。牛痘接种技术也逐渐传播开来。到 1801 年，英国已有 10 万人实施了牛痘接种。琴纳的著作出版后三年内，已被翻译成德语、法语、西班牙语、荷兰语、意大利语和拉丁语。在 1808—1811 年间，法国有 170 万人接种；在俄国，到 1814 年，十年中大约有 200 万人接种。

明末清初，西方医学已开始引入中国，但主要限于朝廷上层人物了解一些西方的医学知识，对医疗保健的影响不大。

直至 19 世纪初牛痘接种术的传入，西方医疗技术才开始真正地在中国的医疗卫生中显示出重要作用。因此，可以说牛痘接种术的传入为近代西医进入中国奠定了基础。

牛痘接种术最早是何时传入中国的，迄今尚有分歧。有学者提出西班牙医生巴尔米斯（Francisco Xavier Balmis，1753—1819）在西班牙君主授权和资助下，率领一个远征队于 1804—1806 年间环游世界。远征队从西班牙到美洲新大陆，然后到菲律宾、中国等地，所到之处为数千人实施了接种。他们用年轻的男孩，通常是孤儿来保存牛痘，第一个孤儿来自西班牙，其他的则来自美国和其他地方，通过接种后的儿童来传递种苗。

我国近代医史学家王吉民和伍连德认为，牛痘接种术的传入有三条途径：第一条途径是 1803 年 6 月在中国的东印度公司收到一封来自印度的孟买总督的信，信中说他希望看到在印度已推广的牛痘接种术也应用到中国。中国的东印度公司在同年 10 月收到了他于 8 月送出的疫苗。然而，由于疫苗在经过长时间的运输后已失去了活性，接种试验没有成功。第二条途径是北京的俄国大使馆医生雷曼（Rehmann）在 1805 年曾为一些蒙古儿童接种过牛痘，但是他的接种工作影响不大。第三条途径是 1805 年春季，在澳门的英国东印度公司医生皮尔逊（Alexander Pearson，1780—1874）推行牛痘接种。

虽然在时间上皮尔逊的工作要晚于前两人，但其影响却最大，实际上，牛痘接种术在中国的推广应当归功于皮尔逊的努力，而他在牛痘接种术传播中的最重要贡献就是《暎咭唎国新出种痘奇书》一书的刊行。

毫无疑问，这本由英国东印度公司外科医生亚历山大·皮尔逊撰写，由在广州的东印度公司翻译斯当东（Sir George Thomas Staunton，1781—1859）译成中文的小册子对我们研究中国近代医学史具有重要的文献价值，然而遗憾的是以前我并没有见过此书。2001 年在耶鲁大学访问期间，我很高兴地看到了这本在近代西医传入早期具有重要影响的著作。

四 牛痘接种术传华的见证：
《暎咭唎国新出种痘奇书》

《暎咭唎国新出种痘奇书》原书为 11.5cm×20cm 黄色封皮，另在红纸上题写书名，共 14 页。该书为嘉庆十年（1805）六月刊印，第一版共印 200 册。

《暎咭唎国新出种痘奇书》包括两部分：一为四幅图解，分别介绍了牛痘的接种部位、接种工具和接种成功后出痘的形状。二为正文部分，约 1400 字，标题为"新订种痘奇法详悉"。作者首先简述了天花在西方的流行状况和人痘接种术在西方的应用及其问题，然后介绍了英国医生琴纳发明的牛痘接种术及其在世界各地的传播。接着论述了牛痘接种法与人痘接种术的区别，指出前者更安全。然后又详细地介绍了牛痘接种的方法、工具，如何观察接种的效果以及判断接种成功的标准。最后是接种时和接种后的注意事项。全书简明扼要，是一本普及牛痘接种术的实用手册。

据查，国内图书馆现未见有《暎咭唎国新出种痘奇书》，从第一版的刊行数量上判断，即使有也应当是相当稀罕的了。范行准在《中国预防医学思想史》中根据 1877 年出版的《英伦博物院图书目录》对该书的流传作过考证，认为该书的第一版在国内已经失传。值得重视的是，耶鲁大学医史图书馆收藏的这本《暎咭唎国新出种痘奇书》不仅是原书，而且还附有一封唐纳逊（Hay Donaldson）捐赠此书给苏格兰爱丁堡的西格尼特（Signet）图书馆的信，当时英国著名医生及化学家、牛痘接种法的积极推广者乔治·皮尔逊（George Pearson，1751—1828）在赠书上签了名。西格尼特图书馆将捐赠的书信和乔治·皮尔逊的签名与原书合在

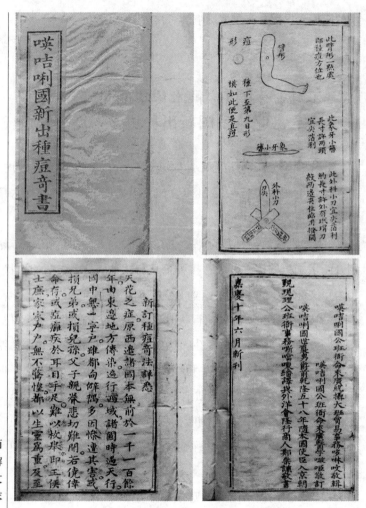

左上：封面
右上：图解
左下：正文
右下：书末

一起重新装订，用暗红色与蓝色相嵌的花纹图案的硬牛皮纸
做成封面，上加盖女王陛下的西格尼特作家学会（The Society
of Writers to the Her Majesty's Signet）金色印章。因此，此书
不仅是早期西医传入的重要文献，也为我们了解当时西方学
者对中西医学交流的看法提供了直接的证据，从而显得更加
珍贵。现藏耶鲁大学医史图书馆的《暎咭唎国新出种痘奇书》
为几年前医史图书馆从加州的 B&L ROOTENBERG 珍稀书屋
购得。B&L ROOTENBERG 珍稀书屋创办于 1970 年，专门收

藏和销售古代科学技术史、医学史和自然史方面的珍稀书籍。不知道现在在中国是否还能找到此书，若能找到，无疑将是科学史界又一件令人兴奋的事情。

唐纳逊赠书给西格尼特图书馆的时间是 1807 年 8 月 8 日。唐纳逊致图书馆的信全文内容如下：

　　亲爱的先生：

　　如果你认为它是有价值的话，请允许我将它送存贵馆。一本关于英国重要发现的著作，用遥远国家（是我所能想象的那么遥远）的语言撰写，它的恩惠因此已泽及那个国家。我现在送给你的是一本论述接种的书，由在广州的英国商行外科医生皮尔逊撰写，由乔治·斯当东爵士翻译成中文，目的是尽可能广泛地在整个帝国流传；在那里，正如所料到的，对于引进这种实践存在着强烈的偏见。

　　现在送给你的这本书是由我兄弟带给我的，他最近刚从广州回来。

你诚挚的

唐纳逊

五　《种痘奇书》背后的几位人物

《暎咭唎国新出种痘奇书》的译者斯当东是 1793 年抵达中国的。1792 年，英国外交官马戛尔尼（Earl G. Macartney）以特使身份带队来中国洽谈中英缔约通商事宜，使团成员包括外科医生巴罗、参赞斯当东及其 12 岁的儿子乔治·斯当东，即《暎咭唎国新出种痘奇书》一书的译者。乔治·斯当东是在来中国的航行途中，向船上的两位中国教士学习中文的。小斯当东聪明好学，

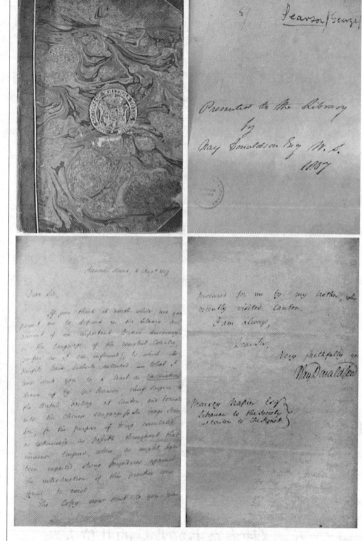

左上：西格尼特图书馆装订后的《暎咭唎国新出种痘奇书》
右上：唐纳逊的献辞
左下：唐纳逊捐赠此书的信
右下：乔治·皮尔逊的签名

很快就能说流利的汉语并能写中文。后来，在觐见乾隆皇帝时，他是使团成员中唯一能用中文交谈的人。1797 年，他在剑桥大学三一学院旁听学习了两个学期。1798 年，乔治·斯当东进入东印度公司广州分行任书记，后又担任过货物管理人、翻译等职，1816 年升任行长。除了翻译《暎咭唎国新出种痘奇书》之外，他还撰写了多部著作，如《关于中国和我

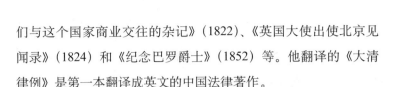

们与这个国家商业交往的杂记》（1822）、《英国大使出使北京见闻录》（1824）和《纪念巴罗爵士》（1852）等。他翻译的《大清律例》是第一本翻译成英文的中国法律著作。

英国人十分重视牛痘接种术在中国的传播和发展。皮尔逊撰、斯当东译成中文的《暎咭唎国新出种痘奇书》刊行后，斯当东的朋友、外科医生巴罗（John Borrow）于1806年6月9日将斯当东的译本以及一封介绍接种结果的信寄送给牛痘接种术的发明者琴纳。巴罗在信中写道："我非常高兴地寄送给您一本由我朋友乔治·斯当东爵士翻译、在广州市用中文出版的您的单行本。……由于天花在中国也是一种经常致命性的疾病，所以毫无疑问，出于相同的理由，牛痘接种术已在广州实施了。这种更温和、更有效的替代品，将在这个人口众多国家的每一个省被接受。"琴纳因此很快就知道了中国接受牛痘接种术的消息，并感到十分高兴。

巴罗寄给琴纳的信和斯当东译《暎咭唎国新出种痘奇书》在当时成为一个颇有影响的事件。1806年7月19日，在维尔伯福斯（William Wilberforce）举行的家庭晚餐聚会上，巴罗与来宾谈到了这个消息。他们对牛痘接种术已传播到中国这样遥远的国家感到兴奋不已，因为在他们看来，中国是一个反对新生事物的国家。实际上，英国人当时更希望牛痘接种术能在中国迅速推广开来。1806年8月，斯当东将《暎咭唎国新出种痘奇书》和说明信分别呈送给两广总督和海关的户部，希望牛痘接种术获得官方的赞许。然而，由于当时这些官员与外国人关系比较紧张，他们没有接受斯当东呈送的书。直到1811年，新上任的总督才愉快地接受了斯当东再次呈送的《暎咭唎国新出种痘奇书》。

在西格尼特图书馆收藏的《暎咭唎国新出种痘奇书》扉页上签名的乔治·皮尔逊与该书的作者亚历山大·皮尔逊虽然都是医生，也都姓皮尔逊，但并没有亲属关系。从现有资料看，也难以确定他们之间是否相识。乔治·皮尔逊 1751 年出生于罗瑟勒姆（Rotherham），父亲约翰·皮尔逊是一位药剂师。1773 年乔治·皮尔逊毕业于爱丁堡大学医学院，获医学博士学位，是著名化学家布莱克（Joseph Black）的得意门生。在琴纳发明牛痘接种术时，乔治·皮尔逊已是伦敦圣乔治医院的著名医生，并讲授化学、药物学和诊断学多门课程。

乔治·皮尔逊是最早认识到琴纳这一发现的价值的医学家。得知琴纳牛痘接种试验成功的消息后，他首次进行了大范围的牛痘接种试验，并将成功的结果告知英格兰和海外的医生。1799 年12 月，在他的努力下，创办了专门为陆军和海军服务的疫苗制造所。乔治·皮尔逊在牛痘接种上的名声一时超过了琴纳。虽然乔治·皮尔逊在与外地医生的通信中提到了琴纳的发现，但他本人并没有将自己的工作告诉琴纳。于是，后来琴纳到伦敦接受国会嘉奖时，指出乔治·皮尔逊漠视了他的工作。乔治·皮尔逊因此信誉大减，而且他创办的疫苗制造所也因失去了约克公爵和其他贵族的支持而夭折。

亚历山大·皮尔逊是在中国的英国东印度公司的外科医生。1816 年 2 月，他在《呈国家疫苗局的报告》中介绍了他将牛痘接种术引入中国的过程。他培养了一位名叫邱熺（字浩川，英文名是 A. Hequa）的中国助手。牛痘接种术也得到广东十三行洋商的支持，洋行商人合捐数千金给洋行会馆，委托邱熺种痘。在洋行的资助下，邱熺实行"果金"制度，凡是种后出痘回来复诊的均发给"果金"，以便从复诊患儿中选择身体健康、疱浆饱满的小孩，抽取浆液作为痘苗，保证痘苗源源不绝。1817 年，邱熺著成《引痘略》一书，运用中医医理来解释牛痘术，以便牛痘术为更多人接受。后来邱熺的儿子继承父业，创办了一家专门接种牛痘的诊所。1832 年，亚历山大·皮尔逊离开中国回国，此时牛痘接种术已在中国广泛传播开来。

六 天花的消灭

琴纳在创用牛痘接种术之时，就意识到他的发明可能意味着"天花——人类最可怕灾祸——的灭绝"。经过一个多世纪的努力，到20世纪中叶，世界大多数国家摆脱或基本摆脱了这一疾病。只是在热带地区的一些贫穷国家，天花依然猖獗。究其原因是多方面的，但突破技术上的一个难关——如何克服高温下天花疫苗的迅速失活——是至关重要的。1940年，冷冻干燥法的发明解决了这一难题。1950年代以后，这一方法被用于大批量生产疫苗，从而为在非洲地区根除天花奠定了基础。

1966年，第19届世界卫生大会发出了在全球根除天花的号召。据1967年世界卫生组织的统计，天花存在于除北美和欧洲之外各大陆，估计每年有1000万—1500万人感染。在世界卫生组织的推动下，各国政府都投入了大量的人力、物力。到1972年，天花从南美洲消失了。到1973年年底，天花已局限在南亚次大陆及非洲的埃塞俄比亚和索马里一角。1975年10月，孟加拉的拉希马·巴努（Rahima Banu）成为亚洲最后一个大天花的病例。1977年10月26日，大天花的皮疹出现在索马里的 阿里·马奥·马阿林（Ali Maow Maalin）的皮肤上。这是这种天花的最后一个病例而且也是世界上最后一例自然发生的天花。

然而，1978年8月，天花病毒不知何故从英国伯明翰的一间实验室里逃逸，感染了珍妮特·帕克（Janet Parker），接着又感染了她的母亲，结果是女儿死亡但母亲幸免。实验室主任在隔离期间自杀。1979年，全球天花根除证明委员会正式宣布了这一疾病的消亡。

自琴纳发明牛痘接种法起，全世界的医学工作者经过一百八十多年的努力，终于在全球范围内根除了天花。1980年第33届世界卫生大会宣告，天花已被完全消灭，人类终于彻底征服了这一病魔。人类通过接种疫苗预防天花获得胜利，天花也是人类历史上首次通过自己的努力而消灭的疾病。目前尚有能满足两亿人接种的疫苗被保存起来，以防天花再次发生。

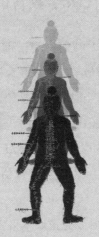

现代医学教育

前面我们已经提到，早期的医生培养大多是师徒制，有经验的医生带领几位学徒，学徒们一边学习，一边作为医生的助手，没有规定的课程，也没有固定的年限。知识的传授、技术的培训以及品行的教养，并不作严格的划分，融汇在一起。中世纪的医学教育是交互式的，课文简短，学生主要的学习方法是记住教师的话，要全神贯注，不推崇广泛阅读。医学完全遵循经院哲学，在医学培训中，受训者必须死记希波克拉底、盖仑和阿维森纳的教条。医疗经验也主要从书本上获得。

一　现代医学教育的兴起

医史学家认为，意大利西海岸、那不勒斯南部的萨勒诺（Salerno）医学校是西方最早的医学教育机构。萨勒诺医学校大约创办于公元9世纪，与当时的其他学校相比，萨勒诺几乎没有受到教会影响，是一个世俗机构。由于有自由的学习和研究环境，萨勒诺吸引了各地的青年学生。大约公元1100—1300年是学校的鼎盛期。学校最主要的贡献是将阿拉伯医学文化回传到西方。代表人物是康斯坦丁纳斯（Constantinus the African，约1020—1087），他将阿拉伯文的希波克拉底《格言》和盖仑《小技》翻译成拉丁文，使希腊罗马医学的传统得以复兴，此外还介绍了许多阿拉伯医学的内容。

萨勒诺医学校是经院医学教育向实践医学教育转变的一个转折点。中世纪的修道院医学，研习范围仅限于阅读几部古典医书和栽培一些药用植物，记诵经典与崇尚空谈的经院思潮也深刻地影响到医学的方方面面。教会不允许尸体解剖，因此讲授解剖学完全是背诵教条、纸上谈兵。教授总是以"盖仑是这样说的"开始讲课。萨勒诺医学校强调解剖实践的重要性，是从经院医学向经验医学转变的一个重要标志。虽然尸体解剖仍然受到限制，但至少可以利用动物做解剖学研究。萨勒诺医学校的科弗（Copho）主要根据动物的解剖撰写了第一部解剖学教科书。不久，西西里国王腓特烈二世（Frederick Ⅱ，1194—1250）允许进行少量的尸体解剖。解剖学从此成为大学课程表中必修的实践科目。

大学的建立与城市的发展密切相关。一般认为在12世纪初，欧洲的一些大学逐渐建立起来。欧洲南方和北方的大学之间存在

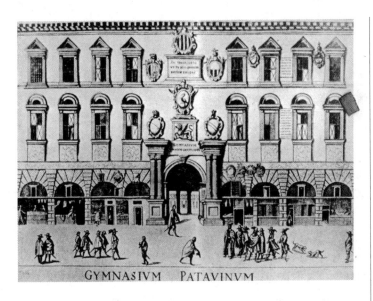

GYMNASIVM PATAVINVM

● 帕多瓦大学

着差别：北方的大学多掌握在教会手里，而南方的大学世俗力量更大一些，医学和法学比较发达。早期的大学有：巴黎大学（Paris，1110）、博洛尼亚大学（Bologna，1158）、牛津大学（Oxford，1167）、蒙彼利埃大学（Montpellier，1181）、剑桥大学（Cambridge，1209）、帕多瓦大学（Padua，1222）等。起初，大多数大学只设神学系、法律系和医学系，这种三个系的建制延续了许多世纪。当时的医学学习并不是我们现在的形式，通常是以一种纯理论的方式教授医学。大学课程由所谓"七艺"构成，包括三学科（文法、修辞及伦理学）和四学科（算术、几何、天文学和音乐），哲学和法律是单独教授，而医学通常是在哲学的部分来讲解。因此，在一些大学，如帕多瓦大学，医学属于文科。

　　13 世纪以后，法国蒙彼利埃大学的医学教育在欧洲占有重要地位，各地许多有名望的医生或是访问该校，或到那里研修。另一所有影响的医学院是意大利的博洛尼亚大学。博洛尼亚大学真正开始了解剖学研究。该校的蒙迪诺（Mundinus，1275—1326）于 1315 年公开解剖过一具女尸，次年出版了一部解剖学教科书，其中主要内容是基于人体的解剖。该书流行甚广，发行过23版。蒙迪诺是文艺复兴前最早公开进行解剖的学者。虽然直至文艺复兴，解剖学一直囿于盖仑的理论，但尸体解剖却逐渐推广，新的解剖结构和前人著作中的解剖学错误不断被发现，为人体解剖学的建立奠定了基础。

前面提到了经院医学，在教学上表现为要求学生死记硬背，教师和学生间可进行讨论，但讨论的只是书本上的问题。作为医学教科书或参考书的是一种称为阿的西拉（Articella）的医书汇编本，这种选编教材一般包括"医学概论""医论"以及希波克拉底与盖仑的著作选编等。此外，与医学相关的占星术也是大学的课程之一。人们认为，瘟疫和疾病是由于天象和行星的变化所导致的。教授们也常常就彗星是否是流行病的前兆、月亮是否对人体有影响而争论不休。

大学毕业生，可授予学士（Bachelor）、硕士（Licentiate）和博士（Doctor）三种称号。获得医学博士（MD）通常至少需要十年的时间。由于时间长、费用高，自然医学生是大学各系中人数最少的：在15世纪，牛津大学每两年才有1位医学生毕业；剑桥大学则十年内才有2人毕业；博洛尼亚大学在1419—1434年间，有65位医学生和1位外科学生毕业。获得医学学士（MB）的时间要短一些，但也得花上四至五年的工夫。这里提到的医学教育，主要是医学理论、疾病诊断和药物治疗，而不包括外科。在一些大学，毕业生领取证书时，还要先发誓不做外科医生。

从经院医学向实践医学转变的另一个标志是化学和物理学成为医学教育的重要内容。17世纪末，意大利医学教育改革家、显微镜研究开创者之一马尔比基（Marcello Malpighi，1628—1694）提出用伽利略的新实验哲学来改造医学教育，主张加强物理学与化学的教育。他的这一设想直到18世纪中期才得以实现。斯巴兰扎尼（L. Spallanzani，1729—1799）在帕维亚大学提出了分阶段的结构式教学，医学课程体系也有了很大的变化。

帕维亚大学不同时期主要课程的比较

	14—17世纪	18世纪
1	古代医学经典	解剖学与外科学
2	逻辑学	外科手术与产科学
3	修辞学	医学原理
4	占星学	内科学
5	数学	化学、药物学和植物学

从经院医学向实践医学转变的第三个标志是病床边的临床

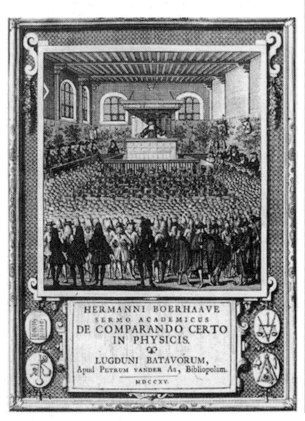

● 布尔哈维在莱顿大学演讲

HERMANNI BOERHAAVE
SERMO ACADEMICUS
DE COMPARANDO CERTO
IN PHYSICIS.

LUGDUNI BATAVORUM,
Apud PETRUM VANDER Aa, Bibliopolam.
MDCCXV.

教学和外科学徒制纳入医学教育之中。17世纪以后，欧洲的医学中心从意大利转移到北欧，荷兰的莱顿大学成为医学教育的中心。最显著的标志是理论结合实际的教学，特别是在病床边的临床教学，改变了以教授经典理论为核心的模式。

实际上，早在1543年，也就是维萨里出版《人体构造》的同一年，帕多瓦大学已开始床边教学，在莱顿大学倡导床边教学的教师波恩特（Geradt de Bondt，1537—1599）和休勒（Jan van Heurne，1543—1601）也都毕业于帕多瓦大学。但床边教学是在莱顿大学获得成功的，除了上述开创者外，还有西尔维斯（F. Sylvius，1614—1672）、布尔哈维（H. Boerhaave，1668—1738）等人坚持不懈的努力，特别是布尔哈维建立的临床教学体系，对西方医学教育产生了深远影响，吸引了欧洲各国的学生到莱顿学习医学。他的名声甚至远传到中国，据说他曾收到过一封来自中国的书信，对他的成就表示敬意。

到了18世纪后期，爱丁堡和格拉斯哥取代了莱顿。有意思的是，爱丁堡大学医学教育的兴起应归功于莱顿大学的布尔哈维，因为在爱丁堡医学教育中起到关键作用的五位教授都毕业自莱顿大学。他们引入莱顿大学的教学经验，使爱丁堡发展成为18世纪末至19世纪中期欧洲最著名的医学院，并影响到全世界。如美国和加拿大第一所医学院——宾州大学医学院和蒙特利尔医学院的创建人都毕业于爱丁堡，中国第一个医科留学生黄宽也是爱丁堡大学的毕业生。

在英国伦敦，以医院为基础的医学教育颇有特色，特别是在临床和外科训练方面。医院医学教育与当时大学学究式教育显著不同的一点，是强调医疗实践。学生跟随有经验的医生学习，能更好地掌握实用的医学知识。不过，由于伦敦的医院不授予医学学位，因此，希望获得更好教育的人通常先在伦敦学习1—3年，然后到爱丁堡大学去攻取学位。

在法国大革命所引发的诸多改革中，医学教育的改革颇为成

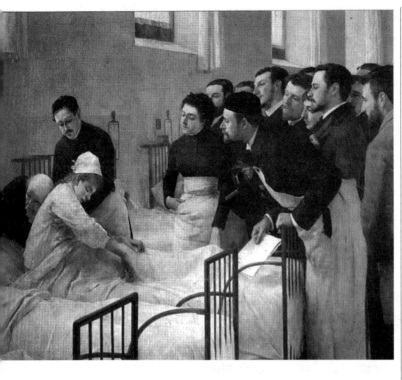

● 法国开创了
实习医生制度

功。1794 年，通过立法，法国的医学教育被整合为单一体系。过去那种五花八门的专业、学园、学院、学校以及大学并存的局面已不复存在，取而代之的是在巴黎、蒙彼利埃和斯特拉斯堡建立起三所新型"卫生学校"（不久后更名为"医学院"），并形成了以"医院医学"为特征的"法国学派"（French School）。"法国学派"强调临床教学的重要性，医学教育的改革者福克罗伊（A. Fourcroy，1755—1809）提出：在新型的医学院里，学生们将"读得少而看得多、做得多"。旧的医学教育所缺乏的"实践这门技艺，如今将成为教学的主要内容"。

　　法国对现代医学教育的贡献是创立了实习医生制度。法国大革命之前，医学院的学生为了获得临床实践的机会，去医院充当内科和外科主任的助手。实习医生负责查询和监护病人、按照科主任的医嘱处置病人，如打绷带、放血、书写病程记录等。起初，大学医学院反对这种做法，认为它破坏了原来的教学体系，但它却得到了法国医院委员会总会的支持。后来，拿破仑建立了住院实习医生和非住院实习医生的制度，这一制度规范了医院的医学教育，并促进了专科化的培训。住院实习医生和非住院实习医生为两个阶段，一般须先完成非住院实习医生的训练后才能进入住院实习医生培训阶段。

美国著名医学家奥斯勒曾赞扬住院实习医生制度是"法国医学的特殊光荣"。不过，也有人严厉批评这种制度，认为医学生在实习医生期间被迫长期、枯燥无味地待在医院里，培养出来的是一批封闭的、骄傲自大的职业贵族。

法国还率先建立了全日制带薪教师和国家奖学金制度，这意味着教授们及助手可以专门从事医学教学，外省的贫苦孩子能够通过考试或会考制度到巴黎求学。1802年，法国为杰出学生和新近毕业生在巴黎医院设置实习期和实习医师的职位。此后，当实习医师成为日后行医的先决条件。在不到十年的时间里，法国的医学教育就已形成了自己的结构，这种结构贯穿19世纪，其基本特征今日仍然可见。扎根于医院的法国医学教育体系，极大地推进了临床教学的发展，并使法国成为当时欧洲医学的中心。

如果说法国是将医学院与医院教育密切联系起来，那么德国的贡献则在于使医学教育与医学研究结合在一起。德国医学教育的这种理念深受教育家、新人本主义者洪堡（A. Humboldt）的影响。洪堡的"教学自由、学习自由，研究与教学相结合"的思想最早体现在柏林大学医学院。洪堡反对说教式的教学，甚至主张"医学生只需偶尔去教室听听课，应该为自己和为科学而生活"。与此同时，他又强调大学不应当仅仅是教学，也应当进行科学研究，应当将研究与教学结合起来。研究与教学的结合，推动了教师开展科学研究，也让学生学习到科学研究的方法。19世纪中叶，德国成为世界医学的中心。

毫无疑问，洪堡的思想促进了研究和学习的自由，但也受到一些教授的批评。如著名病理学家微尔啸认为："学术自由的幌子，首先诱惑青年学生忽视学习，而且这种诱惑是巨大的。"他还指出："学术自由并不是游手好闲的自由，也不是寻欢作乐的自由，而是学习和钻研学问的自由。"应当承认，自由学习的理念与实际施行之间存在着很大的反差，一些医学院由于缺乏适当的指导教师和必要的仪器设备，学生的自由研究与学习只不过是徒有虚名而已。这一问题至今依然困扰着医学教育的改革者们。

在 19 世纪五六十年代后，日耳曼各国的医学得到迅速发展。在奥地利的维也纳，罗基坦斯基（C. Rokitansky，1804—1878）访问巴黎后，将医院医学引入奥地利。他十分重视尸体解剖的教学，并通过尸体解剖，对动脉病变、心脏畸形、胃溃疡穿孔、淀粉样变、急性黄色肝萎缩等疾病进行了深入的研究。他认为传授给学生病理解剖学是医学最重要的基础，病理解剖学是医学研究的基本学说。

在微尔啸、罗基坦斯基等医学家的努力下，德国和奥地利的医学发展迅速赶上英国和法国。德国的医学教育不仅吸收了法国医学的长处，而且将临床教学与实验室的实际操作相结合。德国人提出，医学教育不仅是培养医生，而且应当培养既能从事临床工作、又能进行科学研究的医学科学家。这种教育与实验的结合终于发展成为一种临床研究方式，它比单纯的临床观察更为精密。在 19 世纪下半叶，德国成为世界医学的中心。

二　后来居上：美国的医学教育

1750 年，巴德（John Bard，1716—1799）和米德尔顿（Peter Middleton，？—1781）开始在纽约讲授解剖课程，这被认为是美国正规医学教育的开端。1762 年，希彭（W. Shippen，1712—1801）在爱丁堡获得医学博士学位后返回美国，他希望与还在爱丁堡学习的摩根（John Morgan，1735—1789）联手在费城成立一所医学院。然而，1765 年摩根回到费城后，没有理会希彭，自己提出了一个在费城大学组建医学院的计划。1766 年，宾州医学院成立，摩根主持了开学典礼并发表了题为"论美国医学院的构建"的演讲。摩根没有提及希彭的计划，试图独占倡议成立医学院的所有功劳。由此，两人出现了尖锐的敌对情绪。

医学院开设的课程有植物学和内科学、解剖学、自然哲学、临床医学、植物学和药物学以及化学等，基本上是沿袭爱丁堡大学的体系。更有甚者，如首任化学教授上课仅仅是给学生念他在爱丁堡大学时记录的卡伦（William Cullen）教授的课堂笔记。

费城医学院的创建，刺激了纽约的巴德父子（John Bard 和 Samuel Bard），他们希望纽约能成为医学教育的中心。在父子两人的努力下，1767 年哥伦比亚大学医学院得以建立。1770 年，哥伦比亚大学颁发了第一个医学博士学位。

19 世纪以后，医学院陆续增多，但是学徒制在美国依然是医生培养的一部分。通常学生跟随师傅学习 1—5 年，每年支付100 美元。学徒跟师傅一起生活，工作职责从喂马到配药，样样都干。医生们非常赞成学徒培训，因为这样他们既可增加收入，又可获得廉价的劳力。所以，也有医学院的教授兼带学徒。19 世纪以后，由于美国人口的增长，对医生的需求增加，各种类型的医学院校纷纷成立，从 1810 年的 10 所增加到 1900 年的151 所。医学院的办学质量差异很大，主要取决于创办者、教授的背景和自觉性。一般由 4—7 个医生合伙就可申请办学。当时获得医学学位并不要求临床训练和实验室工作，因此开办医学院所需要的就是有愿意讲课的医生和可容纳学生的教室而已。许多医学院都是先获得许可证然后再去寻找校舍。这类学校大多采用"讲课、测验"的填鸭式的一套方法，学期短，费用低，教授随意任命，没有学院间的联系，学生不参加考试也能获得学位。这些学校实际上是"文凭制造厂"。

医学院开办容易，许多教授关心收费甚于教学，从而导致激烈的生源竞争。随着竞争的加剧，出现了降低入学和毕业标准的趋势。例如，耶鲁大学医学院 1813 年第一次开班，为期六个月，而其他学校医学课程只有四个月，因此导致学生的流失，于是耶鲁不得不也减少到四个月。另一个有趣的例子是：1887 年，缅因州卫生局一位官员 8 岁的女儿，写信给多所医学院申请入学。尽管她在信中声明她不具备任何入学资格，但仍有超过一半的学校接受了她的申请，其中几所学校还向她保证学位考试并不困难。

在 19 世纪，美国的医学生一直被看作一群粗暴、不守规矩的家伙。著名医生迪克逊（E. H. Dixon，1808—1880），将纽约大学医学系的课堂描述为"肮脏的房间，弥散着烟雾，散发出令人作呕的异味"，下课时"剧烈的喧嚣声震耳欲聋，学生们像疯狂的公牛冲出教室"。有人悲观地认为"知识界中包含医务业（medical business）是一个错误"。虽然当时也有一些医学院尝试提高医学教育的标准，但都收效不大。当时较好的医生一般是在美国的学校获得医学博士后，去欧洲学习 1—3 年，再回国开业行医或执教。

尽管这种图景令人沮丧，但随着美国大学教育水平的提升，医学教育的改革问题也日益突出。19 世纪下半叶，医学教育的领域发生了四件大事：

一是延长学习年限。芝加哥医学院率先提出宁愿减少收入也要保持较高标准。医学院延长了学习年限，从四个月到九个月，随后又要求三年方能毕业。1869 年，埃利奥特（Charles W. Eliot）出任哈佛大学校长后，对医学院进行了重要变革，首先也是延长学习年限，引入了三年制的教学规划。埃利奥特的改革遭到大多数资深成员的反对。反对者警告说，任何改革都将导致学生人数的减少，果然，1870—1872 年间，医学院的注册人数减少了将近 50%。但埃利奥特依然坚持改革，哈佛的医学教育逐渐步入了快速发展的轨道。

二是加强大学与医学院的联系。至 19 世纪末，美国的医学院都是独立的学院，即使那些与大学联合的学院，联系也纯粹是名义上的。医学院由自己的成员控制，决定预算、收取学费以及建立学术标准。前面提到，埃利奥特出任哈佛大学校长后，加强了对医学院的管理，1880 年耶鲁大学也将医学院纳入大学的管理中。不久，宾夕法尼亚大学、密执安大学等也相继效仿，大学与医学院的联系普遍加强了。

三是约翰·霍普金斯大学医学院的建立。1893 年约翰·霍普金斯医学院开办，并首次要求进入医学院的学生必须获得学士学位，从而将医学教育提升到研究生教育的层次。同时医学院还强调实验室和临床研究的结合，这种高起点的办学标准不久就赢得了医学教育的卓越声誉。约翰·霍普金斯大学医学院也吸引了美国最有影响的医学家加盟，如病理学家韦尔奇（W. Welch，1850—1934）、外科学家霍尔斯特德（W. Halsted，1852—1922）、内科学家奥斯勒（W. Osler，1849—1919）以及妇产科教授凯利（H. Kelly，1858—1943）。这四人后被誉为美国的"四大名医"，他们的画像至今仍悬挂在约翰·霍普金斯医学院。约翰·霍普金斯医学院这种既是教育中心又是研究中心还是临床中心的医—教—研结合的模式，成为现代医学教育的基本模式。

四是弗莱克斯勒报告的重要影响。1890 年，全国性的医学院协会（NAMC）成立。协会要求所有学校都须进行入学考试，实行三年制学制，每学年为六个月。1894 年，协会又决定增设四年制的研究课程。不久，四年制成为美国医学教育的标准学制。1905 年，美国医学会也成立了医学教育委员会（CME）。1907 年，卡内基基金会受美国医学会委托，指派弗莱克斯勒（A. Flexner，1866—1959）全面考察美国的医学教育。弗莱克斯勒经过两年的努力，于 1909 年完成调查并于 1910 年出版了题为《美国和加拿大的医学教育》的报告。报告首先回顾了北美医学教育的发展历程，然后详细分析了各个医学院的现状，提出了改善医学教育的措施。报告指出，在所调查的医学院中，仅有50%符合"现代医学教学"的标准，30%条件很差，另外20%"名不副实"，应当资助那些有发展前景的医学院并关闭不合格的。

在弗莱克斯勒报告的影响下，许多质量差的医学院逐渐被淘汰。在报告发表二十年后，也就是到1930年，美国医学院的数目从148所减少到66所。当时美国最主要的两大基金会洛克菲勒基金会和卡内基基金会都开始大力资助医学教育，使得美国的医学教育迅速崛起。弗莱克斯勒报告被认为是美国医学教育的转折点。不过，随着医学教育的延长、费用的增加以及要求须具有学士学位，事实上将许多低收入者排除在医学教育之外，医学生也越来越孤傲，这或许是医学教育改革者未曾料到的结果。

四大名医

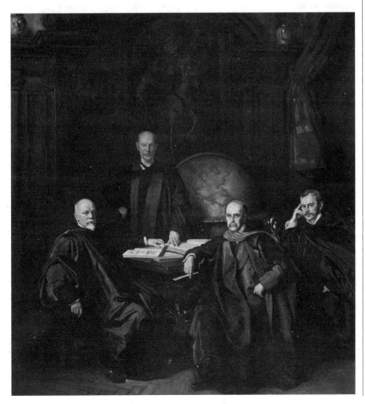

三 现代医学教育的成就及问题

由上可见，现代医学教育的基本模式实际上到 20 世纪初才建立起来。大学—医学院—医院教育实现了一体化。医学生们被要求至少花两年修医科大学的预科以达到本科水平，然后在医学院学习两年的基础课、在医院参加两年的临床工作以及经历一年的实习期。在此后的年月里，除了专业课程以及医学研究所需课时数的增加外，在医学教育方面几乎没有什么大的变化发生。

20 世纪下半叶，面对不断增加的课程挤压得学生疲于应付，没有自由学习时间的情况，一些学校不得不开始修改课程体系，主要目标是减少基础核心课程，不仅使基础课之间互相结合，而且也使基础与临床工作相结合，允许有更多的时间上选修课，以便学生们在执行大纲时有更多的主动权。

教育改革者认识到根据学习中的具体问题和实际情况引导学生学习，会产生最佳的学习效果，于是除了在原来的设计基础上补充教材、增加课堂讨论，提出还应增强学生收集信息的能力、独立思考的能力以及分析和解决问题的能力。1960 年代，加拿大安大略省麦克马斯特（McMaster）大学的巴洛斯（Howard Barrows, 1928—2011）博士设计了一种称为 PBL（problem-based learning）的培训医师的方法，即所谓"问题导向的学习"。这是一种教学理念和方法，旨在促进自主学习、分析、推理，使学生通过界定、查找需要了解的问题，评价多元化来源的信息，解决相关问题，同时鼓励成员之间的讨论。

1981 年巴洛斯来到美国南伊利诺伊大学医学院，并将 PBL 方法引入医学院的教学体系。自那时起，美国已有六十多所医学院及其他与健康有关的机构，如护理、牙科和兽医学院采用此方法，并逐渐推广到商业、化学、生物、物理、数学、教育、建筑、法律、工程、社会工作、历史、英语、文学、史学、政治学等学科。

20 世纪下半叶医学教育的另一个突出变化是，医学院对医学研究投入了更大的热情。由约翰斯·霍普金斯开创的注重研究的传统，意味着大学的医学中心在不断扩展的研究中扮演了主要角色，即所谓研究型大学的出现。在美国，国会不愿为医学教育这种平凡的事业提供更多的拨款，而对医学研究的拨款却快速增长。这种研究经费的感召力使医学院校更加偏重于科研，却对同样十分重要的教学任务产生了轻视甚至厌恶。于是，在一些医学院，通科医生慢慢被经专门训练的专职医学研究人员所替代，学生的培养目标也变成医学研究人员而不是临床医生。医学教育家们也在尝试加强基础研究和临床工作的结合，不断修改课程内容和教学方法。例如，通过建立临床医学博士和科学博士双博士学位计划，来纠正原来基础研究与临床脱离的偏差。

令人遗憾的结果是，当各专业提供越来越多的课程，并为增加课时而奋斗时，医学的人文教育逐渐失去了领地。科学医学的迅速发展，既没有给医学史和医学伦理学这样的学科留下授课时间，也没有留下资金。尽管如此，仍有少数人殚精竭虑地呵护着这一燃烧的火苗，使之薪火相传。美国医学教育家罗思坦（William G. Rothstein，1937— ）批评道，医学院校现在更强调的是培训研究人员，而不是开业医生；本应训练实习学生的临床教授们已经把自己孤立于当地的医疗团体之外，他们只处理非常少见的或是需要高度专业化技术的疾病的治疗，而不是救治普通的病人。罗思坦认为，医学院校似乎已经忘记了他们的主要任务是保障公民的健康。1960 年代开始，美国医学教育再次呈现出改革浪潮，其结果是有了更多的时间分配给诸如大众医学、社会医学、医学伦理学以及医学史这一类课程。

1980 年代后，哈佛医学院一直在探索课程改革，主要关注点在医疗实践的科学基础（基础、人口和行为科学）和医患关系（职业形象、医患沟通）方面。哈佛医学院将医学的主要科目（内科、外科、儿科、妇产科、精神病学、神经学、放射学）统一在"主要临床经验"之下，提供涉及重要疾病的基础科学和临床医学的跨学科综合课程，增加了在教师指导下与病人接触的时间。与此同时，还为医学生提供了如何认识和理解多元文化中社会、经济、科技的变化的相关课程，使学生能吸收来自全球的经验，以便将他们培养成未来一代的临床医生、学者、科学发现者和医学界领袖人物。

在英国，英国医学总会于 1993 年提出了一个医学教育的指导性文件——《明天的医生》。该文件强调本科医学课程既应当包括适于培养一个普通医生的"核心内容"，又应当在教育上有益于未来医生个人的发展。课程应该具有智力上的挑战性，并更大地满足学生进步的需要。课程必须给学生提供相应的知识，并使他们理解临床与基础科学，如他们必须了解与理解正常和异常的结构与功能，包括人类疾病的自然史、身体的防御机制、疾病的表象和反映。学生必须了解生物学的变化，理解科学方法，包括设计实验时所用的技术与伦理原则。他们必须掌握相关的行为科学与社会科学知识，并有能力运用这些知识整合与评价证据，以此为医疗实践打下坚实的基础。这包括理解决定疾病与相应治疗的基因、社会和环境致病因。

四　中国的现代医学教育

中国的医学教育具有悠久的传统。西周时期，所有政治、宗教和文化活动均严格限制在官府，史称"学术官守"。虽然医学并不包括在当时的"学"中，但医学知识和医疗技艺的教育也是限于官府的，属于职官性教育，即所谓"畴人之学"。"畴人"的"畴"，最初的含义即是表示世袭为官的意思，所谓"世官"，是家传的。医官以医为姓，如医缓、医和等。

春秋战国时期，"诸子蜂起，百家争鸣"，医术的传播也从宫廷进入民间，打破了"齐楚之医，皆为官也"的传统。官学由此衰落而私学兴起，一些名医各带徒弟，如扁鹊有子阳、子豹、子同、子明、子游等，仓公有宋邑、高期、王禹、冯信、杜信、唐安等。医学师徒相传的传统由此建立。

有人认为，魏晋南北朝时期，我国开始出现专门的医学教育机构。也有人说，隋唐才有了正式的医学教育机构——太医署。宋代，徽宗时期国子监设"医学"，与太学、武学、律学并立。由于国子监医学生都来源于受过教育的儒生，改变了医学"君子不齿"的观念，"儒医"一词也就是这个时期出现的。明代以后，"医学"的设置扩展至州、府、县。

有医史学家考证，中国古代最早的"医学校"要比西方的萨勒诺医学校早几乎三百年。从广义的医学教育而言，这种说法也有一定道理；但那并不是严格意义上的医学院校，其实只是"学在官府"的变种。宫廷医学教育主要是培养宫廷医生或医官，而不是培养一般的医生，而民间医生的培养仍以师徒传授为主。

近代医学教育根本性的转变是随着清末西方医学的传入、教会医学校的建立而开始的。

1840年以后，教会医院在中国迅速扩张，传教士医生为培养医务上的助手，先是采取培训学徒的方法。其实，在19世纪中叶，西方国家外科医生的培养也多为学徒制，如传教士医生合信（Benjamin Hobson，1816—1873）就做过外科医生的学徒。但随着教会医院的发展，学徒制已不能满足需要。1866年博济医院附设的博济医学校成立，成为中国最早的西医教会医学校。1904年扩建后改称华南医学院（1917年由广州博医会接管，1930年改由广州岭南大学接办，1949年后并入广州中山医学院）。其他陆续开办的有苏州的博习医院医学校（1883）、上海圣约翰书院医学系（1896）等。《辛丑条约》签订以后，教会医学校迅速增多，几乎每省都有。较著名的有：1901年创立于广州的女子医学校（1902年改名为夏葛医学校）；1903年设立的北京协

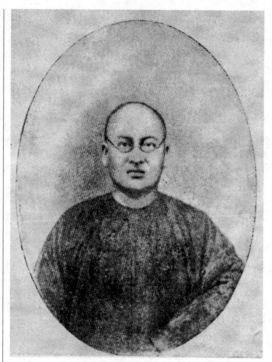

● 黄宽像

和医学校（1906 年批准立案，1908 年正式开学，成为当时第一个得到清政府承认且规模最大的教会医学院，即所谓"老协和"。1915 年洛克菲勒基金会接收后，另购置豫王府，在此基础上建立北京协和医学院）；1910 年创立于四川成都的华西协合医学院；1914 年创立于湖南长沙的湘雅医学院；等等。这些教会医学院大多在外国注册立案，如上海圣约翰大学于1906 年向美国哥伦比亚特区注册，湘雅医学院在美国康涅狄格州立案等，其毕业生可以不经考试直接升入注册过的美国州立大学或挂钩合作的大学，这使教会学校的吸引力大增。

19 世纪 60 年代后，清政府开展洋务运动，包括向国外派遣官费留学生，而当时各国也有意识地吸引中国青年留学。因此，19 世纪末 20 世纪初在我国近代史上掀起了第一次留学高潮。中国自费留学欧洲学医的第一人为黄宽（1829—1878），广东省香山县人。黄宽年幼时父母双亡，后由美国教师布朗

（S. R. Brown）带到澳门马礼逊学堂（school of the Morrison Education Society）学习。1847年跟随布朗夫妇抵美，进麻省曼松（Manson）学校，获文学学士学位。1850年赴英国，入爱丁堡大学专攻医学，获医学博士学位。回国后曾在博济医院及医学校任职，当时被称为"好望角以东最负盛名之良外科"（容闳《西学东渐记》）。

1907年日本和清政府订立了接受中国留学生的办法，由各省公费派遣学生去日本留学，短期内赴日的留学生达万人以上。其中学医者为数不少，据不完全统计，仅在1911年以前学成归国的就有163人，这还不包括像鲁迅等中途转学或未毕业者。经由日本中转，成为近代西医传入中国的又一重要渠道。

1909年，美国为吸引中国学生，提出"退款兴学"，即将1900年八国联军侵华后清政府给美国的赔款返还一半，用于资助赴美留学者。此后留美人数逐年增加，其中包括后来成为我国著名医学家的沈克非、孟继懋等人。留学生回国后，在各个医疗卫生机构担任重要职务，对于当时的医疗卫生事业有很大的影响。

我国自办医学堂始于1871年京师同文馆"科学系"设立的生理学和医学讲座，聘英国传教士医生德贞（J. Dudgeon, 1837—1901）为生理学教习。德贞翻译的《全体通考》（*Human Anatomy*）和《全体功用》（*Physiology*）成为教科书。1898年，光绪皇帝接受维新派的主张，创办京师大学堂。1903年京师大学堂增设医学实业馆，馆舍在今地安门太平街。1904年医学实业馆改称医学馆，迁入和平门外八角琉璃井由兴胜寺庙宇改建的馆舍。此馆舍后来为国立北京医学专门学校所用。

虽然从时间上看，京师同文馆开医学讲座最早，但实际上最早建立的医学院应为李鸿章在天津创办的北洋医学堂。李鸿章在考察西方军事制度后，发现"西洋各国行军以医官为最重"，于是雇募"洋医"分派至北洋水师各舰。1880年，他资助伦敦会传教士马根济（J. K. Mackenzie, 1850—1888）开办医院，以总督府衙门附近的太庙作为院址，称为"总督医院"（Viceroy's Hospital）。1881年，李鸿章在总督医院内建立一所医学馆，称总督医院附属医学校（Viceroy's Hospital Medical School），学制四年。1894年，总督医院附属医学校更名为北洋医学堂，成为中国第一所官办的近代西医学校。该校由李鸿章直接管理，学制四年，教员多为英人，以英语医书为课本，课程设置大体按照西方医学校的标准，设有解剖、生理、内外科、妇产科、皮肤花柳科、公共卫生、眼耳鼻喉科、治疗化学、细菌及动植物学。医院有60张病床供实习使用，教学既有基础课又有临床实践。医学堂的学生需经过严格考试，由中国官方代表和外籍医生监督考核，共同签署毕业证书。1900年，北洋医学堂因义和团运动而关闭。

辛亥革命以后，建立了现代教育体系。1912年，教育部公布《大学令》，规定医科分为医学、药学二门。1922年，北洋政府公布新学制（即"壬戌学制"），规定：大学可设多科或单科，学制四至六年，医科至少五年；专科学校学制三年；大学和专科学校可设立专修科，年限不定；大学院（即研究生院）招收大学本科毕业生，年限不定。以此为依据，北京、江苏、浙江、广东等地先后设立一批国立或公立医学校，如1912年成立的北京医学专门学校、浙江省立医药专门学校和江苏医学专门学校，1916年成立的直隶医学专门学校，1921年成立的江西公立医学专门学校等。此外，还相继开办了一些私立医学院校，如1909年创办的私立广东公医医科专门学校，1912年张謇创办的南通医学专门学校，1918年黄胜白、沈克非等创办的私立同德医学专门学校等。

在国人开办新式医学校的同时，教会及外国人办的医学校也在调整和扩充，尤其是美国洛克菲勒基金会（罗氏基金会）开始涉足中国的医学教育。1909年，洛克菲勒在他的顾问盖茨的

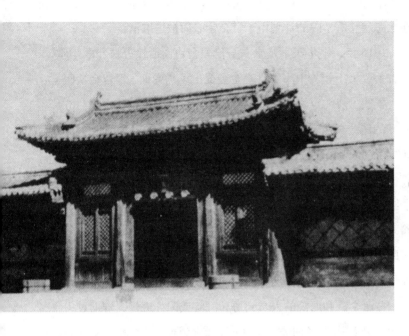

洛克菲勒基金会在豫王府基础上新建北京协和医学院，图为豫王府大门

建议下，开始关注中国的医学教育问题。经过几年的酝酿，1914 年洛克菲勒基金会举行特别会议，讨论在中国开展医学教育的可行性。会议认为基金会应参与中国的医学教育并决定派考察团到中国调查医学教育的情况。1914 年 4 月，考察团对北京、天津、济南、汉口、长沙、南京、苏州、上海、香港、广州、汕头、福州等地的医学院校和医院进行了广泛的调查研究。10 月，考察团向基金会提交了《中国的医学》的报告，赞同在中国举办医学教育的设想，并建议资助一些医学校和医院的发展。1914 年 12 月，洛克菲勒基金会成立了中华医学基金会（China Medical Board），专门管理资助中国的医学教育事务。

1915 年夏，中华医学基金会派遣第二个考察团来中国，成员有约翰斯·霍普金斯医学院的著名病理学家韦尔奇、洛克菲勒医学研究所所长弗莱克斯勒等，对中国的医学与医学教育作进一步考察。这次考察的结果是建议洛克菲勒基金会在北京和上海各办一所医学院。后因第一次世界大战爆发，在上海建立医学院的计划由于资金紧张而被迫取消。

1915 年，中华医学基金会与伦敦会协商后接办协和医学堂，并着手改组工作。中华医学基金会提出以约翰斯·霍普金斯医学院为模式，将北京协和医学院办成高标准的学校，使之能与欧美最好的医学院齐名。应当承认，这个目标基本实现了，至少在 20 世纪 30 年代，协和医学院是远东最好的医学院。

除协和医学院外，中华医学基金会还对湘雅医学院、中央大学医学院、北京医学专门学校、山东齐鲁大学医学院、上海圣约翰大学医学院、香港大学医学校、上海医学院等学校给予过经济资助。同时还资助过芜湖医院、金陵大学的教学医院鼓楼医院、苏州的博习医院、上海的中国红十字会总医院等医疗机构，资助过一些医学院和医院的人员到协和医院或国外进修，资助过中华医学会及其医学名词委员会统一医学名词、翻译医学文献的工作。此外，还资助过定县的农村卫生事业和周口店的古生物学研究等。可见，中华医学基金会已影响到中国医学事业的各个领域。

1930 年，南京国民政府教育部成立医学教育委员会，并请求国际联盟派专家来中国帮助制订医学教育规划。1930 年 9 月，国际联盟派哥本哈根大学的费伯（K. Faber, 1862—1956）在中国进行了三个月的调查，针对中国医学教育、医学校的现状及今后的方针等问题提出了一个详细的报告。鉴于中国缺乏大批医务人员的现状，费伯建议兴办一批独立的医学专门学校，最好每省有一所，而不宜采用外国标准，以便适应中国的疾病情况和经济状况。医学教育委员会采纳了费伯的建议，但指出办医学专门学校只是为了满足迫切需要的权宜之计，最终还应致力于建立高水平的"基础示范医校"，以便更好地发展医学事业。

南京政府成立后至抗日战争前，医学教育取得了一些进步。尤其是一批留学海外的知识分子抱着"科学救国""教育救国"的心愿回到祖国，积极努力工作，对医学教育的发展发挥了重要作用。据 1937 年教育部医学教育调查统计，当时全国有公私立大学医学院，独立医学院，医药、牙科学校及专修科总计 33 所。

在西医办学的刺激下，一些中医也开始创办学校以适应时代的发展。然而，北洋政府时期，中医学校未被列入教育系统，故早期的中医学校多为民间私立，如 1915 年创建的上海中医专门学校，1917 年创办的浙江中医专门学校、兰溪中医专门学校，1918 年创办的上海神州医药专门学校，1924 年创办的广东中医药专门学校等。这些中医学校移植了西医教育的模式，如也编写教材和教学大纲，并增加了西医学及自然科学的课程，在极其艰难困苦的条件下为中医学培养造就了一批承前启后的学术骨干。

1949 年之前，全国高等医药院校仅有 38 所，中等医药学校也只有 124 所，且主要集中在大城市。大多数学校设备简陋，专业甚少，不能满足人民群众的医疗保健需求。中华人民共和国成立后，政府接管了所有医药院校，并对原有院校的布局进行了调整，主要是合并了一些规模较小的医学院，将集中在几个主要大城市的医学院迁到缺乏医学院的内地。院系调整后，医学院从综合性大学里独立出来，充实了师资、设备，对培养医学人才起到了积极作用。不过，在另一方面，独立办医学院后，知识结构比较单一，缺少了相关学科的支持，从长远来看也不利于医学教育的发展。因此，又有了 20 世纪末的院校大合并。

中医教育经过了几次波折，1956 年国家在北京、上海、成都、广州建立了 4 所中医学院，并将南京中医学校改为南京中医学院，同时，在西医院校开设中医系或增设中医课程。从此，中医教育正式纳入国家高等教育的轨道。目前，全国除西藏、青海、海南等少数省区外，各省、自治区、直辖市大都设立了中医学院，有了本科、硕士、博士等多层次的教育，为中医事业培养了大批专门人才。不过，近来也有一些中医提出，西式的学校教育不符合中医的培养特点，中医应当恢复师带徒的教育模式。其实，中医教育模式并不是非此即彼的问题，关键在于是否能满足医疗服务的需求。

1980 年代以来，医学模式转变，也要求医学教育顺应新的模式。我国的医学教育从体制到内容都在不断改革调整中。例如，如何加强医学生人文精神培养、如何丰富医学生的基础知识以及如何培养医学生的科研思维和创新能力等，都是当代医学教育改革需要解决的重要问题。其实，这是医学教育中始终存在的古老问题在不同时期的回音。是的，医学院可以教授基础科学、临床医学、诊断技术、治疗方法，但也能教授同情心、责任感、灵活性和创造力吗？如果能，又如何教呢？或许这就是医学改革者们应当回答的根本问题。

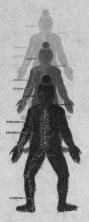

药物治疗革命："魔弹"的发明

　　草药是人类最早认识到的可以缓解或医治病痛的物质。欧洲古代称药物为"drug"，即干燥的草木，我国自古称药物为"本草"，"药"字从草，都表明人类最早使用的药物来自植物。后来人们又发现动物的部分组织以及某些矿物质也可以用来治病。在医疗实践中，人类的药物知识得以逐渐地积累、丰富和完善。

一　早期的药物

　　人类很早就认识到了一些植物可用来缓解病痛。后来，又逐渐学会了对天然植物进行加工处理，以获得更好的疗效，或者减轻毒副作用。例如，中国古代传说商代的伊尹发明了汤液，后演变为中医的汤药。秦汉以后，药物的加工逐渐发展为一门独特的制药技术——药物炮炙，起到了增进药物性能、增强疗效、减轻毒副反应等作用。南北朝时期，雷敩编撰了中国第一部制药专书《雷公炮炙论》，论述了中药炮、炙、煨、炒、锻、水飞、蒸煮等多种方法，使药物更加有效、安全。古罗马医学家迪奥斯科里德（Dioscorides，约40—80）在《药物学》（*De Materia Medica*）一书中介绍了多种药物的制备、用法等，这是西方最早的药物书籍之一。

　　"炼丹"是中国古代的一种方术，是指用金石类药物炼制丹药，特别是试图获得长生不老或羽化成仙的药物。从秦汉到魏晋，炼丹术在我国一直盛行。如著名医药学家葛洪（约283—343）曾著有《抱朴子》，专门讨论炼丹问题。书中记载有当时的炼丹原料，如雄黄、胆矾、矾石、硝石、云母、磁石、铁、食盐、锡、砷等，也有炼制方法，如丹砂烧之成水银，积变又还成丹砂等。尽管炼丹术并不能达到方士求仙的目的，但从客观效果上看，通过炼丹积累起丰富的冶炼经验和化学知识，扩大了药物的应用范围，促进了制药技术的发展。唐代炼丹术又有发展，已能炼制轻粉、红升丹、白降丹，为皮科、疮科用药，至今仍是中医外科常用药物。

　　公元9世纪，在中国炼丹术和古罗马炼金术的影响下，阿拉伯的炼金术兴盛起来。许多有名的阿拉伯医生，如欧洲人称为该伯（Geber）的阿拉伯药物学家 Jabir ibn Hayyan（721—815）、雷塞斯（Rhazes，865—925）等都热衷于炼金术，尤其关注炼制方法。在这一过程中，阿拉伯人发明了硝酸、盐酸、硫酸和王水的

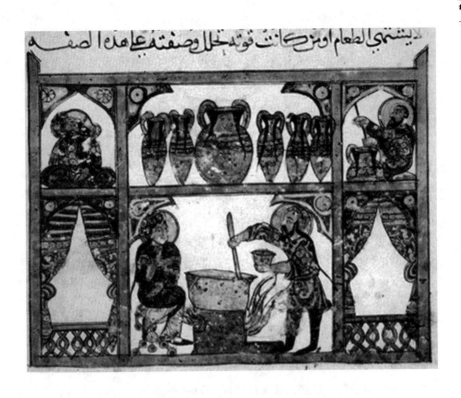

制作方法。阿拉伯人还创办了世界上最早的药房，开设了最早的药厂，至今西方各国那些兼营苏打水、饮料的小药店也还是源自阿拉伯药房的模式。

● 阿拉伯医生
在制药

　　中世纪后期的十字军东征使欧洲人接触到阿拉伯的文化与科学，炼丹术也随之传到了欧洲。13 世纪中叶，炼丹术士炼制了一种透明的、可以燃烧的"水"（即酒精），当它化作蓝色的火焰之后便消失得无影无踪，而当人们饮用后，又会有精神兴奋、飘飘欲仙的感觉。于是，人们认定它就是"长生之水""生命之水"。"生命之水"的发现掀起了西欧炼丹的高潮。酒精是良好的有机溶剂，确实可以用它从植物中萃取多种有机化合物。因此，医生们也常用"生命之水"浸泡各种药物，以提取药物中的精华，提高药物的功效。

　　16 世纪，帕拉塞尔苏斯（Paracelsus，1493—1541）抛弃了传统的炼丹术概念，将炼丹转变为炼制药物。他认为人体是一个炼丹系统，由硫、汞、盐三元素构成。人体的疾病源于体内三元素比例的失调，治疗疾病应当采用输入元素的方法来恢复体内元素间的平衡，而输入元素的方法即给病人服药，主要是矿物类药物，而不是动植物药，因为硫、汞、盐三元素在矿石中含量最丰富。炼丹术的目的也在于提炼矿石中的这些元素。帕拉塞尔苏斯推荐使用锑、砷、铜、铁等各种各样的矿物作为药品，介绍用水银治疗梅毒的方法。在帕拉塞尔苏斯之前，西方与中国一样，治病主要用植物或动物药，因为动植物体中含有丰富的"液体"，有助于病人恢复体液的平衡。在帕拉塞尔苏斯的影响下，欧洲医生开始大量使用矿物药，药物变为以无机药为主，医药化学也在此基础上发展起来。

17 世纪，耶稣会士将一种被称为秘鲁树皮或金鸡纳树皮的药物从美洲带回欧洲。传教士将树皮碾成粉末用于治疗发热的病人，具有独特的疗效。金鸡纳树皮不仅对疟疾有特效，也可以广泛用于各种发热，甚至还可以作为滋补药品，因而成为传教士行医传教的法宝。

1692 年，康熙皇帝（1662—1722 年在位）患热病，隔日发作，太医束手无策。于是，朝廷颁布告示，要求有谁知道治疗这种病的方法务必向朝廷报告。有一和尚声称能治，他让人从井里打一桶水，倒满一杯后，把水放在太阳下，举起双手，以目望天，然后以一百种奇异的姿态，朝拜四方，礼节完毕，让病人跪着喝那杯水，等待痊愈。不过，这一方法并不灵验。法籍耶稣会士洪若翰（Jean de Fontaney，1643—1710）将从印度寄来的金鸡纳树皮送到朝廷，宫中三个试药的病人服用了此药后很快就痊愈了，康熙皇帝服用后也有同样的效果。康熙病愈后对传教士大加奖赏，不仅允许传教士在京城传教，还划拨地方让他们盖了教堂。

二 药物的实验研究

药物治疗的发展是伴随着药理学的建立而实现的。19 世纪初，医学家们开始用动物实验和化学分析的方法，研究药物的化学成分、性质、药理作用及毒性反应等。其发展可分为三个方面：

一是用化学方法提取出植物的有效成分。这一阶段医学家们从多种植物中获得了具有药理作用的有效成分。

二是用实验生理学方法研究药物对各器官的作用。也可以说，直至 19 世纪，药物学才真正成为一门科学。当时，研究人员首先在动物身上进行药物的实验研究。在取得了确切的证据之后，再在人身上加以证实，进一步验证药物的生理作用、治疗效果及毒副作用。

通过对药物的科学研究，医学家们发现了历史上通用的一些药物的作用机理，同时也发现了许多常用药物实际上没有什么作用。1819 年，马根迪（F. Magendie，1783—1855）通过实验确定了盐酸士的宁引起肌肉僵直的作用部位在脊髓；1856 年，伯尔纳（C. Bernard，1813—1878）利用蛙坐骨神经腓肠肌标本，确定了筒箭毒碱松弛骨骼肌的作用点在神经肌肉接头。这一阶段对药物的作用及作用部位的研究取得了许多成果。

三是用生物化学方法对药物在体内的代谢过程进行研究。德国药理学家施米德贝格（O. Schmiedeberg，1838—1921）开创了研究药物在体内如何解毒、如何代谢的新领域。他参与创办的《实验病理学和药理学学报》多年来一直是世界上最重要的药理学杂志。

此外，化学工业和有机化学的进展，使药物的精制和合成也迅速发展起来。

医学史十五讲（第二版）　Fifteen Lectures On A History of Medicine (2nd ed.)

三　寻找"魔弹"

　　长期以来，感染性疾病一直是威胁人类健康的主要疾病。19世纪后半叶，随着病原生物学的迅速发展，各种引起人类疾病的微生物和寄生虫陆续被发现，它们严重危害人类健康和生命疾病的原因逐渐被揭示出来，从而为人类寻找预防和治疗这些疾病的方法指出了一个方向，即寻找能杀灭这些病原体的药物。

　　保罗·艾利希（Paul Ehrlich，1854—1915）生活在德国科学技术发展的黄金时代。19世纪德国的化学工业、染料工业、制药工业发展迅速。人们在应用染料的过程中发现，这些化合物不仅可以给布料、毛皮染色，而且还可以使动物组织着色。更为有趣的是，有些染料能使某些特定的细胞着色，还有一些染料能使细胞的某一部分而不是整个细胞着色。于是，染料成了科学家观察有机体结构的一种非常有用的工具。医学家开始用特殊染料使有机体的组织和细胞染色，在显微镜下进行观察研究。

　　艾利希的叔父魏格特（C. Weigert，1845—1904）是德国著名的病理学家和组织学家，也是细菌和组织染色方法的创立者。在叔父的影响下，艾利希对化学染料与有机体组织细胞染色的关系产生了极大的兴趣，并开始研究某些化学物质对动物组织的作用。在大学期间，他观察到人体的不同组织和器官对特定的化学物质可能存在着不同的"亲和力"。他的博士论文《关于染料应用于显微镜观察的理论和实践问题》的主要内容就是关于应用各种苯胺染料进行动物组织染色的理论和技术。艾利希的问题似乎相当简单，即为什么特定的化学物质能与特定的组织、细胞、亚细胞成分或微生物结合？然而，这一问题实际上包含了艾利希关于染料和染色方法的许多设想，奠定了他以后进行医学研究的思想基础。

　　获得博士学位之后，艾利希转向了人体免疫力的研究。1892年艾利希和贝林成功研制出白喉抗毒素。这种抗毒素是一种能够

208

中和白喉杆菌毒素的含有抗体的血清。艾利希发明了用这种抗毒素预防白喉的方法。由于这一成就，他被聘为柏林大学的教授。1896年，德国政府为白喉抗毒素的成功所鼓舞，设立了血清研究所，聘请艾利希任所长。艾利希不久又发现存在着一种既有免疫原性又有反应原性且无毒的白喉毒素形式，他称这种物质为"类毒素"（toxoid）。这种类毒素后来由拉蒙（G. Ramon, 1886—1963）人工制备，可用作白喉的主动免疫。他还发现血清中抗毒素的量受到多种因素的影响而发生明显的变化，因而必须制定一种标准以便精确地测定抗毒素；接着他以白喉抗毒素血清为模型完成了以"单位"测定抗毒素的量的课题，推动了血清疗法的应用和发展。

艾利希总结了这一时期免疫学研究的成果，提出了体液免疫理论——"侧链说"。"侧链说"认为，细胞是装备有侧链（后来他改称为"受体"）的巨大分子，这种受体除了负责与食物相结合的营养受体外，还有与毒素相结合的受体。当细胞受到毒素作用后，大量地产生这种受体，从细胞上脱落下来进入到血流中，中和毒素，此即为抗毒素。如果抗毒素产量不足，细胞便与毒素结合，从而受到损害。这是第一个有广泛而深远影响的体液免疫理论。为此，他与梅契尼科夫共同获得1908年诺贝尔生理学或医学奖。

在从事人体免疫系统抗病能力研究的过程中，艾利希发现许多疾病仅凭人体自身的免疫力是抵抗不了的。他反复思考着这样一个问题：人体内不能产生的抗体，能不能在试管里制造出来呢？他开始考虑应用合成化合物制造药物的可能性，希望找到某种化学药品来帮助人体同疾病作斗争，并设想这类化学药物应该是一种既可杀灭病原微生物又不损伤人体的"魔弹"。

1902年，法国巴斯德研究所的拉弗兰（C. L. A. Lavenran, 1845—1922）和梅斯尼尔（F. Mesnil, 1868—1938）已发现用一种名为砷化钾的化合物，可在受锥虫（一种引起非洲睡眠病的寄生虫）感染的小鼠血液中消灭锥虫。遗憾的是他们没有继续深入研究。1904 年，艾利希和秦佐八郎（1873—1938）发现一种叫锥虫红的染料，这种染料可以杀死实验鼠体内的锥虫。然而，以后的实验证明锥虫红应用于其他感染动物，包括人，效果不佳。

艾利希经过分析发现，锥虫红的药效主要来自其中所含的氮原子。他考虑到砷原子的化学性质与氮原子十分接近，于是设想用砷化合物来代替锥虫红再进行试验。就在此时，一位名叫托马斯（H. W. Thomas, 1875—1931）的英格兰科学家发现了一种名为"阿托西"（atoxyl）的含砷药物，比拉弗兰和梅斯尼尔发现的砷化钾杀灭锥虫的效果更好。托马斯的发现立刻引起了艾利希的重视。砷化合物都是有毒的，当时人们知道在所有的砷化合物中，只有一种化合物毒性最小，艾利希从研究这种砷化合物的分子结构开始，并通过对这种砷化合物的结构加以改变来观察疗效，但一直未获得满意结果。

1909 年，日本人秦佐八郎到艾利希的研究所留学。为了学习实验技术，秦佐八郎重复了艾尔利希做过的一些实验。偶然间，秦佐八郎对"606"号药品作了重复实验，结果发现它是一种杀灭梅毒螺旋体的有效药物。经过反复多次实验后，艾利希于 1910 年宣布了这一重要的发现，并将这种药物命名为"洒尔佛散"，意思是"安全的砷"。

"606"的发现，立即引起了极大的轰动，因为在当时梅毒被认为是一种不治之症，最后将导致病人疯狂和瘫痪。"606"的发现和应用，成为人类运用化学疗法治疗由病原微生物引起的疾病的第一个重大胜利。

从"606"开始，用特定药物治疗特定疾病的想法吸引了越来越多的追随者。苦心孤诣地为每种疾病寻找它的特效药，自此以后在医学界蔚为风气，以至于人们把这一潮流形象地命名为"寻找魔弹"。寻找"魔弹"打败疾病，成为今日医学界的主流思路。

四　从磺胺到青霉素

1927 年，药物学家多马克（G. Domagk，1895—1964）应邀领导德国拜尔制药公司实验室的药物研究工作。多马克受艾利希在染料中发现药物的启发，决定从偶氮化合物中筛选药物，经过三年的不懈努力，终于从一千多种偶氮化合物中发现了一种橘红色化合物，对治疗小鼠链球菌感染特别有效。他将这种化合物命名为"百浪多息"。第一个接受这一新药物治疗的是多马克自己的女儿。她的手指因划破而感染，继而引起化脓、肿胀，全身发热，出现败血症症状，用药后也不见好转。多马克仔细检查了女儿的伤口，在显微镜下看到伤口渗出液有大量的链球菌。他立刻想到了自己刚发现的百浪多息，这种药物还未经过临床实验，但面对女儿的危重病情，他决定冒险一试。他女儿用药后，奇迹般地康复了。

后来的临床研究表明，百浪多息在治疗妇女产褥期败血症方面特别有效，该病也是由链球菌引起的，是一种严重威胁产妇生命的疾病。百浪多息的发现使医生们找到了治疗链球菌感染引起的败血症的药物，使这种疾病的死亡率迅速下降到 15% 以下，挽救了成千上万人的生命。多马克由于这一发现而获得了 1939 年的诺贝尔奖。遗憾的是，由于纳粹政府的阻挠，当时他未能领奖。直到第二次世界大战结束后，他才赴斯德哥尔摩补领奖章和奖状，而按诺贝尔奖的规定他没能拿到奖金。

百浪多息被发现后，法国巴斯德研究所对百浪多息展开了全面的研究，不久科学家发现百浪多息杀灭链球菌的有效成分是磺胺，于是磺胺很快就代替了百浪多息。

虽然人们将青霉素的发现归功于英国医学家弗莱明（A. Fleming，1881—1955），但实际上早在弗莱明出生之前，英国著名外科医生李斯特（J. Lister，1827—1912）就曾用青霉菌治疗过一位病人。此外，牛津大学医学教授桑德森（J. Sanderson，

1828—1904）也曾观察到在青霉菌存在的情况下，其他细菌不能生长的现象。然而，简单地将青霉菌的培养物涂到暴露的伤口上，治疗效果并不令人满意，因为需要一定浓度的青霉素方能发挥作用。

寻找抗菌物质一直是弗莱明最感兴趣的研究工作。1921年，弗莱明在病人的鼻腔分泌物中发现了一种他称为溶菌酶的物质。起初，他认为这是一种非常有希望的治疗药物，然而进一步研究却发现溶菌酶仅对无害的细球菌有溶解作用，而对其他微生物无甚效果。

1928年夏末，当时在度假中的弗莱明顺便回到实验室，在许多等待检查后丢弃的培养皿中，他注意到了一个由霉菌污染的培养皿，污染处周围的葡萄球菌显示出已被溶解。于是，弗莱明开始观察这种霉菌，以及它与各种病原菌的作用。然而，要提取霉菌的培养物相当困难，无法进行下一步的研究。1929年，弗莱明在《英国实验病理学杂志》上发表了《论青霉菌培养物的抗菌作用》的论文。

由于缺乏有效的提取技术，青霉素在发现后的十年里一直未显示出其治疗价值。直至1940年，在牛津大学病理学系弗洛里（H. W. Florey, 1898—1968）领导的一个实验室里，青霉素的纯化才取得了重大进步。弗洛里成功地生产出能抑制细菌生长的青霉素，他写道："青霉素钠盐的第一个制备物显示出毒性如此之小，的确是相当幸运的。虽然其中包含了99%的杂质，但抗菌活性依然很大。"

弗洛里清楚地认识到青霉素的成功将挽救无数病人的生命，它将成为杀灭细菌的强有力武器。为了使青霉素能大量生产，弗洛里寻求英国政府的支持。遗憾的是，当时英国政府正穷于应付德军的狂轰滥炸，拿不出更多的钱建立新的工厂，而现有的制药厂不是遭到破坏，就是忙于生产战时急需药品，不愿为生产新药而冒风险。于是，弗洛里不得不前往美国寻找资助。

美国洛克菲勒基金接受了弗洛里的申请，决定建立一座新型的青霉素制造工厂。在生物化学家钱恩（E. B. Chain, 1906—1979）领导的研究小组努力下，弗洛里获得了青霉素的纯品。1942 年 3 月 14 日，在美国，第一个病人接受了青霉素商业产品的治疗。青霉素的成功轰动了全世界。在第二次世界大战后期，青霉素挽救了无数伤病员的生命。因此，人们将青霉素与原子弹、雷达一起并列为第二次世界大战中的三大发明。不同的是，原子弹和雷达是用于战争，而青霉素则用于挽救生命。弗莱明、弗洛里和钱恩因为青霉素研究而分享了 1945 年的诺贝尔生理学或医学奖。

在青霉素应用于临床，有效地治疗了多种致病微生物引起的疾病之后，人们期望能找到治疗当时广泛流行的疾病——结核病的有效药物。实际上，早在 1932 年，美国防痨协会就委托罗格斯大学土壤微生物学教授瓦克斯曼（S. Waks-

● 弗莱明因发现青霉素获得诺贝尔奖后的庆祝场面

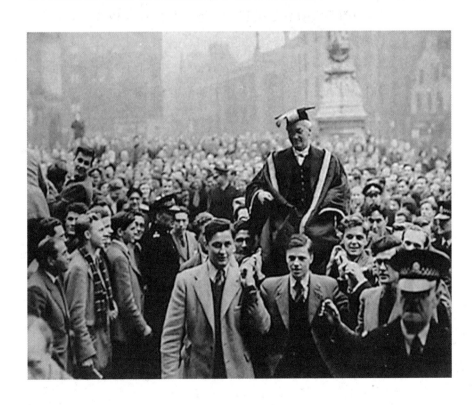

man，1888—1973）研究结核杆菌在土壤中的生长繁殖情况。1939年，美国最大的制药厂默克公司资助瓦克斯曼研制抗生素。在研究中瓦克斯曼发现了一种像细菌的丝状微生物——链丝菌属能够杀死其他细菌，而自己保持生存，而且还可以杀灭像结核杆菌那样的青霉素无法杀死的细菌。

1943 年，瓦克斯曼和助手分离到一株灰色的放线菌，它能产生一种抗生素，对多种革兰氏阴性杆菌和结核杆菌有抑制作用。瓦克斯曼将它命名为"链霉素"。1944 年 1 月，瓦克斯曼发表了一篇简短的研究报告，此时他并未看到自己的发现对医学的意义。但是，这篇报告引起了明尼苏达州罗彻斯特梅奥医院的费德曼（W. H. Feldman）和欣肖（H. C. Hinshaw）的注意，当时他们正在研究治疗结核病的药物。他们立即与瓦克斯曼和默克公司取得联系，获得了药物进行感染豚鼠的试验治疗，成功后又进行了人体试验。经过大量临床实验，证明了链霉素对于结核杆菌具有强大的杀伤力。瓦克斯曼也因此获得 1952 年度诺贝尔生理学或医学奖。

链霉素的发现，不仅标志着抗结核杆菌药物的一个转折点，同时还促使更多的科学家从事新的抗生素的研究工作，形成了寻找抗生素的热潮。不久以后，放线菌素、土霉素、金霉素和新霉素相继问世。昔日曾被认为是不治之症的许多疾病，由于抗生素的应用而被征服了。

目前，人类已经发明的对付细菌感染的抗生素超过百余种，而且还在继续研究开发新的抗生素。然而，随着抗生素的广泛使用，其疗效却逐渐下降。青霉素原来可以杀死一切金黄色葡萄球菌，而现在则只能杀死其中 10% 的菌株。由于滥用抗生素造成的抗药菌株的迅速增加日益引起医学界的关注。我们应当注意到，抗生素是大自然创造的，是某些生物为了维持自己的生存制造的能杀灭其他生物的物质，而生物是不断进化的，在抗生素应用过程中，遗传抵抗力较弱的细菌消失了，而遗传抵抗力较强的细菌可繁殖出新的具有抗药性的菌群。有证据显示，微生物适应环境的能力要大大超过人类发现消灭它们的方法的能力。因此，我们应当正确地使用抗生素，防止滥用抗生素，让抗生素更好地为增进人类健康服务。

五　维生素的发现

维生素的发现是 20 世纪医学发展的重大成就。维生素的发现使人们认识到另一大类与感染性疾病原因迥异的病——营养缺乏性疾病的原因，这让医学界对人类发病机制的认识又深化了一步。

1906 年，英国生物化学家霍普金斯（F. Hopkins）通过实验发现，仅用蛋白质、碳水化合物和脂肪不能维持实验动物的生命。1912 年他试验仅用酪蛋白原、蔗糖、淀粉、猪油和盐喂老鼠，不久老鼠即停止发育而死亡；但是每天加入少量牛乳喂老鼠，老鼠则发育极好，因此他认为牛奶中存在一种"辅助的食物因子"。霍普金斯的工作确认了食物中含有某些生命所必需的微量物质（后来被称为维生素）。

从食物中分离出上述微量物质，是维生素研究的真正开始。1912 年，日本的生化学家铃木岛村和大岳从稻米壳中提取出一种抗脚气病的物质。1913 年，美国化学家麦科勒姆（E. McCollum）和戴维斯（M. Davis）在黄油和蛋黄中发现了另一种生命必需的脂溶性微量因子。1920 年，英国生化学家德拉蒙德（J. Drummond）将后者命名为维生素 A、前者命名为维生素 B。

1930 年，人们已经知道维生素 B 是包含多种成分的一组同系化合物，对它们的命名按序数排列从 B_1 到 B_{14}。常见的 B 族维生素包括维生素 B_1、B_2、B_6、B_{12} 及泛酸、烟酸、叶酸和生物素等。维生素 B_1 是艾克曼（C. Eijkman）发现的，缺乏时会引起脚气病。1933 年，美国化学家威廉斯（R. Williams）经过二十年的艰苦研究，分离出 B_1，并阐明了它的化学结构。1926 年，迈诺特（G. Minot）和墨菲（W. Murphy）给病人吃动物肝脏，治愈了恶性贫血。1948 年，立克斯（Rickes）等从肝脏浓缩液中分离出微量的红色结晶化合物维生素 B_{12}。1955 年，英国化学家霍奇金（D. Hodgkin）测定了维生素 B_{12} 的结构。随后美国的伍德沃德（R. B. Woodward）历时十一年之久，合成了维生素 B_{12}。

维生素 C，又称抗坏血酸。其实它原本是第一种引起人类关注的维生素。18 世纪中期，英国皇家海军的远航军舰上坏血病猖獗。军医林德（J. Lind）根据两个世纪前荷兰海军的经验，建议用柑橘和柠檬的果汁治疗坏血病人。这种疗法非常见效，后来英国海军甚至颁布命令将柠檬汁当作军需食品的一种。不过，那时的医生还不知道柠檬汁治疗坏血病的有效成分是它富含的维生素 C。1928 年，美国化学家圣乔其（A. Szecnt-Gyorgyi）从卷心菜中分离得到维生素 C。1933 年，美国匹兹堡大学的金（C. G. King）确定了维生素 C 的结构。维生素 C 在血液中有抗凝血作用。1970 年代，有人报道维生素 C 能预防和治疗动脉硬化症以及降低血液中胆固醇含量，并有防止感冒和预防癌症的功效。美国化学家鲍林（L. C. Pauling）著文说明大量摄入维生素能防止感冒，于是全世界维生素 C 销量猛增。但也有人提出异议：过量服用维生素 C 会造成贫血；一旦停用或仅服用普通剂量，也可能患维生素 C 缺乏症。

1913 年，美国的麦科勒姆（E. McCollum）及其同事在鱼肝油中发现了维生素 D。1921 年，麦科勒姆指出，即使食物中缺乏维生素 D，如果经常晒太阳也不会出现佝偻病。1926 年，英国的生物化学家罗森海姆（O. Rosenhelm）和韦伯斯特（T. A. Webster）发现阳光能将麦角甾醇转变为维生素 D。维生素 D 的主要作用是促进钙的吸收及骨骼的形成。

目前我们已逐步认识到维生素是人体六大营养要素（脂肪、

糖、蛋白、盐类、维生素和水）之一，大多数必须从食物中获得，仅少数可以在体内合成或由肠道细菌产生。迄今为世界公认的维生素有 14 种，可被分成脂溶性维生素和水溶性维生素两大类。脂溶性维生素包括：维生素 A、维生素 D、维生素 E、维生素 K；水溶性维生素包括：维生素 B_1、维生素 B_2、维生素 B_6、维生素 B_{12}、泛酸、烟酸、生物素、叶酸、胆碱、维生素 C。维生素的发现不仅极大地提升了对营养缺乏性疾病原因的认识，为消除营养缺乏性疾病奠定了基础，而且促进了营养学的迅速发展，对增强人类体质、增进健康产生了巨大的推动作用。

六　胰岛素的发现

早在 1876 年，医学家已发现糖尿病与胰腺功能之间有密切的关系。1899 年，德国医学家麦林（B. Mering）和俄国医生明可夫斯基在给狗做胰腺切除手术时，发现狗出现类似人类糖尿病的症状，这是把胰腺同糖尿病联系起来的最早记录。1909年，法国生理学家梅耶（J. Meyer）将胰腺分泌的激素命名为胰岛素。医学家曾试图用口服胰腺提取物来治疗糖尿病，但效果不佳。因此，医学家希望寻找到一种可注射的、有活性的胰腺提取物。

成功地完成胰岛素提取工作的是加拿大医生班廷（F. Banting）。班廷原在多伦多大学神学院学习神学，但在大学一年级的时候，他的母亲不幸因病去世，失去母亲的痛苦使他决定改学医学。从医学院毕业后，班廷做了一名临床医生，同时在西安大略大学医学院兼授解剖学和生理学。1920 年秋，在准备为学生讲授糖代谢的课程时，班廷发现几本教科书对胰腺的讲解都非常有限，如已知切除实验动物的胰腺可引起糖尿病，但结扎胰导管致使胰腺萎缩后，实验动物并不发生糖尿病。于是，班廷设想一定是胰腺中存在着某种物质在起作用。1921年，班廷找到多伦多大学生理学系麦克劳德（J. Macleod）教授，希望利用他的实验室进行胰腺研究，经过几次斡旋，最终获准在暑期到实验室进行两个月的研究工作。班廷和助手贝斯特（C. Best）在麦克劳德的指导下开始了实验研究，但不久麦克劳德就到苏格兰度假去了，班廷和贝斯特只得独自摸索。实验起初一直不顺，但到7月底，他们终于从狗的胰腺中分离出一种物质，用于治疗患糖尿病的狗获得成功。多年来许多医学家一直未能完成的研究，却由两个无名的青年人在一个暑假内完成了。

麦克劳德休假回来后，对研究结果十分满意，并立即着手进一步提取更纯净的胰岛素的工作，指派生物化学家柯立普（J. Collip）参与胰岛素的提纯实验。1922年1月11日，他们将胰岛素注射到一位14岁的因患糖尿病而垂死的男孩身上后，他的血糖水平几乎立即下降了。不久，他们又在几位成年病人身上进行试验，也获得了成功。胰岛素治疗糖尿病的消息立刻轰动了全世界。1923年，诺贝尔奖委员会将诺贝尔生理学或医学奖授予了班廷与麦克劳德。班廷则认为他的助手贝斯特也应获得奖励，于是他将自己的一半奖金分给了贝斯特；麦克劳德也将自己的奖金分了一半给在胰岛素提纯中作出贡献的柯立普。

胰岛素的发现，使糖尿病从不治之症成为可治之病。直至今天，胰岛素依然是治疗糖尿病的重要药物。

七　分子生物学与新药物

20世纪以来，科学技术的发展推动了现代生物技术的建立。早在1956年，奥乔亚（S. Ochoa，1905—1993）和科恩伯格（A. Kornberg，1918—2007）就分别发现了能催化合成DNA和RNA的工具酶，并采用人工方法成功合成了DNA和RNA，使人类首次掌握了遗传基础物质的制备技术。1960 年代瑞士学者阿尔伯（W. Arber，1929—　）等发现了脱氧核糖核酸限制性内切酶。1970 年，美国科学家史密斯（H. O. Smith，1931—　）纯化了限制性内切酶并确定了其识别和切割 DNA 的特性。此后几年发现了数百种内切酶，推动了重组 DNA 技术的创立和遗传工程的迅速发展。

1983 年，聚合酶链式反应技术（PCR）在美国学者穆里斯（K. B. Mullis，1945—　）等人的努力下建立起来，并在 1980 年代得到不断完善。该技术由于能在很短时间内精确复制百万个同一 DNA 片段，极大地扩展了遗传物质鉴定和操作的可能性，因此在不到十年的时间里，成为世界各国分子生物学实验室里的常规技术，并在医学及其他领域获得广泛应用。

1997 年，克隆（Clone）技术取得了突破性进展，英国

● 基因治疗

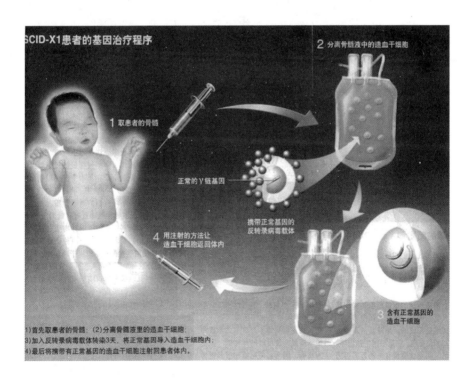

罗斯林研究所的威尔穆特（Ian Wilmut）博士领导一个由 12 名科学家组成的研究小组首次成功用体细胞无性繁殖出绵羊"多利"。1990 年代以来，美国率先提出并开始实施"人类基因组计划"（Human Genome Project，HGP），进一步促进了一系列相关技术的发展。生命科学领域不断涌现的这些高新技术，以及这些技术所表现出来的巨大应用潜力，对于同属生命科学的医学科学来说无疑具有重大和深远的意义。

20 世纪下半叶，新生物技术在医学各个领域得到越来越广泛的应用，除了在科研领域一些相关技术成为各类实验室的工具和手段之外，其应用主要集中在两个方面，即基因治疗和开发基因工程类新药。

基因治疗（Gene Therapy）是利用基因转移技术将正常的外源基因导入靶细胞内，以纠正或补偿基因缺陷，达到治疗疾病目的的一种高技术。1980 年，美国学者克莱因（M. J. Cline）等为两名患地中海贫血的病人进行了首次基因治疗，但以失败告终。1983 年，曼（R. Man)等构建了包装细胞系，基因治疗又见曙光。1986 年，科恩（D. B. Kohn）等把载有腺苷脱氨酶（ADA）基因的逆转录病毒载体导入灵长目动物，获得了持续表达。1990 年，美国国家卫生研究院下属的 DNA 重组委员会批准了第一例人体基因治疗（ADA 缺乏症），治疗获得成功。尽管目前基因治疗还远没有达到人们理想中那种通过基因补缺、置换等手段根治遗传病的水平，无论在技术上还是伦理上都还存在许多问题，但是，由于其潜在的治疗价值和巨大的经济利益，世界各国批准的基因治疗方案都在逐年增加。

利用基因工程开发新药是现代生物技术的另一应用。其核心技术就是在基因水平上对生物体进行操作，以达到物种之间遗传信息的转移，从而培育出具有治疗效果的新的生物药物。1974 年，美国生化学家科恩（Stanley Cohen）等将外来基因插入活的有机体的实验获得成功，揭开了转基因技术应用的序幕。1977

年，美国科学家首先应用遗传工程从大肠杆菌中生产激素获得成功。1979 年，美国南旧金山基因技术公司用细菌生产出人的生长激素。1982 年，美国推出的新型胰岛素也是将人类的基因插入动物体内获得的。此后又有转基因猪、转基因鼠以及转基因羊等为生产新药或生物制品而陆续诞生。1992 年，荷兰培育出世界上第一头转基因牛，该牛植入了人促红细胞生成素基因，其蛋白质能刺激红细胞生成，是治疗贫血的良药。

然而，新技术和新产品在给人类医疗保健带来好处的同时，也产生了一系列问题甚至危害。人们最担心的是巨大的商业利益会导致轻率地利用生物技术，将人类基因不断地用于生产商品，以及物种之间的基因不断地被人为转换，最终会导致生态系统不可逆转的破坏。在使用生物工程技术生产药品时，人们逐渐也发现了原来没有预料到的危险，如 1980 年代末欧洲学者在对服用生长激素的人群的调研中发现，该药可诱发白血病，这使人们不得不考虑大量地生产和使用基因工程类药物的安全性问题。总之，20 世纪生物技术的发展及其在医药领域的应用，为我们展示了一幅美好的前景，它可能在未来有助于解决许多当代没有解决的医学难题；但科学技术也是一把双刃剑，在为人类创造福利的同时，如果应用不当也会带来问题和麻烦，这是需要格外重视的一个问题。

现代药物的发展为人类医治各种疾病带来了希望，以往许多被认为是不治之症的疾病都得到了有效的治疗。不过，有些药物在使用一段时间后，毒副作用逐渐显现出来。如 1960 年代发生在欧洲的"反应停"事件：这种药物本来是用于缓解怀孕期间的晨吐症状，原本被认为对孕妇是安全的，但临床应用一年多后导致超过 1 万新生儿发生肢体缺陷，引起人们对药物安全的巨大担忧。1971 年，医学家发现服用乙烯雌酚预防流产的妇女，生下的女孩患阴道癌的风险很高。这些危害的暴露使得医学界不得不更加严格地评估药物的效用和安全性问题。更令人担忧的是滥用抗生素所导致的耐药菌株的增多，以及医源性和药源性疾病，即由于药物或诊断治疗过程而导致的疾病。这些都是医学发展过程中出现的未曾料到的后果。如何正确认识与处理现代药物发展中出现的问题，是医学界乃至整个社会不得不面临的严峻挑战。

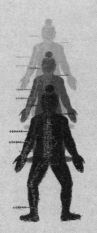

现代社会的疾病：从艾滋到新冠

20 世纪中叶以前，各类传染病一直是威胁人类健康的主要疾病。随着抗生素、化学药物、疫苗等的广泛应用，急性传染病的发生和流行得到了有效的控制，病死率也明显下降。在美国，传染性疾病及因感染造成的死亡人数，已从 20 世纪初的每年 580 人 /10 万人口降到 1970 年代初的每年 30 人 /10 万人口。西方发达国家的人们都乐观地相信，大多数传染病已经基本被消灭，剩下的部分也可以通过免疫和应用抗生素得到控制。然而，当人们冷静地分析疾病趋势时，却惊讶地发现，传染病依然还在危害人类的健康。在世界卫生组织发布的危害人群健康最严重的48种疾病中，传染病和寄生虫病占40种，发病人数占病人总数的85%。

1960年代以后，老的传染病虽然得到了有效的控制，新的传染病却不断出现。新发现的传染病和病原体有三十多种，如1960年代的库鲁病，1970年代的军团病，1980年代的艾滋病等。在20世纪末，一连串传染性疾病的爆发，如1992年西非出现的拉沙热（Lassa），1995年扎伊尔的埃博拉（Ebola）流行和巴西的萨比西病流行等，表明传染病依然是公共卫生不发达地区的主要问题。即便是发达国家和地区也同样遭受到传染病的侵袭，如1993年和1996年大肠杆菌分别污染了美国和日本的食品；1996年英国的"疯牛病"搅得嗜吃牛排的英国人人心惶惶；1997年香港的"禽流感"使香港人忧心忡忡。进入21世纪后，从2003年SARS的流行、2012年MERS的流行到2019年年底出现的新冠疫情，一再向全世界敲响了警钟，提醒人们：人类同传染病的斗争远没有结束，传染病不仅危害到个人的健康和生命，而且也深刻地影响着人类的社会生活。任何忽视传染病的观点都是幼稚与肤浅的。

一、艾滋病：从疾病史到社会史

艾滋病全称为"获得性免疫缺陷综合症"（Acquired Immune Deficiency Syndrome, AIDS）。1981年，美国疾病控制中心在《发病率与病死率周报》上公布了第一批后来被确认为艾滋病的病例报告，报告上提到的5名患者均为感染卡氏肺囊虫病的男同性恋者。1982年，美国疾病控制中心和美国医学会的学术刊物上首次使用了"艾滋病"（AIDS）一词。1983—1984年，法国巴斯德研究所和美国国立癌症研究院分别公布了对艾滋病病毒（HIV）

的发现性研究成果。1980 年代后期，鉴于艾滋病在全球有蔓延之势，世界卫生组织（WHO）于 1987 年成立"全球艾滋病规划机构"（GPA）。1988 年，联合国大会通过决议，将每年的 12 月 1 日定为"世界艾滋病日"（World AIDS Day）。艾滋病的防治已成为当今世界传染性疾病防治的重大课题。

1. 艾滋病的发现

1981 年 6 月 5 日，美国洛杉矶的戈特利布（Michael Gottlieb）医生等在美国疾病中心（CDC）的《发病率与病死率周报》（*MMWR*）上发表了他们从 1980 年 10 月至 1981 年 5 月收治的 5 例患有卡氏肺囊虫肺炎（PCP）的同性恋男子的报告。同年 7 月，纽约和旧金山的医生报告在同性恋男子中发现 26 例卡波西肉瘤（KS）患者，这是一种过去仅见于老年且发病率极低的肿瘤。这种在短期内出现的集团发病倾向立即引起了医学家的关注，CDC 的专家在 *MMWR* 的编者按中提出了"这些病人都是同性恋者的事实，提示同性恋生活方式与肺囊虫肺炎流行之间存在着某种联系"的"生活方式模式"的假设。由于病人都是同性恋者，所以医学家对这种疾病的最初命名是"同性恋相关免疫缺陷症"（gay-related immunodeficiency，GRID）。

根据这种假设，CDC 成立了一个特别工作组，负责监视这种新出现的疾病以及寻找其原因。经过几个月的调查和回溯性研究，流行病学专家发现两种行为模式——性乱和吸毒与 GRID 高度相关。临床研究发现 KS 和 PCP 病人都有巨细胞病毒（CMV）感染。因此，CDC 从流行病学角度提出 CMV、亚硝酸戊酯和毒品是引起这种疾病的三种可能性原因。那么，CMV 与"生活方式模式"之间怎样联系呢？杜拉克（David T. Durack）提出了一种疾病的多因素模型：性传播病毒感染（如 CMV），性刺激剂（如亚硝酸戊酯）引起易感者的免疫抑制，然后引发临床症状，如 KS 或其他肿瘤、严重的机会感染等。

1982 年年初，美国国立卫生研究院的格代尔（James Goedert）等对 KS 与亚硝酸戊酯的关系进行了研究，结果表明亚硝酸戊酯吸入可造成同性恋男子的免疫缺陷。与此同时，纽约的研究人员进行了病例—对照的多变量研究，发现只有亚硝酸戊酯和性乱与 KS 有统计学意义。1982 年 9 月，CDC 在 *MMWR* 上首次使用艾滋病（AIDS）一词，定义艾滋病是一种由于细胞免疫缺陷造成机体抵抗力降低而引起的疾病，包括 KS、PCP 和其他的机会感染。

正当人们认为艾滋病是一种同性恋生活方式疾病时，CDC 的专家发现异性性行为者和静脉注射毒品者也可罹患艾滋病。至 1982 年 6 月，*MMWR* 报告的 KS 或 PCP 患者中 22% 是异性性行为者，主要是静脉注射毒品者，三分之一是女性；而且有些妇女并不使用毒品。于是，人们对"生活方式模式"提出了疑问，梅斯（Catherine Maced）指出，如果生活方式是关键，那么为什么艾滋病也发生在异性性行为的男子和妇女、一些海地人以及血友病人身上呢？在 1983 年 3 月 4 日出版的 *MMWR* 中，艾滋病的提法有了变化，报告指出艾滋病并不限于同性恋男子和性乱者，强调了接触传染源的重要性。CDC 的专家认为，生活方式是引起艾滋病的间接因素，而直接因素则很可能是病毒，类似于乙肝模式。

从艾滋病的发现到分离出新病毒之前，流行病学通过个案定性、监测、病例—对照研究、确定高危人群以及提出参考解释模式，在疾病的研究中起着主要作用，并为进一步的研究奠定了基础。

随着病例报告的增多，艾滋病似乎被确定为一种不可逃避的瘟疫。人们立刻联想到过去那些令人胆寒的流行病：霍乱、黄热病、麻风、黑死病等。由于艾滋病主要发生在同性恋界，于是，有人把艾滋病称为"同性恋瘟疫"（gay plague）。然而，如前所述，不久人们便认识到所谓"同性恋瘟疫"并不限于同性恋者，它也染及异性恋者、妇女甚至儿童。因此，艾滋病不再被认为只威胁某些种族和男性，而是一种威胁所有种族、威胁地球上每一个人的疾病。已习惯了慢性病模式的西方社会，面对这种突如其来的"瘟疫"，表现出极大的惊慌、恐惧和混乱：在新闻媒介的关注下，社会危机感迅速增加。人们把艾滋病视为20世纪末的大灾难、对自由世界的报复，呼吁恢复丢失了的"传统价值"和稳定的社会秩序。愤怒的家长把孩子从有艾滋病患者的学校拉出来；卫生部门关闭了同性恋浴池；报纸杂志，包括一些著名的医学杂志，撰文强调整个人群面临威胁，认为艾滋病或许能通过蚊叮、日常接触或接吻而传播。人们甚至害怕受到饭店服务人员、办公室同事、公共厕所马桶圈的传染。在这种恐惧的气氛中，许多艾滋病人失去了工作、住所、健康保险甚至朋友。

危机感的增强，促进了人们对卫生政策、保健制度、社会伦理、法律等一系列问题的检讨，同时也对那种认为传染性疾病主要是不发达的第三世界国家的疾病，而且随着世界范围天花的消灭，大多数传染病终将灭绝的观点提出了挑战。人们也对那种关于20世纪后期，疾病在性质上可分为感染性疾病和慢性疾病，而这一划分与经济和地理分布相适应的假设产生了怀疑。与此同时，国家之间关于艾滋病的来源相互指责，正如历史上关于梅毒的来源一样，谁都不愿意承认这种不光彩的疾病是本国产生的。艾滋病引起的社会震惊，迫使西方各国政府寻求对策，一方面制定出一系列预防和控制的措施，另一方面将大量资金注入艾滋病的各项研究领域。艾滋病作为一种流行病的观念也激起了国家、实验室以及药品制造公司之间的科学竞争，因为弄清疾病的机制，生产出实验试剂、疫苗和药品，将获得崇高的荣誉和巨大的财富。

2. 病原体 HIV 的发现

在 AIDS 的研究中，戈特利布等证实病人均有严重的免疫缺陷，而且不同于原发性免疫缺陷，也不是原发性白细胞或 T 淋巴细胞减少症，而是病原体攻击和破坏淋巴细胞所造成的继发性免疫功能缺陷，进而首次提出"获得性免疫缺陷"的概念。于是，科学家的主要研究方向是寻找到攻击淋巴细胞的病原体，最大可能是病毒。由于从艾滋病人血液中可分离出巨细胞病毒（CMV）、EB 病毒（EBV）和乙肝病毒（HBV），以及从其血清中检测到相应的抗体，早期怀疑这些病原体与 AIDS 有关。然而，这些病毒感染并不明显损伤白细胞，于是，专家们想到了病毒可能在白细胞内，便用电子显微镜来观察白细胞受破坏时释放出来的病原体。1983 年，法国巴斯德研究所肿瘤病毒室主任蒙塔格内尔（Luc Montagneir）从一位同性恋男子的淋巴结中分离出一株新的逆转录病毒，它被认为是艾滋病的病原体，被命名为淋巴结病相关病毒（lymphadenopathy-associated virus，LAV）。1984 年，美国癌症研究中心的加洛（Robert Gallo）在 *Science* 上报告，他于 1983 年从艾滋病人体内分离出多株逆转录病毒，这是一种嗜淋巴细胞病毒。在此以前，加洛等人曾从淋巴细胞疾病中发现过一种攻击淋巴细胞的病毒，称为人类 T 淋巴细胞白血病 I 型病毒（HTLV-I）。1982 年，美国科学家又从一例毛状细胞白血病病人体内分离出一种新病毒，命名为人类 T 淋巴细胞白血病 II 型病毒（HTLV-II）。加洛发现的艾滋病病原体也是从 T 淋巴细胞分离出来的，所以他将其命名为人类 T 淋巴细胞白血病 III 型病毒（HTLV-III）。通过进一步对 LAV 和 HTLV-III 之间的病毒与血清抗体的交叉反应进行观察，证实 LAV 和 HTLV-III 这两株病毒是同一种病毒。

为了证实 LAV 和 HTLV-III 是艾滋病的病原体，1984 年美国科学家成功地创立了检测 HTLV-III 抗体的酶标检测法（ELISA），测定病人血清中的 HTLV-III 抗体，其阳性率可达 100%，而正常人群仅 1%。科学家们发现无临床症状而抗体阳性的妇女产下的婴儿可发生艾滋病，抗体阳性供血者可使受血者发生艾滋病。这些证据都表明 LAV 和 HTLV-III 就是艾滋病的病原体。

艾滋病病毒的发现是艾滋病研究的一项重要成就，它为艾滋病的预防和控制奠定了基础，同时也引起了一场关于究竟是谁先发现了艾滋病病毒的争论。

1983 年 9 月，蒙塔格内尔把他分离出的病毒的一株样品送给了加洛。七个月以后，加洛宣布他鉴定出一种引起艾滋病的 HTLV-III 病毒，并在此基础上研究出一种血液检测的方法。1985 年，法国指责加洛是利用法国的病毒样品做出上述血液试验的。1987 年，法美两国政府调停了这一争论，同意加洛和蒙塔格内尔分享同等的荣誉。两位科学家在《自然》杂志上公布了关于艾滋病研究的正式记载，并在《科学美国人》杂志上合写了《艾滋病概论》，以示和解。可是到了 1989 年 11 月，记者克鲁森（J. Crewdson）在《芝加哥论坛报》上撰文再次宣称加洛是通过不正当手段获得声誉的。于是，美国国会议员丁格尔（J. Dingell）要求美国国立卫生研究院对加洛的实验室关于艾滋病的研究进行调查，调查小组确认加洛及其同事在分离和培养 HTLV-III 的关键阶段，从几个不同来源的艾滋病病毒中发现和分离了大量的菌株，因而可以否定加洛等有偷用法国病毒株的主要动机。但是，调查小组也发现了加洛小组的波波维奇（M. Popovic）等的一份主要研究报告中"在所描述的研究工作和已经做了的研究工作之间"有着很明显的差异。加洛则认为这只是波波维奇不善于记笔记的原因，并不存在不道德的行为。不过，2008 年诺贝尔生理学或医学奖授予了蒙塔格内尔，却没有颁给加洛，体现了国际医学界对蒙氏贡献的肯定。

关于病原体的命名也有分歧，欧洲国家都应用法国学者蒙塔格内尔的命名——LAV，美国、美洲其他国家和日本学者却采用 HTLV-III 的命名。因此，在有关艾滋病的国际会议上，有人建议命名为 LAV/HTLV-III。然而，这些命名都不确切，HTLV-III 不是人类 T 淋巴细胞白血病病毒，不能作为正确的命名；LAV 只注意到了淋巴腺病变，并未阐明淋巴细胞损伤而引起的免疫缺陷这一实质问题，也不适合。于是，1986 年国际艾滋病病毒命名委员会建议将其命名为人类免疫缺陷病毒（human immunodeficiency virus），简称为 HIV，从而统一了艾滋病病原体的命名。

HIV 分离培养成功后，科学家们对该病毒的生物学、免疫学、分子生物学、发病机理、诊断技术、监测计划、预防策略、治疗措施、基因工程、疫苗制备等展开了全面的研究，并取得了多项成果，这在病毒学和传染病学研究史上是空前的。

3. 研究模式的转变：慢性病观念的影响

艾滋病作为一种突如其来的灾难性流行病的观点，在 1980 年代末开始改变。事实上，艾滋病患者并未像所预料的那样迅速死亡，染上 HIV 后仍可生活十至十二年。很显然，艾滋病有很长的潜伏期，并不像人们最初认为的那样是突然杀手。流行病学资料表明其发病率相当低。有人把艾滋病与 1918 年的流感对比，当时 10% 的人患病，其中 2%—3% 的人死亡；现在在十年时间内仅有 0.1% 的人患艾滋病。随着时间的流逝，艾滋病最初引起的震惊已经过去。虽然疾病仍在扩散，但主要限于几组特殊的高危人群。因此，HIV 的传播不同于以往的瘟疫模式。瘟疫的扩散非常容易，而 HIV 的传播则相当缓慢，这给延长生命带来了希望。医院、诊所和其他卫生保健机构正在制定新的为艾滋病患者服务的措施，艾滋病不再是反常事件，而成了一种常规事件。

另一方面，许多艾滋病患者和 HIV 阳性者组成了自己的团体，强调"带艾滋病生存"的乐观态度，认为艾滋病并不等于死亡，HIV 阳性不等于患病，有症状者也有愉快生活、工作和参与社会的能力。他们不愿意被锁在恐惧中，拒绝被贴上"疾病的牺牲者"的标签。在同性恋团体内，强调安全性行为的教育已成为对付艾滋病的一个长期策略。健康教育宣传疾病监测和早期干预，关于艾滋病的自助书提倡控制紧张、平衡的饮食、适当的睡眠和适度的锻炼。

每一种疾病模式都有自己的前提，涉及病原学、预防、治疗等最基本的问题。尽管受到生物医学框架的束缚，这些前提依然有着强烈的社会内涵，不能脱离开社会关于健康的个人和社会责任的态度以及在此基础上制定出的卫生政策。在慢性病观念的影响下，人们的注意力转向了卫生保健系统处理这种新慢性病的能力：资金投入转向发展新疗法、研制新药物、扩大保健覆盖面等方面；社会不得不从长远利益上认真考虑控制艾滋病的问题。慢性病的观念也直接影响到研究，研究者将注意力集中到疾病机制而不是疾病起源上，很少再去注意理解影响疾病流行和再发生的复杂社会因素，更多地强调监测和治疗而不是预防，而且预防也被作为一种个人责任。社会和科学的奖励给予那些成功地研究体内疾病机制的人。显然，研究生物医学比研究城市的政治生态这种潜在的影响要简单一些。这也反映出政府的无能为力，正如鼓励不吸烟要比限制烟草生产更为容易一样。

西方国家把疾病分为感染性疾病和慢性病两大类，对于前者以除去病原和恢复失去的平衡为主要目的，而对于后者则更多地考虑宿主与病原的共生。因此，有学者指出，若艾滋病采用这种慢性病模式将是一个致命错误。如目前在艾滋病研究中出现的一种倾向是研究为什么一些人易感，这导致研究者积极寻找遗传标记和从应激调节的角度进行解释。总之，在慢性病的框架中，重点考虑的是包容而不是消除，如"允许接触限度"等。艾滋病的出现，迫使当代社会重新审视它的卫生保健和预防政策，去寻求一种新的策略。

艾滋病对传统的分类方法提出了挑战。如果说它是瘟疫，那么它是一种特殊的、缓慢进行性的瘟疫；如果说它是慢性病，它又是一种有显著传染性的慢性病。因此，人们注意到了艾滋病的多维性，提出艾滋病是一种慢性传染性疾病的概念，并强调"慢性"和"传染性"两词都不能被忽视或省略，而且认为它们的次序对于卫生政策和预防策略是很重要的。这种新观念强调病原学、传播和预防而不是临床控制，强调社会关系中人们的相互影响而不是孤立的个体，强调预防策略的长时段性和全球影响。

以这种多维的视角来定位对待艾滋病的态度，要求我们必须为对付这种疾病制定长期的策略，包括更有效的预防措施以及为那些HIV感染者和艾滋病患者提供医疗保健和社会支持。我们既应看到它"瘟疫"的一面，又应认识到我们还要与那些HIV阳性者一起相处和生活多年，还必须为他们提供社会服务、咨询和卫生保健。在此基础上，反思过去传染病和慢性病预防的历史，就会发现期待寻找到单一因素或一种技术解释，在卫生保健体系中一举阐明疾病的方方面面，是一种幼稚的思想。例如，结核病的控制和复燃说明对抗病原体的有效药物只能提供临时的缓解，或许能持续几十年，然而，有效药物赢来的时间却证明了在疾病发生过程中社会因素影响的重要性。

艾滋病打破了传统的成人、儿童、妇女保健的界限，跨越了所有的边界，并涉及家庭、性、妇女的生殖权利以及毒品等诸多问题。因此，我们不仅要研究艾滋病的预防、治疗，也必须研究社会境遇中性和毒品应用的模式、性的文化意义：人们喜欢什么、需要什么、做什么以及人们从事冒险行为的各种原因等。

当我们把艾滋病定义为慢性感染性疾病和持续性流行病时，强调的是建立一种全方位的长时段的多维干预框架，以便重新审视我们的预防和控制疾病政策以及整个医疗保健体系。这将不仅意味着更好地处理艾滋病及其引起的相关问题，而且也将为处理其他疾病提供一个基本的框架。

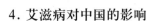

4. 艾滋病对中国的影响

艾滋病不仅受到全世界医学界的广泛重视，而且已成为各国政府以及国际政界的重要议题。从来没有一种疾病能够这样迅速地引起全世界的震动和关注。然而，由于迄今尚无根治的药物和有效的疫苗，疾病仍在蔓延。

1983年，中国医学家就注意到艾滋病的出现及其影响。随着血液制品的进口和应用，1984年艾滋病毒已传入中国。病毒来自于美国Armon公司来华参加出血性疾病讨论会带来的治疗血友病的第Ⅷ因子制剂赠品。1985年6月，一名来华旅游的阿根廷籍美国人死于北京协和医院，家属提供资料表明死者生前曾经在美确诊艾滋病。卫生部药品生物制品检定所对其血清检测证实艾滋病病毒抗体阳性。这是中国发现的第一例艾滋病患者。中国预防医学中心立即对与死者有过密切接触者进行了流行病学追踪调查，但未发现抗体阳性者。8月，中国预防医学中心成立"艾滋病监测小组"，对8个省、市的301份正常人和白血病人血清进行检测，艾滋病病毒抗体皆为阴性；在对应用过进口第Ⅷ因子血清的血友病病人检测中发现4例抗体阳性，但未发现患者。

卫生部十分重视艾滋病的预防和控制，1985年8月发出"关于限制Ⅷ因子制剂等血液制品进口的通知"，10月又发了补充通知。卫生部还决定将艾滋病列入国境卫生检疫疾病。1986年1月，卫生部发出《关于加强艾滋病疫情管理的通知》，把艾滋病列入乙类传染病管理。有关机构在26个省、自治区和直辖市开展了艾滋病监测和广泛的预防知识宣传。1986年9月，卫生部成立了"预防艾滋病工作小组"，领导全国的艾滋病预防工作。

1987年2月，福建省医院、省防疫站和中国预防医学科学院病毒所诊断出首例艾滋病患者——一位在美国工作的港人。8月，中国预防医学科学院病毒所用MT-4细胞从一位在昆明发病的美国记者血液中分离出艾滋病病毒，这是我国分离到的第一株艾滋病病毒。1987 年 8 月，卫生部制定了《全国预防艾滋病规划（1988—1991)》，确定了防止艾滋病传入、发生和蔓延，减少由艾滋病病毒引起的发病与死亡的目标，从组织领导、专业机构和人员等方面作了全面的部署。1987 年 12 月，经国务院批准，卫生部等多个部委公布并实施《艾滋病监测管理的若干规定》，从中可见中国政府和卫生行政部门预防和控制艾滋病的决心。

尽管中国政府和卫生行政部门采取了一系列的措施，艾滋病病毒感染率和艾滋病的发病人数依然逐年增加。1989 年 10 月，云南省发现 146 例 HIV 感染者，均为共用注射器的药物成瘾者。据报道，至 1992 年 6 月，中国已发现 969 例 HIV 阳性感染者，13 人为艾滋病患者；1994 年 5 月，HIV 阳性感染者已达 1361 例，艾滋病患者 40 人。目前艾滋病在中国的流行已越来越受到社会的关注，尤其是性病患者和滥用毒品人数的增加为艾滋病的流行提供了温床。

1988 年 12 月 1 日是第一个"世界艾滋病日"，中国各地开展了广泛的预防艾滋病宣传活动。1989 年 2 月，全国人大常委会通过《中华人民共和国传染病防治法》，艾滋病被列入乙类传染病进行管理。8 月，卫生部召开国家艾滋病防治政策研讨会，卫生行政当局负责人与有关专家研究了预防、控制艾滋病的对策、方针等问题，讨论制定了预防和控制艾滋病的中期规划原则。1990 年 2 月，卫生部成立国家艾滋病委员会，同年 9 月，又成立"国家预防与控制艾滋病专家委员会"。1990 年 12 月 1 日，国家预防和控制艾滋病专家委员会发表《世界艾滋病日致医务人员的一封公开信》，号召医务人员在预防和控制艾滋病中发挥积极作用，开展宣传教育活动，用爱心和知识去帮助受艾滋病威胁的同胞。

据中国疾病预防控制中心、联合国艾滋病规划署和世界卫生组织联合评估，截至 2018 年年底，我国估计存在艾滋病感染者约 125 万，每年新发感染者 8 万例左右，全人群感染率约为 9.0/

万。参照国际标准，与其他国家相比，我国艾滋病处于低流行水平，但疫情分布不平衡，性传播是主要途径。由此可见，采取强有力的措施，广泛开展宣传教育和预防工作，可以有效地防止艾滋病在我国的蔓延。

从疾病史的角度看，艾滋病从发现至今不过才短短几十年，然而，它对社会所产生的冲击却是巨大的。它所带来的一系列医学、社会、道德和法律上的难题，已引起了人们对于目前的卫生政策、疾病防治、行为模式、道德规范等问题的反思。人们希望通过艾滋病问题来促进对疾病与社会关系多维性的认识，以便确定防治疾病的最佳策略。

二、受控传染病的复燃

1. 结核病

结核病是一种古老的传染病，历史上对人类危害极重。它在西方曾被称为"白色瘟疫"，我国民间称之为痨病，并且有"十痨九死"的说法。历史上许多著名人物，如肖邦、歌德、契诃夫、雪莱、梭罗、席勒、卡夫卡、费雯丽以及我国的文学巨匠鲁迅都死于肺结核。

在 1940 年代之前，对结核病主要采取休息、吸新鲜空气、增强营养等间接疗法。1854 年德国医生布雷曼（Hermann Brehmer）在巴伐利亚阿尔卑斯山脉一个叫戈尔贝斯多夫的小村子建立了第一个结核病疗养院。1860 年瑞士小城达沃斯也建立了一个结核病疗养院，因其海拔高、四面环山、空气干爽清新，成为享有盛誉的疗养圣地，如今也是世界经济论坛的举办地。

1940 年代，医生们通过人工气胸、人工气腹、胸廓改形术等萎陷病灶的方法来治疗肺结核患者，获得了一定疗效。直至 1944 年链霉素，1949 年对氨柳酸 (PAS)、1952 年异烟肼、1965

年利福平等药物的发明，开辟了结核病化疗的新时代，加上卡介苗的预防接种，1970 年代全球结核病流行的趋势得到了有效控制，以至于不少专家曾乐观地预言消灭结核病指日可待。然而，1980 年代中期，美国发现艾滋病人中许多罹患结核病且死亡率高，这一现象在世界各国逐渐显现出来。许多国家包括结核病疫情控制较好的国家，普遍出现疫情下降缓慢或严重反弹的局面，发病率以每年 1.1% 的速度增长。结核病再次成为威胁人类健康的主要传染病，造成严重的公共卫生问题和重大的社会经济问题。有鉴于此，1993 年世界卫生组织（WHO）发布《全球结核病紧急状态宣言》，呼吁各国采取紧急措施，并与国际防痨肺病联盟 (IUATLD) 共同将每年的 3 月 24 日定为"世界防治结核病日"，希望借此提醒世人重视结核病的严重性及其对人类的威胁。

进入 21 世纪以来，我国结核病防治取得显著成就，报告发病率从 2012 年的 70.6/10 万下降到 2018 年的 59.3/10 万，治疗成功率保持在 90% 以上，实现了肺结核发病率和死亡率的"双下降"。但随着人口流动加剧和全球日益加重的结核耐药菌株问题，耐药结核发病率上升，正成为公共健康潜伏的威胁。2019 年 5 月，国家卫健委发布的"遏制结核病行动计划（2019—2022 年）"指出：当前我国结核病流行形势仍然严峻，是全球 30 个结核病高负担国家之一，位居全球第 2 位，耐药问题比较突出，患者医疗负担较重，防治任务十分艰巨。进而提出通过促进全民参与结核病防控，提升结核病诊疗服务质量，强化重点人群结核病防治，加强重点地区结核病扶贫攻坚以及遏制耐药结核病等，来提升结核病科学研究和防治能力，为建设健康中国和全面建成小康社会做出积极贡献。

2. 疟疾

疟疾是最古老的流行病之一，至今依然还是一个全球广泛关注且亟待解决的重要公共卫生问题。1631 年，意大利传教士萨鲁布里诺（Agostino Salumbrino，1561—1642）从南美洲秘鲁人那里获得了一种有效治疗热病的药物——金鸡纳树皮（cinchona bark），并将之带回欧洲用于热病治疗。人们发现该药对间歇热具有明显的缓解作用。1820 年法国化学家佩尔蒂埃（Pierre Joseph Pelletier，1788—1842）和药学家卡文托（Joseph Bienaimé Caventou，1795—1877）从金鸡纳树皮中分离出治疗疟疾的有效成分并命名为奎宁（quinine）。1930 年代出现的人工合成抗疟药物进一步增强了对疟疾的控制能力。这些药物不仅可以用于治疗还可以用作预防。1939 年，瑞士化学家米勒（P. Müller，1899—1965）合成了杀虫剂 DDT，用于杀灭疟蚊并因此荣获 1948 年诺贝尔生理学或医学奖。1944 年，美国有机化学家伍德沃德（Robert Woodward）与德林（William Doering）成功合成了奎宁。此后，科学家们不断改进抗疟药物，为人类防治疟疾发挥了重要作用。

鉴于治疗疟疾的特效药物的广泛应用，以及使用长效喷雾方法在消灭局部地区的疟原虫方面取得了一定的成效，1955 年世界卫生组织决定开展全球灭疟行动。他们敦促各国大力开展灭疟行动，并为部分不发达国家提供数目可观的资金以及顾问支持。然而，世界卫生组织的根除疟疾计划收效不大。1957 年，世界卫生组织提出依靠杀虫剂和氯喹开展世界范围的消灭疟疾运动，计划到 1963 年彻底消灭疟疾。虽然到 1970 年代初，已有相当多国家成功地消灭了地方性疟疾，但遗憾的是，在许多不发达国家和地区，疟疾仍旧肆虐。尤其是疟蚊对杀虫剂的抗药性和疟原虫对抗疟药物的抗药性，都使疟疾控制与治疗工作越发复杂。1990 年与 1961 年相比，全球疟疾病例增加了 3 倍。时至今日，疟疾依然是人类面临的严峻挑战。

疟疾也曾是严重危害我国人口健康和影响社会经济发展的主要疾病之一。1956 年，我国颁布的《1956—1967 全国农业发展纲要（草案）》提出，在一切可能的地方基本消灭包括疟疾在内的危害人民健康最大的几种疾病。同年 8 月，卫生部召开全国疟

疾防治会议，制定了防治疟疾规划。经过几年的努力，到 1960
年代中期，我国的疟疾流行已经得到有效控制。

1967 年，我国政府为援助越南的疟疾防治，确定了重点解
决抗药性疟疾的治疗药物、长效预防药和驱避剂三个方面问题的
"523 任务"。经过国内多家研究机构的合作努力，屠呦呦等成功
地研制出青蒿素，成为治疗耐药性疟疾的有效药物。青蒿素及其
衍生物的临床应用已挽救了数百万人的生命，屠呦呦也因此荣获
2015 年诺贝尔生理学或医学奖。

三、新发传染病的出现与
"同一健康"概念的提出

人类与微生物共同演化具有漫长的历史，但真正发现微生物
以及认识到其与传染病的关系则时间很短，至今才一百五十多
年，对病毒的认识更短，在电子显微镜下见到病毒还不足九十
年。毫无疑问，在与瘟疫的较量中，人类已经获得了巨大的胜利，
但是新的致命传染病还会不时地出现，例如埃博拉病、拉沙热、
马尔堡病（Marburg）、裂谷热（Rift Valley fevers）、以及 21 世纪
以来 SARS、MERS、新冠等公共卫生事件频繁发生，严重威胁
人类健康和动植物种群生存，引发全球性重大公共危机。这些事
件让人类认识到人口增长、工业化和地缘政治问题加速了全球变
化，破坏了生物的多样性，加剧了生态系统的恶化。由于人类社
会活动范围的扩展而引起微生物生态环境的变化，导致这些致病
微生物被释放到更广阔的世界去，而环球旅行的便利更是增加了
传染病在世界范围内传播的机会和速度。在某种意义上讲，它们
也是一种文明病。另一方面，全球所面临的水源短缺和污染、大
气污染、臭氧层破坏引起的辐射性疾病以及人体内环境的污染，
如激素、有害化学物质、食品添加剂、农药、广谱抗生素等，会

进一步加剧传染病的扩散。

上述事实让人们清醒地意识到，人类的健康不仅是身体、心理与社会的和谐统一，也与自然界动植物和生态系统的健康相互依存。1984 年，美国动物流行病学家施瓦比（C. Schwabe）提出了"同一医学"（one medicine）的概念，强调人类医学和兽医医学相结合以应对日益突出的人畜共患病威胁。尽管人畜共患病是伴随着人类演化的古老问题——我国古代经典文献《周礼》中就有了"同一医学"的观念，将医学划分为疾医、疡医、食医、兽医——但从整体上观照人类、动物、生态之间的互动影响，并将之付诸实践，则是 2010 年由联合国粮农组织（FAO）、世界动物卫生组织（OIE）和世界卫生组织达成合作协议，提出了"同一健康"（one health）的倡议，强调采取一种综合的、跨学科的方法，并在处理人类、动物和生态系统的健康方面纳入多部门的专门知识。随后，美国、澳大利亚、加拿大等国都采取行动，建立了有关"同一健康"的教育科研机构。中国也于 2014 年在广州举办

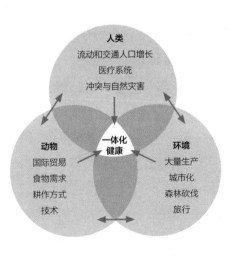

●"同一健康"模式图

了首届 One Health 研究国际论坛。

近几十年来，从"人人享有卫生保健"（health for all）到"将健康融入各项政策"（health in all），从"全球健康"（global health）到"同一健康"（one health），人们已经深刻地认识到复杂的生态系统与人类健康之间不可分割的联系。虽然"同一健康"的概念和方法尚待进一步完善，但将健康研究置于社会生态系统中，探究所有健康相关领域复杂的相互作用，已成为当代社会的共识。2019 年年底开始的新冠肺炎全球大流行，让人类更深刻地认识到，环境的变化，无论是自然的还是人为的，都会以多种复杂的方式影响病原体、病毒媒介和宿主之间的相互作用，使得地方病、流行病和人畜共患病的发生难以预测，并可能对人类社会构成严峻的挑战。人类必须共同努力来应对当今和未来重大传染病流行的风险。

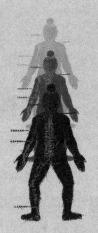

当代医学技术的成就与挑战

　　在过去的一个世纪里，医学的发展是如此迅速，取得的成就是如此辉煌，人们从来没有像今天这样健康、长寿，以至于乐观地相信：一个逐步消灭传染病、控制慢性病，更加健康、长寿的时代即将到来。的确，20世纪人们不仅目睹了医学技术的巨大进步，而且也见证了卫生服务系统和医疗保障制度的建立和发展。现代医学已成为包括探索生命奥秘、防治疾病、增进健康、缓解病痛以及提供社会保障的一个庞大的综合体系。然而，具有讽刺意味的是，现代医学在为增进人类健康提供越来越多好处的同时，也带来了许多棘手的问题，从而导致人们对医学产生疑惑和提出批评。人们呼唤重新审视医学的目的和价值。我们在这一讲中将通过一百年来医学的巨大变革来审视现代医学的发展特征及其所面临的问题。

一　疾病防控

1. 防治模式与重大成就

毋庸置疑，20 世纪医学发展的重要标志就是一系列严重危害人类生命和健康的传染病、寄生虫病和营养缺乏性疾病得到了有效的控制，从而导致人类平均期望寿命的普遍延长以及疾病谱和死因顺位发生了根本性的变化。如美国在 1920 年代以后就出现了患各种传染病死亡人数下降、患慢性病死亡人数上升的趋势；我国的这种死亡率交叉变化的趋势出现在 1950 年代中期；我国居民的平均期望寿命从 1949 年的 35 岁上升到 1999 年的 70.8 岁，2018 年更是达到 77.0 岁。人类对急慢性传染病、寄生虫病和营养缺乏性疾病的有效控制被称为第一次卫生保健革命。

19 世纪末 20 世纪初病原微生物和寄生虫的发现，"病因—环境—宿主"疾病流行模式的建立，以及维生素等必需营养成分的阐明，为传染病、流行病和营养缺乏病的防治奠定了科学基础。从 20 世纪前五十年诺贝尔生理学或医学奖授奖内容看，涉及上述问题的项目占一半以上，清楚地显示出科学研究是确定适宜的防治策略和有效的防治措施的重要依据。疫苗制备技术的完善使普遍推行疫苗接种成为可能，人类才有可能彻底消灭天花，消灭脊髓灰质炎也指日可待。现在，疫苗被用来控制腮腺炎、流感、水痘、白喉、甲肝、乙肝、百日咳、结核病、破伤风等诸多常见的疾病，从而大大地降低了这些疾病的发病率。化学药物和抗生素的应用在传染病的控制中也发挥了重要作用。20世纪初，一种能特异性杀灭梅毒螺旋体的药物"606"问世后，"制造对人体无害而又能杀死病原体"的"魔弹"理论，激发起医学界寻找特异性治疗药物的热情。20世纪中期，在磺胺药物和青霉素成功地应用于临床以后，合成各种化学药物、寻找高效的具有广谱杀菌作用的抗生素成为药物研究的重要内容，并取得了丰硕的成果。过去严重威胁人类生命的肺结核、肺炎、梅毒等许多感染性疾病突然之间变成了可治之症。另一方面，居民的卫生条件、营养状况、居住环境的改善也是控制传染病和流行病的重要影响因素。如在鼠疫、霍乱的控制上，大规模的灭鼠、清洁的饮用水、疫源地的严格控制或许比药物和疫苗更为有效。

1950年代以后，各种慢性病成为人类健康的最大威胁。虽然对于慢性病的防治目前尚未取得突破性的进展，但人类对这类疾病有了较深入的认识，明确了慢性病的发生和发展是多因素综合影响的结果，除了生物学因素外，还与人的生活习惯、行为方式、环境污染等有密切关系。有人提出现在已进入慢性病、生活方式病或现代文明病时代。为了适应这种变化，医学界在1970年代末提出了医学模式需要从生物医学模式（biomedical model）向生物—心理—社会医学模式（bio-psycho-social medical model）转变，需要卫生保健的第二次革命。有学者提出了影响健康的四类因素，即不良生活方式和行为、环境因素、生物学因素以及卫生保健服务因素，并强调增进人类健康需要多方面的综合处理。在心脑血管疾病、恶性肿瘤等慢性病的防治中，医学家提出了控制危险因素、三级预防（病因预防、发病预防和临床预防）相结合的思想。如在对高血压、冠心病危险因素的研究中，通过对其中可控制因素的管理，达到减少发病率的目的，已显示出良好势头。在发达国家，通过戒烟、控酒、体育锻炼、平衡膳食、减少心理压力等行为干预来降低心脑血管疾病获得了令人鼓舞的成效。对遗传病和先天性疾病的控制也取得了可喜的成绩。1980 年代中期已发现单基因遗传病达 3368 种，多基因遗传病数百种，染色体疾病约 450 种。随着遗传学的发展，不仅弄清了一些遗传病的发病机制，而且也找到了治疗和预防的方法，目前通过产前诊断和产前治疗、饮食控制治疗、酶的替代等，有效地降低了遗传病和先天性疾病的发病率。此外，政治经济因素在疾病控制中也发挥着重要作用，如改善环境、发展健康教育、协调卫生服务等都需要政府行为和全社会的共同努力。

2. 疾病控制的问题与挑战

随着疾病谱的变化，慢性病的控制成为社会关注的焦点。实践发现将控制传染病的模式应用到慢性病防治方面成效不大，机械论的线性因果关系在解释慢性疾病上显露出弊端。遗传学的迅速发展使许多医学家相信，通过基因研究可解释慢性病的病因，运用敲除或取代缺陷基因等方法将为慢性病的特异性治疗带来希望。但是，随着研究的深入，医学家们发现事情比预想的要复杂得多。如医学家已成功地分离并克隆了"囊胞纤维化基因"，但进一步研究发现，"囊胞纤维化基因"上有超过 350 个不同位点的突变都可导致病人出现"囊胞纤维化"，而这种疾病的发病是由于父母双方两个突变型的结合，这意味着可能出现的结合情况是个天文数字。或许最令人惊奇的是，突变的某些结合在部分人中导致"囊胞纤维化"，而在另一部分人中则无任何症状。相似的情况也出现在亨廷顿氏病中。疾病的产生是"基因决定论"还是"环境决定论"，基因突变是因还是果，在医学界依然存在着争论。由此可见，确定与疾病相关的基因以及基因取代治疗还有相当长的路要走。

另一类严峻的挑战是新疾病的出现，如人类免疫缺陷病毒、慢病毒等新的病原体引起的疾病，以及老病的复燃，如性传播疾病、结核、疟疾等，此外还有抗药菌株的出现。第一次卫生保健革命留下的这些难题已清楚地表明，即使传染病的控制也需要新的思路。此外，还有医学发展本身未料到的后果：医源性和药源性疾病——由于药物或诊断治疗过程而导致的疾病，以及伴随寿命延长而出现的困扰老年人的退行性病变和精神损伤。实际上，许多慢性疾病以及退行性病变是难以被根除的，有些将伴随我们终身，是否应当探寻一种新的防治模式，其目的不在消灭它，而是使病人在这种状况下生活基本正常呢？与此同时，环境因素导致的疾病和损伤也应当引起充分的重视，如二噁英、大气污染、电磁辐射等对人类健康的危害都是亟待研究的问题，污染物浓度检测的精度已由 PPM（10^{-6}）提高到 PPT（10^{-12}）。

目前对于许多慢性病的防治尚未取得令人满意的结果，最重要的原因或许是疾病发生和发展的科学基础还没有被完全阐明。此外，疾病是一种复杂的生命现象，需要从多维度、多变量的非线性因果关系上去研究和探讨其综合性的防治策略。复杂问题简单化的策略在一定范围内可以奏效，但不能解决根本问题。随着人类基因组计划的展开，医学对人体的奥秘将有进一步的解读，相信在不久的将来，医生可根据每个个体独特的基因组确定疾病的防治策略，为疾病防治提供更加有效的手段。

3. 癌症诊疗

癌症是一类古老的疾病，早在公元前 5 世纪，古希腊名医希波克拉底就曾描述过乳腺癌的症状。他用 Karkinos 一词来描述癌症，该词的意思是"螃蟹"，意指癌肿像螃蟹一样外表坚硬，它引起的疼痛也如同被螃蟹的钳子夹住，痛苦难忍且难以摆脱。古罗马医学家塞尔苏斯（Celsus）在《论医学》中，将 karkinos 翻译为拉丁文中的"螃蟹"——cancer，这一词汇沿用至今。

虽然自古存在，但只是到了 20 世纪中叶之后，随着传染病、寄生虫病、营养缺乏性疾病得到了有效的控制，癌症对人类的危害才日益凸现出来。癌症是全球主要死因之一，据世界卫生组织统计，2018 年有 960 万人因癌症死亡，几乎占全球死亡人数的六分之一。癌症已成为对人类生命的最大威胁，也是对现代医学提出的严峻挑战。时至今日，我们依然尚未找到根治癌症的有效方法，因此，人们往往谈癌色变。

长期以来人类对癌症的认识十分模糊，直到 1950 年代以后，随着分子生物学的兴起和生物化学的发展，医学家对生命的基本单位——细胞的结构和机制，及其涉及的癌症的发生和转化等关键问题有了比较清楚的了解，并通过对细胞的基本性质、细胞的环境、基因表达的调控、遗传变异、环境危害等方面的研究对癌症有了比较深入的认识。癌症来自基因突变，即细胞内的 DNA 复制时发生错误，导致细胞分化受到了阻碍，细胞就会启动无限分裂的功能，而表现出无限制的生长。这类细胞其实和正常细胞差别不大，只是没有寿命限制，会无限分裂，最终靠数量把人体压垮。尽管人体的癌症多种多样，基本特性却是非常相似的，即调控细胞生长的机制发生了故障。因此，探明这种机制是如何被瓦解的就成为对癌症发生追根寻源的关键。

哈罗德·瓦穆斯（Harold Varmus）和罗伯特·A. 温伯格（Robert A. Weinberg）都是国际著名的癌症研究学者。瓦穆斯因分离出引起动物肿瘤的致癌基因，揭示了原癌基因的存在而获 1989 年诺贝尔生理学或医学奖。温伯格率先鉴别出能将正常细胞转化成癌细胞的人类癌基因，并首先分离得到了人类的肿瘤抑制基因。他们的研究使我们对癌的本性和发生机制有了一定的了解，即在复杂的多细胞生物体内，当指导不同类型的细胞生长和成熟的遗传指令受到歪曲或不起作用时，出现细胞过度生长并最终形成混乱失控状况——癌症。

那么指导细胞生长和成熟的遗传指令为什么会受到歪曲或不

起作用呢？因为在细胞的发育过程中，细胞环境的变化、基因表达调控的失常、遗传变异以及病毒侵袭等都可能导致细胞的生命活动受到干扰，而成为癌症发生的诱因。因此癌细胞是由正常组织产生的，而不是外来的入侵者。

有关癌的起源有种种线索：早在18世纪，一位英国医生注意到童年曾做过清扫烟囱工作的男性阴囊癌的发病率特别高。19世纪，德国医生发现沥青铀矿工人死亡原因中，肺癌所占比例很高。19世纪末，微生物学的奠基人巴斯德和科赫都曾试图证明癌症也像肺结核、伤寒和霍乱一样是一种传染性疾病。也有医生认为癌症是由慢性炎症转变而成的，因为他们发现抽烟斗和雪茄的人易患口腔癌和喉癌。还有一种理论来自达尔文的进化论和孟德尔的遗传学理论，即癌症被看成遗传的，因为一些癌症可通过家族谱系追溯其根源。此外，癌症还被认为是文明和奢侈所造成的一种疾病，20世纪初的一项流行病学研究表明，癌症往往光顾那些富裕而尽情享乐的人。

这些早期的有关癌症起源的理论，都是建立在一定的观察事实基础上的，然而，这些事实却是零碎的、孤立的，并不足以揭示出癌症的真正起源。不过，科学家们正是从这些零碎的、孤立的现象中，逐步获得了对癌症起因的深刻认识。科学家们通过流行病学研究证明了癌症的发生的确与环境有密切的关系，发现了可引起癌症的病毒，3—5个病毒基因就可以改变受感染细胞的5000个甚至更多基因的代谢方向，从而使正常细胞转变为癌细胞。这些基因也可能呈潜伏状态，在几周甚至几年以后，在某些外在因子的刺激下表达出来；若感染生殖细胞，则可能传递到下一代，这就解释了为什么某些家族成员的某些器官对癌症有特别高的敏感性。这就是所谓的"病毒基因—癌基因"假说。但是，进一步的研究却发现，病毒只是癌变的原始诱因之一，因为人们观察到反复接触X射线等放射性物质后，癌症的发病率明显升高，有些化学物质也是强烈的致癌剂。因此，自身细胞内的有些基因，在受到致癌剂的诱变后，也可引发癌症。于是，科学家们意识到细胞基因的改变是癌症发生的关键所在，无论是肿瘤病毒，还是辐射破坏，或是化学诱变，最终都作用在基因上。那么哪些细胞基因易于突变？发生了什么类型的突变？突变的生物学后果如何？这些问题成为科学家探寻的新目标。

20世纪下半叶，科学家在解决这些问题方面取得了新进展，70年代中期发现了原癌基因，1980年代又分离出肿瘤抑制基因，也称抗癌基因。通过一系列的研究，科学家认识到癌症的发生与这些基因密切相关：原癌基因活化为癌基因，不断给予细胞强烈的生长刺激，但这一过程可能被肿瘤抑制基因所阻断；相反，若肿瘤抑制基因失去活性，同样也能导致细胞的过度生长，而且肿瘤抑制基因的失活可能比癌基因的活化更为严重。癌症的发生涉及的机制十分复杂，它还受到细胞表面受体分子的功能、细胞内的转录因子以及编制细胞死亡程序等诸多因素的影响。在另一方面，科学家又发现原癌基因对于某些组织正常的生长发育是必不可少的。实际上，细胞内存在着错综复杂的控制网络，但它们的目的却是简单的，即决定某个细胞应该生长还是不生长，是进一步分化还是停留在目前状态。细胞的这种复杂网络保证了它的某种活动被破坏后，不会发生重要变化，只有在许多关键点都遭到破坏后，才会发生癌变。细胞的这种精美设计保证了癌症转化的事件只会以极小的概率发生。

在过去的一百年里，科学家已在细胞和分子水平对癌症有了比较深入的认识，然而，令人沮丧的是，在减少癌症的发生率和死亡率方面却无甚大的改观。当人们试图通过发现、去除癌基因以减少癌症时，却发现这些基因的正常产物是机体生长和发育所不可或缺的。因此，有学者指出：从理论上讲，癌症对于像人类这样的多细胞生命而言是一种固有的疾病，因此那种期望彻底根除癌症的理想是于理不通的。当然，这也不是说人类对癌症束手无策，我们可以通过对有癌症遗传易感因素的人群进行严密检测，减少接触环境中的致癌物质，提高癌症的早期诊断水平以及发展更为有效的治疗方法等，使人类在这个不太理想的世界里生活得更好。癌症研究给人类带来的最大好处或许是能使我们更深入地理解生长发育、进化起源、免疫防御以及衰老死亡等人类生物学的基本特性，并最终回答人是什么，将来可能会是什么样子等对人类社会和自身发展更关键的问题。

尽管人类对于癌症的机理尚未完全明了，但这并不会阻碍医生们在医治癌症方面持续努力，为癌症病人提供尽可能的帮助。1890 年代，美国著名外科医生霍尔斯特德（W. S. Halsted，1852—1922）提出"根治性乳腺切除术"，其立竿见影的效果，一时间使外科医生们竞相效仿。不过，十多年后霍尔斯特德在总结经验时发现：对于局部乳腺癌，根治术效果较好，但只做局部乳房切除也会取得同样的效果；而对那些转移性的癌症，根治术的效果也不理想。因此，对于早期癌症，没有扩散，而且长在能切的部位，外科手术确实是最好的办法，且治愈率非常高；但对于那些有扩散的癌症，外科手术则显得有些无能为力。

不过，几乎在霍尔斯特德提出"根治性乳腺切除术"的同时，一位年轻的美国医生格鲁比（Emil Herman Grubbe，1875—1960）尝试用 X 射线来照射一位乳腺癌患者——该患者已做过乳房切除手术，但又复发，胸部长出一个巨大的肿瘤，治疗产生了一定的效果。在试验成功的鼓舞下，格鲁比开始用 X 射线治疗原位癌病人，并由此开创了一个新的学科——放射治疗学。1902 年居里夫人发现镭之后，进一步掀起了放射治疗肿瘤的热潮。放射治疗对于消除原位限制性肿瘤，如早期鼻咽癌、淋巴瘤和皮肤癌等具有较好的效果；但如同手术切除一样，放射治疗也有自身的局限性，对有转移的肿瘤效果不佳。此外，由于缺乏防护知识，早期开展放射治疗的科学家和医生自己也受到了很大的伤害，如居里夫人因大量接触放射性物质而罹患白血病，格鲁比也因长期受到 X 射线的影响而导致肢体出现坏疽，以至于晚年不愿意出门，长期待在家中。放射疗法既可以治癌，又可能致癌的矛盾，一直是困扰临床肿瘤医生的难题。20 世纪下半叶，随着 CT、MRI 以及 PET-CT 等技术的发展，放射治疗日益精准化，其副作用得到了有效的控制；γ- 刀、X- 刀、质子刀的应用也能更精准地杀灭肿瘤，而对周围正常组织的影响大大降低。

第二次世界大战期间，美军设立了"化学战争部"研究毒气对士兵健康的影响。1942 年，承担美军战时保密研究的耶鲁大学医学院药理学教授古德曼（Louis Goodman）和吉尔曼（Alfred Gilman）在调查化学毒气时注意到，接触氮芥的士兵血液中的白细胞水平异常低。这一现象启发了他们探究是否可以利用氮芥来治疗白血病，动物实验证明他们的设想是对的，于是他们便对一位淋巴瘤患者进行了氮芥试验治疗并取得了同样的结果。因战时保密的要求，直到 1946 年，古德曼小组才公开发表第一篇关于氮芥治疗癌症的论文。氮芥成为第一种治疗癌症的化学药物，并成为发现其他种类抗癌药物的模型。1951 年，位于纽约图卡霍市的维康研究实验室的希钦斯 (George Herbert Hitchings) 及其助理伊莱昂（Gertrude Elion）合成的 6- 巯基嘌呤（6-MP）对急性白血病具有显著的缓解作用。此后，医学家们又研制出多种治疗癌症的化学药物：环磷酰胺、阿糖胞苷、长春新碱、氨甲喋呤、秋水仙碱、阿霉素等，化疗也成为许多癌症的标准治疗方法之一。

手术、放疗、化疗作为癌症治疗三大常规武器，往往结合使用，为癌症治疗带来了希望。不过，这类无差异性的治疗策略，虽然对抑制癌细胞很有效，但也对人体正常细胞带来不利影响，显示出许多治疗后的副作用。

当然，医学家们也充分认识到了癌症治疗的局限性，一直在探索新的治疗策略，研制新的有效、副作用小的药物。1960 年，美国费城大学病理系教授诺威尔（Peter Nowell）与他的研究生发现慢性粒细胞白血病患者的第 22 号染色体明显要比正常人的短。起初认为是 22 号染色体的长臂缺失所致，后证明是 9 号和 22 号染色体长臂易位的结果。易位使 9 号染色体长臂上的原癌基因 Abl 和 22 号染色体上的 bcr(break point cluster region) 基因重新组合成融合基因。后者具有增高了的酪氨酸激酶活性，他们敏锐地意识到，这也许就是慢性粒细胞白血病发作的原因。后来的分子生物学研究表明，BCR-Abl 编码的蛋白是一种融合的酪氨酸激酶。与常规的酪氨酸激酶不同，BCR-Abl 蛋白不受其他分子控制，一直处于活跃的状态，导致不受控的细胞分裂。那条短小的 22 号染色体，被命名为"费城染色体"，以表彰费城大学作出的这一重要贡献。

发现致癌基因，明了启动致癌基因的机理，再寻找能专门针对这个基因的药物，是癌症基因治疗的三部曲。然而，由于癌症相关基因非常复杂，有学者认为，50 种最常见的癌症类型，仅是测序的 DNA 的庞大数量就相当于 10000 个"人类基因组计划"。急性淋巴细胞白血病只有 5—10 个变异，而乳腺癌的突变有的时候可以多达一百多个，如何才能穷尽这些可能的突变，是医学界面临的巨大挑战。

值得庆幸的是，在人们的不断努力之下，还是找到了一些能精准治疗癌症的药物，如 1993 年，美国诺华药厂研制成功一种代号为 CGP57148 的小分子激酶抑制剂，能结合 BCR-Abl 蛋白，杀死骨髓中的白血病细胞，而正常血细胞不受伤害。2001 年,CGP57148 获得了 FDA 的批准，用于治疗慢性粒细胞白血病。该药物的商品名即格列卫（Gleevec）。

不过，为特定癌细胞量身定制的靶向药物也存在着天生的不足：一是研发成本极高，因此药价昂贵；二是由于药物不可能在身体的每个地方都达到足够杀死癌细胞的浓度，一些癌细胞能抗住靶向药物的攻击，加上癌细胞有更快的分裂速度、更高的突变率，由此导致耐药性。

古希腊著名医学家希波克拉底认为，在疾病的治疗中最重要的是人体自身的治愈能力，他称为"自然治愈力"（natural healing power）。进入21世纪以来，免疫治疗发展迅猛，被认为是继手术、放射治疗、化学治疗之后，对肿瘤有明确效果的又一重要治疗方法。2018年，诺贝尔医学奖颁给了美国医学家艾利森（Alison）和日本医学家本庶佑，以表彰他们在癌症免疫疗法上做出的开创性工作。癌症的免疫疗法再次证明了希波克拉底的真知灼见。

尽管肿瘤免疫治疗确实取得了重大进展，但免疫治疗并不是对所有患者、所有肿瘤都有效。肿瘤免疫治疗临床疗效与患者体内的肿瘤体积大小、治疗时机、免疫细胞数量与活性、输入人体的途径密切相关。因此，不同病人、不同病种、不同分期的肿瘤疗效也不尽相同。虽然人类看到了战胜癌症的曙光，但要真正彻底地征服癌症，人类还需要做出更为长期、艰巨的努力。

二 医学技术

1. 医学技术的巨大进步

在过去的一百年里，卫生保健的巨大变化是生物医学科学和医疗技术突飞猛进的结果。19世纪末20世纪初细胞病理学、细菌理论、遗传学、实验生理学等一系列生物医学基础学科的建立，成为现代医学发展的显著标志。而医学与各门自然科学和技术的结合越来越紧密是现代医学技术发展的另一个标志。20世纪医学进步给人印象最深刻的就是庞大的现代化医院内令人目不暇接的各种诊断治疗仪器和设备。从20世纪初应用于临床的X射线、心电图，到中期的电镜、内窥镜、示踪仪、超声诊断仪，再到CT扫描、正电子摄影（PET）、核磁共振成像（MRI）等，都使诊断学发生了革命性的变化。准确化、精密化、动态化、微量化、自动化、无伤害化已成为现代临床诊断的特点。此外，铁肺、肾透析机、起搏器、人工脏器等，显示出新技术、新材料在临床治疗中的重要作用。药物学的迅猛发展也为临床治疗提供了强大动力。

外科学在 19 世纪末 20 世纪初突破了疼痛、感染、失血三大难关后迅速发展。20 世纪中叶以后，以心脏外科和移植外科为标志，迎来了外科学的日益繁荣。1944 年，对出生时患先天性心脏病的"蓝婴"成功地进行了外科手术，是心脏外科发展的里程碑。1950 年代出现了心脏直视手术。1960 年代的冠状动脉旁路和心脏移植手术，充分地显示了外科技术的突飞猛进。1954 年，第一例肾移植手术的成功开创了器官移植的时代。1967 年，当巴纳德医生成功地将一位妇女的心脏移植到一位 54 岁男性体内时，移植外科与当时的太空航行一样受到公众的关注。随着人类对免疫系统的进一步理解，发展免疫抑制剂，解决排异问题，为移植外科开拓了宽广的新领域。在过去一百年里，外科不仅发展迅速，而且性质也发生了转变：20 世纪初期，外科基本上是缝合和摘除，而现在已转变为精确的修复和无止境的替代。随着腔镜外科的出现，手术也向着精细化、微创化方向发展。

1950 年代以后，随着分子生物学的建立，人们从分子水平上阐明人体结构和功能的研究工作日益深入，为解决医学的重大问题，如肿瘤、免疫、遗传、组织再生、抗衰老、药物开发等提供了理论指导。基础科学研究已改变了人们对机体及其与疾病斗争的理解，进一步从本质上证实了基因是决定人类生、老、病、死和一切生命现象的物质基础。不少遗传病的致病基因及其他一些疾病的相关基因和病毒致病基因陆续被确定。基因工程也促进了新药物和新疗法的涌现。1986 年，美国科学家提出了阐明人类基因组的全部序列，从整体上破译人类遗传信息，使人类在分子水平上全面地认识自我的人类基因组计划（Human Genome

Project, HGP）1990 年正式启动。HGP 实施以来已经取得了显著成绩。目前，以"定位克隆"途径克隆到的经典遗传病基因已达七十多个。HGP 的成果将成为现代生物学、医学用之不竭的源泉。与此同时，免疫理论与技术也渗透和影响到整个医学领域，并且通过对免疫系统与神经系统、内分泌系统之间相互影响的认识，促进了对人体整体性和有机联系的深入理解。神经科学的发展为治疗帕金森氏病和其他中枢神经系统的紊乱带来了新希望。20 世纪 70 年代末发展起来的膜片钳位技术和分子生物学方法使我们对神经递质的合成、维持、释放及其与受体相互作用的研究都取得了令人瞩目的进展。1990 年代后，人们更加重视脑科学研究中整合性观点的重要性，即认识到神经活动的多侧面、多层次性。由此可见，分子生物学、神经科学、免疫学、内分泌学等的发展，不仅深化了对人体基本结构和功能的认识，而且还从不同侧面揭示出机体的整体性和有机联系。现代医学已开始注意从生命物质运动各层次及层次间的相互关系与整合方面去探索生命的奥秘，并极大地促进了临床医学的进步。

2. 医学技术的问题与挑战

20 世纪以前，医学技术的进展是相当缓慢的，医生们凭借有限的药物和实践中摸索的经验，为病人解决力所能及的问题。到 20 世纪，这种局面发生了根本性的变化，医学不仅获得了控制疾病的武器，而且还掌握了操纵生命的密码。随着医学技术飞速发展而形成的"技术至善论"将人们锁定在医学"能做，必须做"的雄心勃勃的幻想中：人类可以消除一切病痛，人的所有器官都像机器的零件一样损坏后可以更换。病人成为医生与疾病斗争的战场。然而，临床医学中广泛而昂贵的治疗虽然挽救了某些危重病人的生命，延缓了死亡的进程，但是这种关注疾病而忽视病人的倾向以及为病人和社会带来沉重经济负担的后果越来越受到人们的批评。如何解决发展高新技术与适宜技术之间的矛盾、协调关心病人与治疗疾病之间的矛盾成为现代社会的迫切问题。

目前，基因治疗再次成为关注的焦点。自从十年前开始基因治疗的临床试验以来，基因治疗的鼓吹者们已经对这一领域进行了持续的"炒作"。尽管他们反复声称基因治疗的好处，但20世纪以来广为报道的几起基因治疗试验中患者死亡的事故引人瞩目，这是对于基因治疗中的急功近利以及诱导公众对基因治疗产生过高期望的倾向提出的警告。虽然我们不能由此否定基因治疗这一临床医学领域的研究成果，却应当以更严格的科学态度来审视它。

在生殖技术方面也存在着相同的问题。1978年7月25日，世界上首例体外授精婴儿路易斯·布朗（Louise J. Brown）在英国呱呱坠地，标志着生殖技术临床应用的开始。1997年，英国科学家威尔莫特（Ian Wilmut）成功地培育出克隆羊多利，轰动了全世界。克隆技术的突破是一项重大科技成果，然而，

● 器官移植

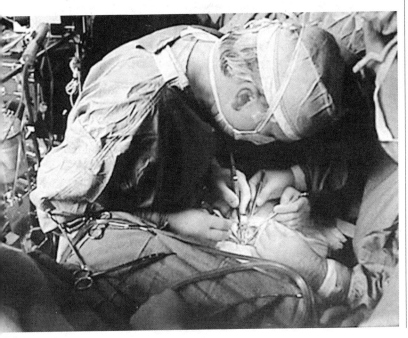

也带来一系列伦理和法律问题。人们迫切要求国际社会制定有关的伦理准则和法律条文，规范这种技术的研究和应用，使它最大限度地造福人类。目前，英国罗斯林研究所科学家正在研究一种克隆新技术，不仅有望做到在克隆过程中不使用卵细胞，而且还可省却胚胎发育步骤。有人认为，如果新技术被证明可用于培育治疗疾病所需的人体组织和器官，那么将有可能消除一些一直困扰人体治疗性克隆研究的伦理障碍。因为利用新技术进行治疗性克隆时，体细胞的细胞核不是注入去核卵细胞而是与去核的胚胎干细胞进行融合，由此形成的新细胞可不经过胚胎阶段而直接发育成所需的组织或器官，这就避免了摧毁胚胎获取器官或组织这一最受非议的步骤。利用克隆技术、转基因技术可以解决目前疾病治疗中的一些问题，如移植器官的缺乏，但跨种间的器官移植是否会导致人类染上一些原本仅在动物身上才有的疾病也是值得担忧的。

● 移植的器官

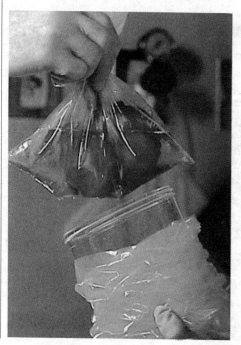

随着医疗费用的不断攀升以及对西药副作用认识的深入，世界各国对于应用自然疗法和传统医学治疗疾病的兴趣日渐浓厚。与此同时，随着生命科学研究的深入，人们更加清楚地认识到生物机械论的局限性和人体的整体有机联系。

传统的以可测定的生物学变量来解释疾病的观念逐渐被综合性、系统性的观念所代替，出现了生物—心理—社会医学模式、整体医学模式（holistic medical model）。中国政府鉴于我国医疗卫生的实际情况，制定了大力发展中医和加强中医药学研究的决策。1950 年代以后，我国在开发和应用传统医学促进健康、治疗疾病方面取得了举世瞩目的成就，以针灸疗法为代表的中医治疗被世界很多国家接受。在慢性疾病治疗和保健养生方面，中医药学也表现出强劲的发展势头，如应用活血化瘀理论和有关药物治疗心血管疾病、应用扶正固本理论增强人体免疫力的探索，均引起了国际医学界的广泛重视。如何进一步推动中医药的研究，使之为世界人民的健康和医学的发展作出更多的贡献，是我国医学界应当关注和思考的问题。

三　医疗卫生服务和医疗保障体系

医学发展到 20 世纪已不再只是一门复杂的科学技术体系，同时也成为一个庞大的社会服务体系。医学不只限于预防、治疗和护理，还与政治、经济和法律密切相关。随着社会经济的发展，医疗卫生服务在人类生活中的比重也日益增长。现代医学的繁荣产生于社会对医学作为一项公益事业的巨大支持。在世界范围内，大量的社会和私人资源投入医学。在发达国家，用于医疗卫生服务的费用已达到或超过 GDP 的 10%，以医院为中心的医疗保健体系覆盖了人的生老病死各个方面。为了满足医疗保健的不同需要，医疗保健服务体系正由单一层次化向多元网络化发展，尤其是加强初级卫生保健方面。

20 世纪卫生事业发展的动力是卫生观念的变革，人们开始认识到卫生发展是社会经济发展的重要内容，注意到卫生发展与社会经济发展的双向性、同步性、协调性。随着社会经济的发展和人们生活水平的不断提高，医学对人类自身发展的重要性更加突出，延缓衰老、提高生命质量和整体健康水平成为社会关注的焦点。人们已将获得卫生保健视为一种政治权利和社会的责任。1977年5月第30届世界卫生大会通过决议，提出"2000年人人享有卫生保健"的卫生发展目标。这个目标的实现不仅需要医疗卫生系统内部的努力，而且有赖于调动全社会的力量共同参与，充分体现了医学的社会化趋势。经过各国政府和医疗卫生机构的努力，这个目标已基本实现。

保障人人享有卫生保健的基本措施之一就是实行全民医疗保险。尽管世界各国在经济水平、社会制度以及医疗体制上存在着差别，但在卫生保健上面临的问题以及解决问题的方法上有许多共同之处。医疗保障制度作为社会再分配的杠杆，将一部分财富用于社会下层阶级，起到保护基本劳动力的作用。因此，政府在改善人群健康状况方面应当承担责任，尽管在为穷人提供医疗服务方面的作用是有限的，但却体现了对人人享有卫生保健的公平原则的追求和起码的社会良知。世界各国都建立了不同形式的健康保障制度，如英国的国家卫生服务制度、加拿大的国家健康保障制度、日本的健康保险制度、韩国的全民健康保险制度等，在不同程度上为公民享有基本的医疗保健提供了保障。

实行全民医疗保障是社会的理想目标，但是医疗费用的迅猛增加，以及卫生资源的不合理分配，对医疗保障体制造成了严重的冲击。在英国，国家卫生服务已成为"政治足球"，并且处境困难。在美国，虽然1990年代中期卫生保健费用已占到国民生产总值的15%，但依然有相当数量的人缺乏起码的医疗保险。在富裕国家，贫困者依然得不到足够的医疗；在发展中国家，由于缺乏国际援助，疟疾和其他热带病仍在肆虐。卫

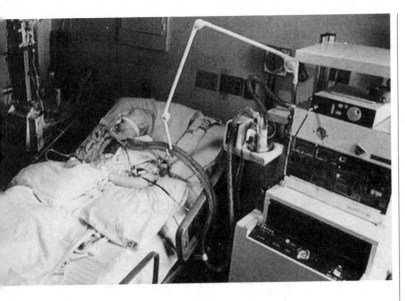

● 躺在病床上奄奄一息的病人可凭借各种仪器设备来维持生命

生资源分配不平衡的矛盾成为各国共同关注的问题，尤其在 1960 年代以后，临床医学的高技术发展使这一矛盾更加突出。如何公平与公正地分配卫生资源，成为各国政府和卫生行政当局面临的难题。医学科学的发展将使得许多人负担不起医疗保健吗？医学将屈从于费用和精确程度越高利用率就越低的反比定律吗？这些都是现代社会不得不严肃考虑的问题。

在已经征服了许多严重疾病、缓解了疼痛之后，医学的目标似乎不再明确，其授权已变得混乱。具有讽刺意味的是，在医学技术的发展提高人类健康水平同时，疾病的总数却也随之增多了。一方面这是人们对机体认识不断深化的必然，但另一方面或许是人们也越来越多地将人类生命中正常的兴衰变化看作需要药物加以缓解的疾病，如绝经、机体功能随年龄增加而衰弱等。这样似乎进入了一个怪圈：医学越发达，疾病越多；社会越健康，越渴求医学。难怪有人追问：医学的目的究竟是什么？它应该在哪里停止？它的主要责任是无论在什么情况下都尽可能地维持人们活着吗？它的变化已使人们过上了更健康的生活吗？或者它仅仅是一种服务产业，去满足它的顾客提出的无论什么稀奇古怪的要求，如为了健美而进行基因改造吗？现在是我们正视这些问题的时候了。

四　医学伦理与法律

20世纪医学技术的发展在为人类健康造福的同时，也带来了日益增多的道德难题。1960年代以后，医学高技术带来的道德问题和卫生资源分配问题日渐突出。随着消费者权利要求的增加，"病人权利运动"开始影响到卫生保健方面。人们对那种家长式、独断的医疗行为方式表现出不满。作为运动的结果，美国医院协会于1973年制定了《病人权利法案》。1976年初，欧洲议会发表《关于病人和死亡权利的报告》。1960年代，随着女权运动的发展，生育控制和流产成为人们关注的中心，包括妇女控制自己身体的权利、胎儿生命的权利等诸多问题，在生命伦理学领域激起了医学、哲学和宗教多方面的争论。1970年代以后，随着遗传学、生殖技术的进步，克隆、试管婴儿可能造成的社会后果等伦理学问题引起了更广泛的讨论。随着生命维持技术的发展，人们在医院的非人格化技术下经历他们的死亡已成为常事，这重新唤起了对死亡、濒死和安乐死的讨论。器官移植技术的建立也迫切需要解决确定死亡的伦理学问题。这些社会、文化运动，以及生物和医学科学发展带来的问题，导致了1960年代"生命伦理学运动"的兴起。生命伦理学已不再局限于医患关系的调整，而扩展到重新审视生死观、探讨生命的价值、促进卫生保健中的公正和卫生资源的合理分配等系列问题。基因功能学的进展将促进预报医学、遗传筛查等领域的发展，并导致一系列的伦理和法律问题。可以预言，21世纪医学中的伦理和法律问题将对卫生保健的策略和医学技术的发展方向产生重要影响。

生命伦理学的另一个发展趋势是由单纯的个体伦理向个体—群体伦理协调的转向。从卫生资源分配、环境危害，到性病艾滋病控制、人类基因组计划，都是既涉及个体利益，又与群体和社会利益密不可分。与此同时，生命伦理学已不仅仅涉及医生与病人，而且也涉及卫生政策决策者、管理者以及环境工作者等诸多群体。如何处理、协调不同利益群体之间的关系是当代生命伦理学的重大课题。如由于社会经济发展水平和医学技术发展速度的不同，卫生资源的分配极不公平：从全球范围看，大量的卫生资源集中在少数发达国家，而发展中国家的卫生资源十分匮乏；从医疗保健上看，卫生资源又主要应用在高新技术的诊断治疗方面，而用于预防和健康教育方面的则很少；从个体水平看，医疗保健的贫富差别也日益扩大。尽管世界各国努力通过改革医疗服务和医疗保障制度来缓和医疗资源分配中的矛盾并起到了一定的作用，但是存在的难题远未能解决。此外，卫生保健的国际化趋势还要求建立世界各国共同遵守的有关法律和道德准则，如控制艾滋病全球蔓延、人类基因组研究计划、环境保护与人类健康问题等，都需要国际的合作，因此在这些方面制定国际公认和共同遵守的医学伦理准则和法规也是十分必要的。

我们应当在历史的框架内理解现代医学的成就和问题。我们今天正生活在医学迅速发展的时期，但也是充满怀疑的时期。在过去一百年里，医学已取得了巨大的成功，然而，在关于医学应向何处去等诸多问题上，存在着广泛的争议。指出医学的这些困境并不是为了发泄对医学的怨恨，而是为了在医学迅速发展的同时，强调医学的责任，认清其已被模糊了的目的。本讲希望提供一种历史透视，帮助我们理解现代医学所面临的"成就越多问题越多"的悖论。

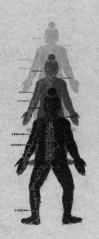

现代医疗保健中的
传统医学

文艺复兴之后，西方医学逐渐脱离了经验与思辨的传统，与物理、化学和生物学联系起来，以观察和实验为基础，建立起现代医学体系。人们一般将"西方医学"等同于"现代医学"，这是因为它产生于欧洲，并从欧洲扩展到世界其他地区。

所谓西方医学，主要是基于希腊、罗马和伊斯兰的医学传统发展起来的。但从历史上看，西医并不是一种封闭的单一体系，它是一个随着自身的发展和不断吸收其他学科成果而变化的开放体系，尤其是在 20 世纪以后，它已不再具有地域特性。在近几个世纪里，西医在全世界迅速扩展，目前已在医疗保健领域占据主导地位，并对各国的传统医学产生了巨大冲击。

一　西方医学冲击下的传统医学

西方医学或者说现代医学对传统医学的冲击是广泛的，其实最早受到冲击的是西方自己的传统医学，也就是自古希腊希波克拉底以来的正统医学体系。疾病本体论代替了体液病理学说，广泛用于治疗多种疾病的放血疗法被证明无效，病原微生物的发现揭示了传染病的奥秘，外科在克服了疼痛、感染、失血三大障碍之后突飞猛进。在这一系列新发现、新理论和新技术的基础上，现代医学体系得以确立。

随着西方国家的探险、殖民和基督教的传教活动，西方医学也传播到世界各地。在美国、澳大利亚、新西兰等地区，殖民者按本国模式建立起新社会，西医体制也随之移植过来，当地的土著医学仅作为土著文化的一部分得以保存，应用范围十分有限。在非洲、亚洲和南美洲受到欧洲殖民活动影响的地区，情况基本相同。传教行医将救助躯体疾病与拯救灵魂结合在一起，教堂与教会医院成为西方文化在非西方国家的标志。

欧洲医生认为除西医之外，其他的医疗体系都是原始和落后的。西医的预防观念、诊断和分类疾病的方法、有效的干预性治疗以及可检验的实验结果，使医生们感到医学的科学性，感到医学可以通过修正和改进原来的错误而不断进步。而非西方的医学体系在他们眼中是教条的、臆测的和无效的，是应当抛弃的。

但在传统医学发达的国家，例如中国，对待西方科学与医学的态度是矛盾的：一方面，中国人认识到了西方医学是西方科学

人身圖說

論肺

遠西耶穌會士羅雅谷譯述

同　會　龍華民
　　　　鄧玉函

肺之體為軟內以輕浮故得吸取之用其色不一合青與
赤而成大概分為四葉左右各二為易底伸縮內熱氣吸
外涼氣凡軀形侪偉者肺必廣故或有五葉者於右边二

泰西人身說概序

敌夫元黄剖判上下相喣楬輿生人首名三才然證理學
公論地之視天小大慧琁無分数可論者也何居乎岐立
而三之美人維渺為中藏而肢體畎為重性炯炯于慈附
麗偏非人而九重圍抱諸情呹次谁推測之水土全球對
足環處谁同孚二儀不免抱獨此之契而參贊之理
聲歸息滅矢故有天地不可無人刻也人固一小天地也
遠西名士浮桂九萬里來肯上圍惟一意度泰景教略事
陡斯是務開出其結餘著有象緯興圖諸論探源窮流首
千古來未發之旨俾我華宗學人終日戴天今始知所以

●《人身图说》
与《人身说
概》书影

技术与物质文明的重要成果；另一方面，又担忧西方文明会消解了自己的传统。

首先给中国带来西方医学知识的，是 16 世纪罗马教廷派到中国的一批传教士，如在中国行医的瑞士传教士邓玉函（J. Terrenz，1576—1630）曾翻译过《人身图说》《人身说概》两部西医解剖学著作。清康熙年间，法国传教士巴多明（D. Parrenin）翻译了《钦定格体全录》。但早期西医知识仅限于朝廷内的消遣，对医学影响不大。

19 世纪上半叶，接种牛痘预防天花方法的传入以及广州"眼科医局"的开设，使国人感受到西方医学的疗效和优势。鸦片战争以后，教会医院从沿海通商口岸扩展入内地，至 20 世纪初，全国已有 20 个省建立了教会医院 426 所。

1866 年，中国开办了第一所教会医学校——广州博济医学校，其后苏州博习医院医学校（1883）、上海圣约翰书院医学系（1896）陆续开办。20 世纪以后，教会医学教育有所发展和提高，如北京协和医学校（1906）、成都华西协合大学医学院（1910）、长沙湘雅医学院（1914）、上海震旦大学医学院、山东齐鲁大学医学院等，都成为国内著名的医学院校。

清末主张学习西方的"洋务派"也办了几所医学校，1881年，李鸿章首先在天津开办医学馆，1893年改为"北洋医学堂"；1902年，袁世凯在天津开办"北洋军医学堂"；1903年，京师大学添设"医学馆"，1906年改为"京师专门医学堂"。辛亥革命以后，北京、江苏、浙江、湖北、河北、山西相继创办了国立、省立和私立西医学校等。这些医学校为发展和壮大中国的西医队伍发挥了重要作用。与此同时，西医的各类学术社团也相继成立，如中国药学会（1907）、中华护理学会（1909）、中华医学会（1915）等，促进了医药学术的交流和繁荣。

1905年，清廷设立卫生处，引入西方卫生行政体制。民国之后，近代医疗卫生体制得以确立，西医在中国获得了正统地位。在西医近代化潮流的冲击下，中医学面临着空前的危机和挑战。

中国近代社会内忧外患，许多有识之士认为，中国欲求富强之道，必须抛弃传统的封建文化，向西方学习。当时学术界围绕着阴阳、五行这两个中国古代哲学中的核心概念，展开了存废大讨论。严复、梁启超、章太炎、顾颉刚等人主张废除阴阳、五行的概念，批判锋芒时常涉及中医。一些主张"科学救国"的人士认为中医也是封建文化的一部分，甚至有人提出"废止中医"，代表人物如余岩（字云岫，1897—1954）。他早年赴日本大阪学医，回国后任上海医师公会会长、南京政府中央卫生委员会委员、教育部医学教育委员会委员等职。受到日本明治维新时代取消汉方医的影响，他认为日本近代医学的兴盛，是因为废止了汉方医的结果，因此，只有废止中医，中国的医药卫生事业才能发展。1929年，余岩等人提出了"废止中医"案，在中央卫生委员会议上获得通过。他还撰文对《内经》的阴阳五行、脏腑经络等基本理论进行了全面批判：他以西医知识作为衡量正确与否的标准，比较西医理论与中医理论，认为《内经》"无一字不错"。由于观点偏激，文字刻薄，引发了中医界与之进行论战。

著名中医恽铁樵（字树玉，1879—1935）认为，"《内经》之五脏，非血肉之五脏，乃四时之五脏"，解释了《内经》的理论来自自然界最一般的变化规律的总结，勾勒出中医理论属于自然哲学的本质特征，以消除人们认为《内经》是"玄学"的误解。他指出，中西医是两个基础不同的医学体系，中医的脏腑与西医的解剖概念不能一一对应、以此释彼。另一位医家杨则民（字潜庵，1893—1948）强调："吾人欲讨论《内经》之真价，宜以哲学眼光衡量之，不当以自然科学之见解批判之。"并认为："中医之思想方法，为《内经》之辩证法，而外医则为近世之机械论的方法，二者绝不相同者也。"

中国近代这场中西医论争，不仅表现在思想理论上，而且也反映在医学教育、卫生行政上。民国北京政府教育部在所颁布的医药学教育法规中，"漏列"了中医教育的内容，引发中医界的抗议，中医界于1913年11月组团到北京请愿。虽然教育部表示"无意废弃中医"，但对将中医纳入全国教育系统的请求则"暂从缓议"。1925年，全国教育联合会申请将中医课程纳入医学校规程，建议在西医院校内设中医科或中医学校，遭当局拒绝。1929年2月，南京国民政府召开第一次中央卫生委员会议，通过了有关废止中医药的提案。提案通过后，立即引起全国中医药界的强烈反对。后来，因中医的抗争和部分政要的反对，"废止中医案"未能实施，相反于1931年成立了"中央国医馆"，负责整理研究中医学术、扶持发展中医教育。1936年，南京国民政府颁布了《中医条例》，承认中医在医疗保健中的作用与地位。

应当说在争取合法权利的政治斗争上，中医界获得了初步的胜利，"废止中医"最终也未能实行；但中西医在学术上的争论依然不断，一直延续至今。从中西医优劣之争到中医科学化，从中西医结合到目前的中西医学之争等，不同思想的持续交锋，与其说是对中国传统医学的不断诘难，不如说是不同时代人们对健康观、疾病观、生死观的不断追问。

二　传统医学的变革

随着西医和近代科学大规模地传入中国，面对这种与传统医学迥异的知识体系的挑战，国人仍然试图像过去吸收印度医学和阿拉伯医学那样，将西方医学与中国医学融会贯通。"洋务派"代表人物李鸿章在 1890 年为《万国药方》所作的序中提出：应当"合中西之说而会其通，以造于至精极微之境"。

其实早在 17 世纪下半叶，最早接受西医学的中医王宏翰（？—1700）曾在《医学原始》（1688）中，从胎生学的角度来阐述中医的命门学说。18 世纪，王学权（1728—1810）在《重庆堂随笔》中，肯定了《人身图说》《人身说概》中的西医解剖学成就。19 世纪以后，陈定泰的《医谈传真》（1844）、罗定昌的《脏腑图说症治要言合璧》（1882，又名《中西医粹》）、唐宗海的《中西汇通医经精义》（1892）、朱沛文的《华洋脏象约纂》（1892）等，都引用过西医所绘的脏腑图。"西医详于解剖"为中医界所认同，但又认为"西洋剖视，只知层析，而不知经脉；只知形迹，而不知气化"（唐宗海），或者中医"精于穷理而拙于格物"，西医"长于格物而短于穷理"（朱沛文），即西医与中医互有优劣，因此主张"通其可通，而并存其异"或"参酌乎中外，以求尽美尽善之医学"。

也有医家试图探讨中西医学的本质特征，如恽铁樵认为："西医之生理以解剖，《内经》之生理以气化……盖《内经》之五脏，非解剖之五脏，乃气化之五脏……故《内经》之所谓心病，非即西医所谓心病。西医之良者，能愈重病；中医治《内经》而精者，亦能愈重病。则殊途同归也。""西洋医法以病灶定名，以细菌定名，中国则以脏腑定名，以气候定名，不可强合而为一也。"他

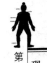

指出，西医理论是建立在解剖的基础之上，着重研究的是病灶、细菌；而中医理论是建立在对人体功能状态的考察上，着重研究的是人与自然的关系。他的这些论断，在一定程度上揭示了中西医不同的本质特征，对于中西医汇通乃至于后来的中西医结合，都有一定的启发作用。

另一著名医家张锡纯（字寿甫，1860—1933）则是基于临床实践来探讨中西医汇通的途径。他主张以中医理论和治疗方法为本，参考西医的知识和药物，以提高临床治疗水平。他在《医学衷中参西录》中倡导"衷中参西"的医学思想。例如，他在治疗中风时，将西医的脑充血与《内经》中的"大厥"联系在一起，从西医用降压的方法治疗，联系到中医的平肝潜阳、引气血下行的治则，发明了"镇肝息风汤"，创立了一种治疗"中风"的新方法。他还尝试将中西药合在一起，组成新药。例如，中药石膏清里热的作用很大，但解表发汗之力不足；西药阿司匹林发汗退热很快，但作用不持久。他把两种药按比例配在一起，取名"石膏阿司匹林汤"，用于临床，获得了预期的疗效。作为近代最有影响的中医临床家，张锡纯的"衷中参西"思想在临床上应用颇广。

除中西汇通思想之外，中医界还提出过"改良中医""中医科学化""创立新中医"等主张，希望借助近代医学知识来改良或改造中医，促使中医体系变革，早日实现"科学化"。最早提出这个口号的是丁福保（1874—1952）。1939年，他在为《国药新生》创刊号写的发刊词中回顾道："中西医药沟通之呼声逾四十年，吾人主张沟通中西医应自中医科学化始亦四十年。""然所谓科学化者非仅徒脱空言，必求之实际。即医说必循生理、病理学之正轨，方剂须循理化学、生物学之原则"，"至少限度，吾新中医界在理论方面应接纳传染病学说、内分泌说、维他命说，在治疗方面应采取各种特效疗法"。很明显，他认为中西医沟通的前提是中医向西医看齐，如此能实现中医的科学化。

尽管对"中医科学化"的理解各不相同，但这个口号还是得到了许多中医的赞同，如陆渊雷、谭次仲、施今墨、时逸人、高德明、叶橘泉、杨医亚、何云鹤、梁乃津等。他们认为中医的经验是宝贵的，但是理论欠科学，应当用当代科学方法来整理中医，使得其理论系统化、科学化，经验集中化、实验化，药物生理化、化学化。

在近代科学的冲击下，以"中医科学化"作为应对的策略，并没有得到中医界的广泛赞同，究其原因主要在于"废止中医派"正以中医不科学为由，试图取缔中医，而"中医科学化"容易让人感觉到中医不科学，这是中医界不愿接受的。另外，在临床上将科学性等同于有效性的观点有较大的影响，中医有疗效因此中医是科学的说法，成为替中医科学性辩护的理由。

三　传统医学的复兴

如果说 20 世纪上半叶是传统医学面临危机的时期，那么 20 世纪下半叶则是传统医学再次获得生机的时期。这种转变的发生是诸多因素作用的结果。

首先，由于急性传染病、寄生虫病、营养缺乏性疾病发病率的下降，各种慢性病、肿瘤以及与人类的生活和行为方式相关的心身疾病、精神疾病等成为威胁人类健康和生命的主要问题。疾病谱的变化，导致生物医学在治疗急性传染病方面大获成功的"魔弹"的治疗模式，即依靠能杀灭特殊病原体的特效药物治疗的模式，在治疗慢性病方面不再那么灵验。

其次，在自由市场机制下，由医学界、医药企业与媒体形成了利益相关体，也有人称之为医药产业复合体，给病人和社会造成了巨大的压力。我们应当承认诊断技术的不断更新，可早期发现更多的疾病或疾病征兆，提高预防和治疗的效果，然而它也增加了人们对疾病的恐慌。实际上，人们对越来越多的、似是而非的实验室检查结果感到迷惑不解，甚至有人认为一些"疾病"是被编造出来的。接下来就是广泛而昂贵的治疗，高额的医疗费用使得病人、病人家庭甚至整个社会都不堪重负。

再次，化学药物的毒副作用造成的危害日益引起人们的关注。在生物医学的语境下，病人被转化为患有疾病的生物体，诊断所关注的是器官、组织或细胞、基因的"问题"，治疗就是纠正这些偏差。在这种情况下，医学的目的变成不断提高这种纠偏的精准度，而很少考虑病人的感受和治疗的价值。

面对现代医学显现出来的这些问题，西方国家发现东方的传统医学以及本土原来的一些民间医学，在医治慢性病痛方面也是一种很好的选择。他们将这类医学统称为替代医学（Alternative Medicine）。所谓替代医学是相对于现代医学（Modern Medicine）或西方医学（Western Medicine）的一种提法。西方国家把西医学以外的医学都归入到替代医学的范围内，有时也称之为补充医学（Complementary Medicine）、选择医学（Selective Medicine）以及非正统医学（Unorthodox Medicine）。替代医学的出现正如其名，是对现代医学治疗方法的一种替代，是对现代医学存在的不足的一种补充，为病人提供了另一种选择。

据美国哈佛大学医学院的一项调查显示，约有 34% 的美国公民至少采用一种替代疗法治病，文化水平越高，对替代疗法的接受程度越高。在美国使用替代医学治疗的疾病，按照频率依次为腰痛、头痛、焦虑和癌痛。替代医学显示的功效使美国的一些高等医学院增设了替代医学课程，包括哈佛大学医学院、波士顿大学医学院、约翰斯·霍普金斯大学医学院、耶鲁大学医学院、马里兰大学医学院、斯坦福大学医学院等二十多所医学院。

有关替代医学的科学研究，覆盖范围也颇为广泛。1992 年，美国国立卫生研究院（NIH）设立了替代医学办公室，负责评价替代医学的有效性，促进替代医学与现代医学之间的交流，开展替代医学专项研究和相关的培训。NIH 还设立了替代医学的博士后研究项目，以吸引更多的研究者加入到替代医学研究的行列中。NIH 资助的项目就有中药治疗经前期综合征、针灸术治疗关节炎和抑郁症、太极拳的平衡功效、催眠术对免疫应答的影响、推拿治疗颈椎病、印度瑜伽功与中国气功的研究。这些科研项目在美国的一流医学院中开展，可见人们对替代医学的重视程度。为了支持替代医学研究，NIH 资助出版了《替代医学与补充医学》（*Alternative and Complementary Medicine*）杂志，近来已有替代医学的专著出版。

替代医学的内涵很广泛，美国的一本有关替代医学的书籍按照字母 A 到 Z 的顺序排列，详细介绍了替代医学的治疗方法。排在第一位的是针灸（Acupuncture），其他疗法还有印度的草药、瑜伽术，美国的按脊疗法、足反射疗法，法国的香味疗法，德国的顺势疗法，日本的汉方医学等。目前，在西方各国，替代医学已越来越受到人们的重视，成为名副其实的一种现代医疗技术的替代疗法。

前面讲到了西方医学传入中国后，尤其是五四新文化运动之后，受过西方科学教育的知识分子大多对中医持批评态

● 按脊治疗等传统医学受到西方社会欢迎

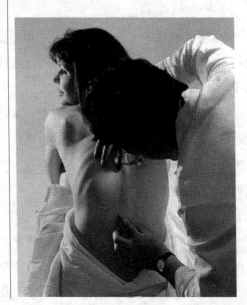

度。当时的政府主管部门也曾几度试图取缔中医，虽未成功，但中医学不再具有主流地位，边缘化为民间医学。

中华人民共和国成立后，中央人民政府在1950年第一届全国卫生工作会议上确定了"团结中西医"的方针。然而，由于主管医疗卫生的负责人深受近代西方医学的影响，认为虽然取缔中医开业不对，但应当帮助中医去除不科学的成分，帮助中医学习消毒、杀菌、打针等知识，于是在各地举办"中学西"进修班。这种做法遭到了中医界的抵触，也受到了最高决策者的批评。

鉴于当时中国医疗水平较低，卫生服务覆盖面小，尤其是广大农村地区缺医少药的实际状况，发展传统医药对保障人民群众的健康是非常必要的。1955年，中央卫生部成立中医研究院，同时还在北京、上海、成都等地建立了中医学院，并在综合医院设立中医科，使得中医的医疗、教育、研究成为现代医学建制的一部分。1958年，在毛泽东"中国医药学是一个伟大的宝库，应当努力发掘，加以提高"的号召下，中央人民政府又制定了一系列中医药事业方针政策，推动了中医药的发展。

不过，在发展中医药事业的过程中也走了一些弯路，如急于推行中西医合流，片面地强调创造中西医统一的"新医学"等。通过这些经验和教训，医学界认识到学科发展有其自身规律，并非一蹴而就的事情。

1980年以后，卫生部制定了中医、西医、中西医结合三支力量都要发展、长期并存的方针，强调在中医机构中保持和发扬中医特色，将工作重点转移到狠抓中医、中西医结合的科研、学术和临床疗效上来，并采取了一些落实中医政策的有效措施，为中医的发展提高创造了良好的条件。特别是1982年五届全国人大五次会议通过的《中华人民共和国宪法》总纲规定了"发展现代医药和传统医药"的条款，从国家根本大法上保证了中国传统医药学的继承和发展。1991年，国家又提出了"中西医并重"的方针，使我国的传统医药与现代医药互相补充，共同承担起保护和增进人民健康的任务。

四　传统医学对现代医疗保健的影响

现代医学对当今人类社会医疗保健的贡献是毋庸置疑的。由于免疫制剂和抗生素的发明，自 20 世纪中叶以后，人类成功地控制了多种感染性疾病和寄生虫疾病，平均寿命显著提高。现代医学应用各种高精检测诊疗仪器，发展了显微外科、器官移植、生殖工程等技术，使过去许多难以诊断、无法治愈的严重疾病得到了有效的治疗。特别是 20 世纪末，人类基因图谱的完成，使许多过去被认为是不治之症的遗传性疾病和其他疑难病有了治愈的可能。

然而，就是在现代医学发展如此迅速的历史背景下，传统医学不但没有消亡，反而萌发出新的生机，越来越受到患者的欢迎和各国政府的重视。虽然大多数国家至今未像中国政府一样，把传统医学与现代医学并列为主流医学，仍然称之为替代医学或补充医学，但是，既然可以"替代"，需要"补充"，说明现代医学确实有某些方面的不足，不能充分满足人们医疗保健的需要。1960 年代以后，西方国家已逐渐认识到，以疾病为中心的生物医学模式已不能满足人类的卫生保健需求，需要引入新的医学模式，促使人们对各类传统医学在医疗保健中的作用与价值产生了更大的兴趣。此外，传统医学中那些目前还不能被现代科学实证的原理，也可能在将来被发展了的科学所证实；传统医学中许多合理的治疗原则和方法，也可为现代医学研究提供参照。因此可以说，传统医学能够给现代医学带来启示。

首先，传统医学的哲学思想，如整体观、恒动观、相互联系与相互影响的观点等，在宏观把握生命的复杂现象方面，为现代医学研究提供了一个启发式模型（heuristic model）。例如，中医理论认为人类是大自然的产物，每个人都生活在社会群体中，人的生命活动必然与天地相应、与人事相通。人之所以得病，是脏腑功能失调所导致的结果，而气候的凉热变化、空气的潮湿干燥、居处的冷暖干湿、季节节气的交替更迭、太阳月亮的起落升降、人际交往中的情绪波动、饮食口味的饥饱偏嗜、房事生活的放纵节制、先天禀赋的厚薄强弱等，都是可能导致脏腑功能紊乱的因素，医生必须将各种因素综合考虑、全面考察，才能找到真正的病因。因此，中医强调的不是静态的人体形态结构，而是动态的人体功能状态；中医对生命活动和疾病规律的研究，采取的不是本体论方法，而是一种生理观的方法。

从临床思维方法上看，中医对疾病的诊断与治疗可以认为是一种系统的方法，如通过望、闻、问、切收集体内的信息，病人经过治疗后反应如何，又会通过主观感受和客观体征的改变，反馈到医生那里，医生再决定如何进一步治疗。这就是所谓的"辨症论治"。若以黑箱理论来解释，辨症论治就是中医处理人体疾病所采用的黑箱方法。例如，《伤寒论》认为："太阳病，头痛，发热，汗出，恶风，桂枝汤主之。"在这里头痛、发热、汗出、恶风就是医生所得到的有关患者病后体内的信息，医生根据这一组信息，结合过去的经验，得到风寒表虚证的诊断，而采用桂枝汤治疗。在此，不涉及究竟是何种病因、在何部位，只需要掌握好患者与医生之间直接的信息交流，也就是掌握好辨症论治的方法，也能达到治愈疾病的目的。

无论是整体观还是辨症论治，在考察疾病时，都需要联系社会的、环境的、气候的、心理的、日常生活的各种因素，都需要与病人密切接触和交流，细心观察病人的状态，多方面收集病人的信息，因人、因时、因地制宜，这样的医学无疑充满了人文精神，是一种人文医学的模式，这是中医的本质特征。

其次，在治疗思想方面，传统医学采取的多数是因势利导、调节平衡的方法，中医理论特别重视这一点。《黄帝内经》中所谓"阴平阳秘，精神乃治；阴阳离决，精气乃决"，就是把阴阳之间的平衡看作维系生命的基础，认为医生应当谨察阴阳所在而调之，并确立了"平衡调节"这一总的治病原则。中医特别强调"扶正祛邪"：扶正就是帮助提高人体的抗病能力，保护人体的免疫功能；祛邪就是因势利导，通过汗、下、吐等方法，把与身体不协调的物质排除到体外。另外，中医强调"急则治其标，缓则治其本"，在疾病急性阶段采取的手段通常只是权宜之计，而在病情缓解阶段则从恢复人体正气这个根本上来医治病人。

在治疗手段方面，传统医学除了药物治疗之外，还有针灸、按摩、拔罐、泥疗、水疗等治法，属于非药物疗法，不存在药物在体内代谢或残留对人体造成任何伤害的问题。其中，特别是针灸，在镇痛、调节内分泌紊乱、调节神经功能方面，具有独特的作用，因此受到患者的普遍欢迎。

再次，中医"不治已病治未病"的思想，强调在疾病形成之前、在疾病的萌芽状态就采取积极的预防和治疗措施。在中医学注重养生思想的指导下，医家创造出了导引、按摩、五禽戏、易筋经、八段锦等养生、健身方法。

总之，进入 21 世纪，现代医学在各方面都取得了巨大成就，但在疾病的治疗上，始终不能尽如人意；古老的传统医学，虽然大部分至今仍然得不到科学的解释，但可以解决疾病治疗中的大量实际问题。这个现实，给我们莫大的启示，其中的诸多深层次原因，也值得我们探索与研究。

五　如何评价中医在现代医疗保健中的价值

21 世纪初，又一轮有关中医存废的争论从网络扩展到社会各界，上至政府主管部门下到黎民百姓纷纷发表见解，甚至还有

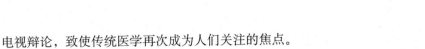

电视辩论，致使传统医学再次成为人们关注的焦点。

实际上，中医存废之争并不是一个新问题，而是已有近百年的历史了。虽然中医存废之争几起几伏，但始终都是围绕着"中医是否科学"这个核心问题。支持者认为，"中医也是一种客观存在的科学"，并试图"用国际通用的语言和技术体系加以阐释"。反对者则认为，"中医算不上一门科学，因为它的经验判断和理论陈述都缺乏足够清晰可靠的原理关系和因果关系的支撑"。对一门学科有如此相反的认识，是由于人们对"科学"概念的理解不同。在广义上，人们将科学看作以范畴、定理、定律形式反映现实世界多种现象的本质和运动规律的知识体系（《中国大百科全书·哲学卷》）；但在一般言说中，科学更多地是指狭义的科学，即以数理科学为典范的关于自然的知识体系。

有关"科学"概念的论述要比上面列举的多得多。面对如此之多的"科学"概念，有学者在讨论科学概念时悲观地感叹道："我们始于迷惘，终于更高水平的迷惘。"（A. F. 查尔默斯：《科学究竟是什么？》）因此，若再细究中医是否科学，也会使我们陷入更大的迷惘。我们是否可以暂且搁置"中医是否科学"这个命题的讨论，转而评价中医在现代医疗保健中究竟有什么价值？

在讨论这一问题时，我们首先应当追问医学是什么，以便更好地理解"中医"的问题。在第一讲里我们已列出有关医学定义的多个版本，但总体上看，比较一致的观点是：医学是一门科学，但又不仅仅是一门科学。毫无疑问，医疗实践必须以生物医学为坚实基础，探索疾病防治的合理路径有赖于对疾病的原因和机理的理性解释。但是，医学同时还是一门技艺，强调的是医生应视病人为一个整体的人，而不是单纯解决躯体的疾病问题。若是祛除了疾病但病人却奄奄一息，就很难说真正达到了医学的目的。

此外，广义的医学也是一种社会建制，是一项公益事业，即医学不是为自身而是为他人的利益而存在的，医学实践不只是把科学原理应用于特定的生物学个体上，而始终以病人的幸福为主要目的。若从这个观点来看有关中医问题的争论，或许我们就不会再陷于"中医是否科学"的迷惘，而可以将问题转换为评价传统中医学在现代医疗保健中的地位和价值。

人们不得不承认，即便在现代医学飞速发展的情况下，尽管有了各种先进的诊断治疗仪器、发明了无数的药物，人类依然面临诸多无法治愈的病痛。在另一方面，病人的需求也不仅仅限于祛除疾病，更何况许多疾病是无法根除的，疾病存在本身就是生命过程的一部分。

在我国，经历了近百年的中西医学争论之后，卫生决策部门在卫生资源分配、卫生规划、医疗服务等方面有关中医的安排，已不再是简单的热情或盲目的排斥，而是采取了鼓励多元化发展的策略。其实，随着现代医学的发展、疾病模式的变化，留给中医药的空间在逐渐缩小。当下问题是我们如何为继承和发扬传统医学创造更好的环境，使那些有价值的观念对现代医学有所贡献，使那些切实有效的疗法更好地服务于人民。

1977年，世界卫生组织第三十届大会通过一项历史性决议，敦促各国政府"充分重视利用它们的传统医学，以合适的章程满足全国的卫生需要"。满足人们的医疗保健需要，可以说是传统医学在现代医疗卫生服务中承担的重要社会功能，其价值得到了世界卫生组织的认可，也赢得了广大患者的信任和欢迎。

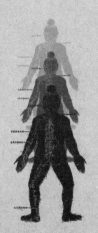

追问医学的本质与价值：从生命伦理到医学人文

　　正如我们前面所介绍的，人类历史上相当长的时期内，医学事业微不足道。虽然人们在生病后求助于医生，但医生的诊断治疗非常简单，或是草药、针刺，或是放血、通便，医疗费用不高，医生的特权也不多，人们甚至嘲笑医学的落后。

　　20世纪医学技术的迅速发展，使得以往威胁人类健康的急性传染病、寄生虫病、营养缺乏性疾病等得到了有效的控制，人类的健康状况有了极大的改善。现代医学已成为包括探索生命奥秘、防治疾病、增进健康、缓解病痛的一个庞大的综合体系。然而，具有讽刺意味的是，在现代医学技术为人类提供越来越多保健服务的同时，人们对医学的批评也日益增加。英国著名医学史专家罗伊·波特（Roy Porter）认为，这是因为医学在征服了许多严重疾病之后，它的目标已不再清楚，它的授权变得混乱起来。

因此，人们不得不开始反思医学技术发展的价值，反思医学的目的究竟是什么，反思我们到底需要什么样的医学。

一　生命伦理学的兴起

生命伦理学的兴起是现代医学技术发展的必然产物。20 世纪下半叶以来，由于疾病谱的变化，人们发现将治疗急性传染病的策略用于慢性病防治上不那么灵验了。医学的分科化、专业化导致了非人格化倾向，使得医生更加关注疾病的生物学方面而忽视了社会、行为、环境因素对病人的影响，只注意特殊器官和疾病而忽视了作为一个整体的人。高新医学技术的发展和广泛应用，使得医疗费用急剧上升，卫生资源分配矛盾日渐突出，引发了一系列伦理和法律问题。人们不得不追问现代医学究竟出了什么问题。

在社会文化方面，1960 年代西方民权运动、妇女解放运动的兴起，也带动了病人权利运动。人们不再像过去那样服从于医学专家的权威，认为病人有权知道自己的病情并且也可以提出自己的治疗意见。在思想领域，后现代主义去权威、去中心、去结构的思想，导致了对现代医学技术和卫生服务体制的批判。

当然，还有宗教方面的原因。在西方，宗教与医学的缠绕根深蒂固，但在现代医学的冲击下，宗教之于医学的意义日渐淡薄。1965 年，美国成立了一个专门研究医学教育问题的"医学教育与神学委员会"，提出现代医学的去人性化、分子生物学中心论和机械论医学的教学是不利于医学发展的，应当在医学教育中增加关注人的价值的课程。因此，生命伦理的兴起是对生物医学科学发展的文化反思的结果。

　　第一，我们可以说，当代生命伦理是从关注病人权利开始的。尊重病人的权利是医学从"家长制"中解脱出来的一个标志。第二次世界大战期间，纳粹医生对监禁者进行的非道德人体试验，受到了纽伦堡法庭的审判。这一事件也引起了人们对医学人体试验的关注，特别强调了受试者的权利和知情同意的重要性。然而，在此后的医学研究中，不道德的人体试验现象依然存在。例如，1963年，纽约布鲁克林的犹太天主教医院对缺乏知识或未经同意的老年病人进行活癌细胞注入实验。1965—1971年期间，纽约威罗布鲁克（Willowbrook）州立医院，在一系列关于肝炎的研究中，利用智钝儿童作为试验对象。1972年，《纽约时报》揭露了一项开始于1940年

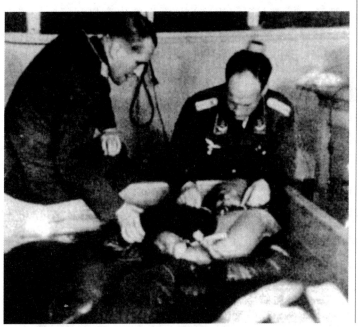

● 二战时期纳粹医生进行非人道的人体试验

代的医学试验：美国卫生和公众服务部为了了解梅毒的自然史，对约 600 名患梅毒的贫穷黑人进行观察，但并不给予治疗，只是提供免费体检和死后免费安葬等，从而使得许多梅毒患者失去了治疗的机会，严重损害了病人的利益。

这些事件披露后，美国食品和药品管理局要求保证所有的药物试验对象拥有充分的知情同意权和自由。不久，美国卫生和公众服务部也制定了有关保护人体受试对象的权利和福利的指南。1974 年，美国国会建立了负责生物医学和行为研究中人体保护的国家委员会，为联邦政府有关人体试验研究提供咨询。

另一方面，在后现代思潮的影响下，人们对医生的权威作用、医院的中心地位以及卫生保健制度和医疗服务体系也进行了反思，甚至对医生在医疗保健中的作用也提出了怀疑：医务人员究竟对病人承担多少责任？在制药工业和医疗器械巨大利益的诱惑下，医务人员还会将病人的利益放在首位吗？于是，在西方国家出现了病人权利运动，美国制定了《病人权利法案》，以维护病人的权利。

第二，与病人权利相关的是女性的生育权利问题。随着医学的发展，生育控制成为一种常规的技术。20 世纪前半叶，生育控制是女权运动中的一个重要问题，也促进和激励了对新的生殖控制方法的研究。"妊娠的责任"问题呈现出来，一方面涉及妇女控制她们自己身体的权利，另一方面又涉及胎儿生命的权利。1960 年代，流产成为争论的中心，医学界讨论了医学和心理学的原因，以及在被强奸后和胎儿缺陷时允许流产的问题。1969 年，加拿大颁布了《流产法》，规定了人工流产的条件和法律程序。1973 年，美国联邦最高法院在罗伊诉韦德案（Roe v. Wade）中提出的判断是：在妊娠的前三个月由母亲决定，在三个月后则应该综合考虑。1974 年，瑞典颁布法令，允许妇女在妊娠的前十八周在公共医院进行流产。新法律也带来了更多争论，如医生拒绝流产的权利、流产作为避孕方法、严重智力迟钝妇女的流产问题等。1970年代以后，遗传与生殖技术的发展引起了更多的伦理问题。例如，重组DNA技术增加了人们对遗传控制的潜力和危险的担忧；遗传咨询、产前检查和基因工程既可作为消除遗传性疾病的方法，又可能伤及个人的遗传隐私，引起胎儿性别比例失衡等，造成不良的社会后果。

第三，死亡的权利与安乐死问题。"安乐死"一词来自古希腊的euthanasia，意为无痛苦死亡。历史上不少学者如柏拉图、培根等人都赞成安乐死的思想。然而，由于纳粹医生在1938—1942年间，以安乐死之名杀死了数百万有慢性病或精神病的病人，安乐死被看作一种不人道的行为而遭到人们的反对。

20世纪下半叶，欧美国家的一些医生提出，医生的使命并不总是挽救生命，也应当帮助那些临终的病人有尊严地、无痛苦地死亡。有人认为病人有权选择结束自己的生命，这是扩大病人的权利、解脱不可治疗的痛苦的一条途径。

1976年，欧洲议会发表了《关于病人和死亡权利的报告》，提出家长式的态度应当被改变，病人应有更多权利，医生和卫生人员可接受被动安乐死的方法，有义务为临终病人提供心理和精神安慰。报告还要求对所有卫生人员加强死亡学和伦理学教育，制订死亡标准和执行安乐死的伦理规则等。

生命维持技术使得过去以呼吸和心跳停止作为判断死亡的标准受到了挑战。例如，使用体外循环装置进行心脏外科手术时，可人为地使心肺功能暂停，通过仪器维持呼吸和血液循环。另一方面在大脑严重受伤，脑功能部分甚至全部损坏后，也可以通过维持心脏功能，让病人作为植物人存活下去。本来，大脑功能与心肺功能是紧密相关的，但现代医学技术却可使二者分离开来。于是，以心跳、呼吸停止来判断死亡的标准遭遇了难题。在这种情况下，哈佛医学院在1968年提出了"脑死亡"的概念，并列出了四条标准：①没有感受性和反应性；②没有运动和呼吸；③没有反射；④脑电图平直。1976 年，新泽西最高法院作出了一个生命伦理学史上里程碑式的裁决：一位叫昆兰（K. A. Quinlan）的病人长期昏迷，仅靠呼吸器维持心跳、呼吸，靠静脉点滴维持营养，法院根据其父母的要求，按哈佛脑死亡标准，允许医生撤除一切治疗。

实际上，脑死亡标准的提出与另一项医学新技术——器官移植也有密切的关系。器官移植技术的成功为那些器官衰竭的病人带来了生存的希望，然而，供体器官的短缺限制了这项技术的应用。例如，2006 年国内有 5 万多患者等待器官移植挽救生命，但由于移植器官供体短缺，实际进行移植的不超过 1 万例。在早期，这种矛盾更为突出。而另一方面，每年有大量因脑损伤、肿瘤或中风死亡的病人，这些人的器官可作为供体的来源。采用脑死亡的标准对器官移植极为有利。不过，这也会引起伦理学方面的问题。现在的观点是脑死亡标准可用于拟作为移植器官供体的病人，但实施器官移植的医生不能参与确定该病人是否应诊断为脑死亡。到目前为止，脑死亡是否可作为死亡的法律标准仍有很大的争议，世界上只有很少几个国家就脑死亡立法。

第四，人人享有卫生保健的权利与卫生资源的分配问题。1978 年，在阿拉木图召开的国际初级卫生保健会议上，世界卫生组织提出了"到 2000 年人人享有卫生保健"的目标。尽管这一目标至今尚未实现，但"健康权利"或者说"享有卫生保健权利"的概念已为世界各国所接受。

在相当长的历史时期里，求医看病只是个人的事情，直至 19 世纪下半叶，德国俾斯麦政府引入疾病义务保险之后，国家应保障公民健康权利的思想逐渐得到认可。由于各国政治体制和社会经济水平的不同，国家在承担维护其公民健康责任方面究竟起多大作用也各不相同。20 世纪初，在美国曾就是否建立免费诊所而争论不休。美国医学会起初支持建立国家健康保险

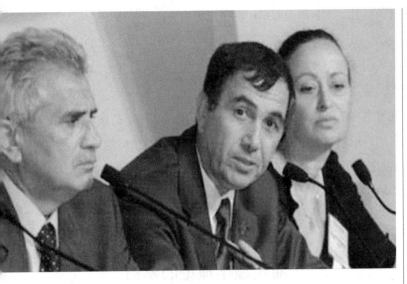

"克隆人"强硬支持者（从左至右）——意大利罗马大学教授、罗马"国际研究协作研究所"所长安蒂诺里、美国肯塔基州大学教授扎沃斯和巴拿马注册的"克隆耐德公司"的女老总布瓦瑟里耶与反对"克隆人"的科学家爆发了激烈的争论

计划，但后来因为"公费医疗制"损害了开业医生的利益而开始抵制。提供基本的医疗保健是维持社会公正的伦理底线。即便是以私人医疗为主体的美国，也在1965年设立了"医疗保障制度"和"医疗照顾制度"，为老人和穷人提供医疗帮助，以缓和医疗资源分配中的矛盾。随着高新技术的广泛应用，卫生资源分配的公正性越来越受到社会的关注。但是，如何确保卫生资源分配的公正合理，仍是一个没有答案的问题。

在中国，1980年代以后，随着改革开放和国家宏观经济政策的调整，卫生保健制度中原有的矛盾日益突出，尤其表现在卫生资源的分配上：其一是国家依据什么原则来决定卫生资源的宏观分配，其二是如何分配才能体现上述原则。卫生决策机关在卫生资源的分配上提出了两个优先原则：城市和农村要优先考虑农村；医疗与预防要优先考虑预防。这表明了卫生资源宏观分配上最大限度地促进社会成员健康的原则没有改变。

第五，医学高新技术的发展不仅导致卫生资源分配上的矛盾，而且其本身所引起的伦理争论更为复杂。如体外受精、人工授精、代孕母亲、克隆、基因治疗、器官移植等技术的应用，迫使人们不得不重新思考：生命是什么？生命何时开始？什么是死亡？胎儿是人吗？或者胎儿在什么时候被认为是人？克隆人的出现将意味着什么？等等。这些问题不但关乎医学的发展方向、技术的应用前景，而且也关乎人类社会的核心价值问题，从而引发了对医学高技术带来的伦理、社会、经济、法律、医学和精神后果的广泛讨论。

二　生命伦理学理论的建构

传统的医学伦理学强调医务人员的义务和责任主要是基于社会良心理论。社会良心不是基于规则，而是基于对待生命的经验。自古以来，保护病人的利益都是医学伦理的基本标准，但传统的医学伦理主要涉及医生的个人行为。19 世纪，英国医生帕西瓦尔（T. Percival，1740—1804）出版了《医学伦理学》作为医务人员行为规范的准则。虽然该书对英、美和加拿大医学会的伦理准则有很大影响，但不久就有人指出这种准则只不过是一种"医务界的成规"或职业礼节，而不是医学伦理，并提出应该采用道德哲学体系来解释医学实践中的伦理问题。

在西方，宗教与医学有着密切的联系，拯救生命的宗教观是施医赐药的道德基础。然而真正从理论上论证基督教道德与医学的关系，则是相当晚近的事情了。1954 年美国著名学者弗莱彻（Joseph Fletcher，1905—1991）的《道德和医学》和 1970 年拉姆齐（Paul Ramsey，1913—1988）的《病人是人》的出版，激起了宗教界对医学伦理问题的争论。随后这一争论持续发酵，扩大到医学界、哲学界、法律界、新闻界以及社会公众对医疗保健中伦理问题的广泛关注。1971 年，美国学者波特（Van Pansselar

Potter，1911—2001）在《生命伦理学：通向未来的桥梁》一书中首次使用了"生命伦理学（bioethics）"一词，认为生命伦理学是改善生命的质量、争取生存的科学。

从 1970 年代开始，生命伦理学成为学界讨论的热点。首先表现在对生命伦理学概念的辩论上。克劳塞（K. D. Clouser）认为，生命伦理学包括医学伦理学，医学伦理学是生命伦理学的特例或极限。恩格尔哈特（H. T. Engelhardt）则认为，生命伦理学不仅是应用伦理学，而且是形而上学；生命伦理学与许多伦理准则不同，它不是属于某一国家或地区的，而是超越国界、宗教和政治的；生命伦理学作为一门哲学，试图澄清概念和探求概念的预设，比医学伦理学具有更广泛的意义。

其次是关于生命伦理学内容和原则的讨论。克劳塞指出，生命伦理学是传统的道德哲学（伦理学）的论题和范畴在人类特殊活动领域的应用，是对新难题、新知识和受到威胁的权利的自然反应，是原来的伦理学应用于特定领域，而不是基本原理及其定理的新发现。马普斯（T. Mappes）也把生物医学伦理学视为一般伦理学的亚科，其任务是解决与医学实践和生物医学研究有关的伦理学问题，解释人们应该有什么样的道德观，而不是人们事实上有什么道德观的问题。恩格尔哈特则坚持生命伦理学的哲学性质，认为它是在文化与科学技术相互作用的基础上更好地理解人和人类的哲学，在文化与生物医学技术的相互适应中起着重要的作用；它通过改变人们的一些基本概念而达到改变政策的作用，如对脑死亡的定义；所以，生命伦理学是文化自我理解和自我改造的中心要素。比彻姆（T. L. Beauchamp）等在《生物医学伦理学原理》中提出了生命伦理学的四条基本原则：自主性原则、不伤害原则、行善原则、公正原则。这成为目前广泛应用的伦理学原则。

1980 年代初，我国学者开始介绍国外生命伦理学的研究成果和发展趋势，为我国的生命伦理学学科发展提供借鉴。1980

年年底，中华医学会上海分会与上海自然辩证法研究会联合召开医学伦理道德问题研讨会，讨论了对病人的人道主义、医学实验、器官移植、安乐死的人道主义原则等问题，推动了我国医学伦理学工作的开展。

在我国生命伦理学领域，最突出的问题是关于安乐死的辩论。这场辩论之所以引人关注，不仅在于它是与传统道德观念在理论上进行讨论，还因为涉及具体的法律案件。1986年陕西汉中的安乐死案件，经长达五年多的审判才了结。正是通过这一案件，国内对安乐死问题有了广泛的关注，不再限于理论界，而是扩大到全社会。虽然目前我国针对安乐死尚无法律依据，实行安乐死还存在许多有待解决的问题，但广大公众通过这一安乐死案件，受到了一次生命伦理学的教育，对我国生命伦理学发展的积极影响是不可低估的。

1988年，中华医学会医学伦理学委员会成立，发表了宣言，提出坚持卫生改革的道德原则：医患利益统一、患者利益居先；医疗数量质量统一，医疗质量居先；社会效益经济效益统一，社会效益居先；义利统一，信义声誉居先。此外，医疗机构的医学伦理学建设也得到重视，1995年起草了《中国医院伦理委员会组织规章（草案）》，希望有条件的医院成立伦理委员会，推动医院的医学伦理学发展。

三十多年来，生命伦理学日益受到社会的关注，有关生命伦理学的书籍、杂志和文献不断增加，理论研究和案例分析也逐渐深入，取得了不小的进步。然而，由于生命伦理学仍是一门新兴学科，面临的是不断出现的新问题，加上多元的价值观念的影响，生命伦理学的发展也将不断遭遇新的挑战。

三　医学人文教育的兴起

1960 年秋，一场主题为"现代医学中良知的重要问题"的讨论会在位于美国新罕布什尔州汉诺威的达特茅斯学院召开。与会学者虽然不多，但都是当时颇有影响的人物：洛克菲勒医学研究所著名微生物学家、第一个抗生素短杆菌肽的发现者杜博斯（Rene Dubos），牛津大学荣誉内科教授皮克林爵士（Sir George Pickering），时任世界卫生组织总干事的齐索姆斯（Brock Chisholms），美国神经外科学奠基人彭菲尔德（Wilder Penfield）、著名内科学家麦克德莫特（Walsh McDermott），诺贝尔医学奖获得者、遗传学家穆勒（Hermann J. Muller），美国总统艾森豪威尔的科学技术顾问基斯提亚科斯基（George Kistiakowsky），以及《两种文化》的作者斯诺（C. P. Snow）和《美丽新世界》的作者赫胥黎（Aldous Huxley）等人文学家。

正如前面我们已经提到过的，1960 年代是现代医学的突破时期，分子生物学的兴起推动了遗传、神经、免疫、内分泌等学科的迅速进步，心脏外科、器官移植、人工器官等的应用，让医生感到医学具有了前所未有的能力，甚至有人相信，医学技术的进步将逐步解决所有的疾病问题。不过，也有人看到了现代医学面临的危机。在此次会议的开幕致辞中，达特茅斯医学院院长坦尼（S. Marsh Tenney）博士指出，虽然现代医学的基础更加理性，但原本应融合科学与人文为一体的医疗实践却越来越偏离人的价值。因此，需要反思医学，人本身才是最终的决定因素。考察医学与科学进步的良知问题，不是简单地追问人的生存与存在，而是要追问是何种生存、如何存在。

实际上，对现代科学技术的忧虑是 1960 年代西方社会的一种较为普遍的情绪。有人认为出现这种情绪有三方面的原因：一是人口的迅速增长；二是福利国家医疗卫生费用的迅速增长；三是太空竞赛开始后，人们认识到只有一个地球，人类同舟共济的观点成了常识。"现代医学中良知的重要问题"会议的举行，是一些学者睿智的洞察力在这个具体问题上的折射。1962 年，卡逊（R. Carson）《寂静的春天》所展示的杀虫剂对人类的危害，以及随之不久发生的妊娠呕吐缓解药物"反应停"导致畸形儿出生的事件所暴露出来的时髦药物的潜在危险，都验证了杜博斯们的担忧。

1969 年，来自芝加哥大学、佛罗里达大学、弗吉尼亚大学、罗彻斯特大学和耶鲁大学等大学医学院的 10 位从事医学和人类价值教学与研究的教授成立了"健康与人类价值学会"（Society for Health and Human Values），其目标是促进将人类价值作为医疗卫生专业人员教育基本的、明文规定的内容。

1970 年代以后，现代医学技术带来的伦理、法律和社会问题日渐突出，促进了医学人文学科的建制化发展，许多大学的医学院纷纷成立医学人文学教学和研究机构。医学人文学科的研究生教育也得到迅速发展，许多大学设立了跨学科的医学人文学研究生培养计划。医学人文学科在美国的发展也影响到世界其他国家，1980 年代以后，欧洲、亚洲、南美洲、大洋洲一些国家的著名大学也陆续建立了医学人文学教学和研究机构。我国医学人文学科的教学和研究也是在 1980 年代以后陆续开展起来的。1990 年代，国内的一些学者开始注意到建设医学人文学科学术共同体的必要性，在南京、大连、上海、北京分别召开过医学人文学学术研讨会，医学人文学科研究的相关机构也有了一定发展。这些都表明国内学者对医学人文学的学科建设已有了共识。

一般认为，一个学科的建立应有三个代表性标志，即在大学中设立教席、建立独立的学术团体以及拥有自己的专业期刊。最早的医学人文学术团体是 1969 年美国成立的"健康与人类价值学会"。在 1970 年代以后，随着生命伦理学的兴起，生命伦理与医学伦理的学科得到迅速发展，在医学人文学科群中占据了突出地位。因此，有学者指出，在 20 世纪上半叶，欧美各国主要是通过医学史课程来培养医学生对医学中人文价值的认识；在20世纪下半叶，医学伦理取代了医学史，成为医学生认识和分析当代医学危机的工具。实际上，面对当代医学和卫生保健中日益增多的有关人的价值的问题，人们认识到解释和解决这些问题需要更宽阔的视野。

医学人文学的概念已为学界所接受，然而，关于医学人文学的学科性质、研究领域、学术范式等却存在着不同的理解。医学人文学这个词具有多重含义，有人仅仅将之视为医学伦理学的同义词，或将其作为人际沟通技巧、行为科学的一部分，也有人提出医学人文学实质上是一种人文的医学。著名生命伦理学家佩雷格里诺（E. D. Pellegrino）则从医生素质的构成上来阐述他所理解的医学人文学，他认为，作为医学基础的人文学科包括文学、哲学、历史、艺术、音乐、法律、经济、政治学、神学和人类学等。这些人文学科在医学中具有正当合理的位置，它们不应只是一种绅士的品质，不是作为医疗技艺的彬彬有礼的装饰，也不是为了显示医生的教养，而是临床医生在作出谨慎和正确决策时应必备的基本素质，如同作为医学基础的科学知识和技能一样。

佩雷格里诺的概念实际上涉及医学人文学的性质，即医学人文学与医学科学的关系问题。一种看法是医学人文学可"软化"医学科学的"硬核"，强调医生对病人的理解与关怀，但并未在本质上改变医学实践。这种"医学人文"实质上等同于过去所谓"医疗的艺术"，一般被看作医学科学的平衡力量，形成与医学科学的互补。另一种看法是医学人文学将人放在医学的中心位置，来重建医学的框架。它提出医学需要哲学上的根本转变，跨越传统的边界，使临床医学不仅基于科学的观察和实验室的数据，也基于理解和减轻病人痛苦所形成的经验。这种观点期望将病痛的经验、病人的观点带入医学解释的模式。因此，医学人文学应是医学整体的一部分。医学的艺术只是使医生人性化，而医学人文学则是要使医学人性化。

其实，当代医学发展和医疗卫生服务所面临的难题，的确不是哪一门学科所能单独解释和解决的，需要多学科的综合研究和跨学科的交流。医学人文学科作为一个由多学科交叉、综合形成的学科群，正是旨在确保医学技术和医疗卫生服务的正当、公正与公平，促进社会和谐与协调发展。2005 年，英国医学人文学会举行会议，主题就是"医学与人文学：走向交叉学科的实践"。组织者提出的会议目标是：推进医学人文学在临床实践中价值的讨论；关注医学与人文学科交叉研究；创造一个不同专业背景交流思想和经验的场景。

当然，医学人文学科沿着这条道路发展也有潜在的风险。作为一个多学科组成的交叉学科群，需要找到适应于交叉学科研究和教学的理论与方法。交叉学科的名称容易取，但实行起来有难度，有些交叉学科实际上是多学科的集合，学科间的联系不强，甚至是各自独立的话语，缺乏跨学科的对话。医学人文学需要的是真正成为一个各分支之间有机联系的交叉学科，能进行跨学科的交流。

四　呼唤医学的人文关怀

医学从本质上讲是人学，它关注的是在病痛中挣扎的、最需要关怀和帮助的人。因此医学被认为是最具人文精神传统的学科，医生是最富含人情味的职业。中国古代将医学称为"仁术"，医生被誉为"仁爱之士"。西方医学之父希波克拉底认为"医术是一切技术中最美和最高尚的"，并指出"医生应当具有优秀哲学家的一切品质：利他主义，热心、谦虚、冷静的判断……"古代医生由于缺乏有效的治疗和缓解病痛的手段，因此在竭力为病人寻求治疗和缓解病痛措施的同时，更注重对待病人的态度和行为方式，通过对病人的同情、关心、安慰等，给予病人情感的关照。此外，病人躯体上的不适也必定导致精神上的痛楚，疾病有时还被视为上苍对不良行为的惩戒，所以舒缓病人的精神压力也有益于疾病的康复。早期的医院是慈善、博爱精神的体现，无论是中国唐代的"悲田坊""病坊"和苏东坡创办的"安乐病坊"，还是中世纪的"修道院医院"和法国大革命时期的"普通医院"，都以照顾和医治贫困病人为己任，充溢着人道主义的温情。

医学在 20 世纪发生了巨大的变化，现代化的诊断治疗将医生的注意力从关注病人吸引到寻找致病原因、分析偏离正常值的数据、发现细胞或分子的结构和功能变化上。为了更准确、有效地诊治疾病，建立起按疾病的不同位置或类型分类的临床专科，病人被简化为因机体的某一部位损伤或功能失常而需要修理和更换的生命机器。为了便于现代化医院的管理，病人的姓名被半军事化的番号所取代。专业化的发展导致了医疗保健的分解，于是，在现代医学的词汇中，"病人"一词被分解为单个的词素，病人的痛苦被转化为疾病的症状和体征。作为一个整体的病人就这样逐渐地在现代医学诊疗过程中被消解了。尽管对病人的关照依然被提及，但那已是现代医学技术范畴之外的事情了。医学中的人文精神在现代科学技术洪流的冲刷下失去了往日的光彩。

新技术对医生的行为和医患关系产生了深刻的影响。不断更新的诊疗技术导致医生花费更多的时间在实验室，而不是在病人床边聆听病人的陈述及与病人交谈。医生更加关注躯体问题而忽视病人的情感，因为躯体问题能被测量，情感问题则不能；而且医生们相信如果躯体问题解决了，其他问题都将迎刃而解。简而言之，现代医学试图以技术去消解医学的非技术维度。

此外，还有医学发展本身未料及的后果：医源性和药源性疾病——由于药物或诊断治疗过程而导致的疾病——的增加。重视药物治疗，轻视其他控制疾病环节的管理，导致人们把全部信赖寄托在药物和手术治疗上，以至于造成以药物保障健康的现代迷信。美国有过报道，有30%—40%的手术是不该做的；在成千上万种药物中，确切有效的仅占10%，可有可无的占30%，根本无效的占60%。英国的类似研究表明，确实有效的药物只占15%。盲目地依靠诊断仪器数据而不全面询问、检查病人也导致了临床误诊率的上升。

我们还应当看到，目前某些备受推崇的"高技术"其实既不高明也不高效，只是费用高昂而已。美国著名医学家刘易斯称之为"半吊子技术"（halfway technology）。如冠状动脉搭桥术后常出现再狭窄，病人的生活质量也不高；冠状动脉腔内成形术（PICA）也是如此。由此可见，医疗费用虽然在某种程度上与生命存活时间成正比，但并不一定能有效地改善生命质量和健康状况。临床医学广泛而昂贵的治疗虽然挽救了某些危重病人的生命，延缓了死亡的进程，但并不能从根本上解决健康问题。随着时间的进展，人们开始认识到，单纯无条件地依靠医疗技术来保护和延长生命是有欠缺的，这种脱离了病人去治疗疾病，将病人视为"肉体物质"或"生命机器"的倾向，可能导致医疗保健的畸形发展，给病人和社会带来沉重的经济负担。

具有讽刺意味的是，尽管医学在20世纪已经取得了辉煌的成就，但现在对医学失望和怀疑气氛却更浓。为此，有识之士急切地呼吁：医学需要新的转向，需要重新定义其目的，需要人文精神的关注。1970年代在西方国家出现的病人权利运动、自我保健运动、自然疗法运动、整体医学运动，生命伦理学的诞生和发展，以及1970年代后期生物—心理—社会医学模式的提出，都充分地显示出医学已开始出现从在生物学因素方面探寻疾病的原因和治疗，向立体化、网络化、多维度地审视健康和疾病问题的转向。与此同时，随着生命科学研究的深入，人们更加清楚地认识到生物机械论的局限性和人的整体有机联系，更加强调医学的目的是以人为本，医学不仅是对疾病的治疗（cure），而且更需要对病人的关怀和照料（care）。

既然医学是与人类生命直接相关的科学，医疗技术是增进健康、减少疾病的艺术，卫生保健是关系到人类幸福的事业，医学理当成为科学技术与人文关怀的最好结合点。"天人合一"，科学技术与人文精神的渗透与融合是现代医学理想的目标。然而，人们在实践中却发现，实现这种理想的融合并非易事，还有漫长的路要走。不得不承认，在相当长一段时期内我们面临的将是科学技术与人文精神的不断冲突。

随着社会的发展和生活水平的提高，人类对卫生保健的需求日益增加。医学技术的发展为满足不断增长的需求提供了保障，因此医学技术的发展方向与人类的根本目的是一致的。然而，我们也应当看到医学技术的迅速发展必将不断对人类的精神生活、传统道德规范提出挑战。我们已经遭遇了现代医学技术无节制地应用给个人、家庭和社会带来的沉重经济负担，也将面对克隆人、人工大脑等对人类社会产生的尚难预料的潜在影响。

一方面，人类需要大力发展医学技术以保障和促进自身的健康，不得不突破传统观念，重建价值观、道德观，如生命质量观、生命价值观、脑死亡观。另一方面，人类又要警惕高新技术带来的不利影响，设法确保其为人类利益服务，避免其消极作用。认识到医学技术是既能造福人类也可能给人类造成灾难的双刃剑，保持医学技术与人文精神的张力，将有利于医学技术与社会文化之间的协调发展。在此，以人文精神确保技术应用的正当性是十分重要的。科学医学指导什么是正确有效的治疗，人文医学指导什么是好的治疗。在这种情况下，医生将对病人说，我有知识，我会用我最好的知识为你提供你所需要的最好的服务。

医学发展到 21 世纪不再只是一门复杂的科学技术体系，也已成为一个庞大的社会服务体系。医学科学与人文精神的融合，不仅意味着对病人个体的关照，而且还蕴含着群体的关照：确保每个公民都能分享医学技术的成就。尽管在为所有公民提供医疗服务方面是有限的，但它体现了对人人享有卫生保健的公平原则的追求和起码的社会良知，确保医学技术沿着造福全人类的道路前进。因此，提倡医学的人文关怀是 21 世纪医学发展的主旋律，它不仅是对医生的要求，也是对整个卫生保健服务的期望。

五 健康人文的兴起

20 世纪，医学人文学科经历了三波发展浪潮，从世纪初倡导博雅之学，到 1960 年代后关注生命伦理，再到 1990 年代反思医学目的，坚守医学良知，呈现出多元化的发展趋势。世纪之交，有学者指出"医学人文"依然是从医生的视角思考疾病与治疗，太过狭窄，应进一步突破临床医学的藩篱，从种族、性别、阶级、民族和国家等更宽广的视角出发，思考其对健康理念的塑造。2006 年，美国生命伦理学家丹尼尔斯（N. Daniels）指出："传统上，生命伦理学关注临床关系 (clinical relationships) 和医疗技术引发的问题，使得这一领域逐渐远离了人群健康、健康不平等和健康正义等问题，其结果是目光短浅，忽略了临床关系所处的制度环境。"2010 年，英国诺丁汉大学的克劳福德（P. Crawford）提出，尽管医学人文已日渐取得了相当大的进展，但需要一个"更具包容性、更加开放和更面向应用的学科，包括那些医学人文还未涉及的领域，如医生之外的医疗从业者、护士、护工和患者等为人类健康所做的努力"。这些批评导致一些学者提出超越"医学人文"框架，建立"健康人文"学科的设想。

医学人文学科源自于医学界精英的自我反思与自我批判。从 20 世纪初期著名医学家奥斯勒（W. Osler）提出"行医是一种以科学为基础的艺术。它是一门艺术，而非一种交易；它是一种使命，而非一种生意；是一种需要用热心与理智来完成的神圣使命"，到 20 世纪中期医学思想家伊里奇（I. Illich）对生活医学化的批评，再到 20 世纪末生命伦理学家卡拉汉（D. Callahan）对重新确立医学目的及其德性伦理的倡导，均凸显出医学界有识之士意识到现代医学的超常发展可能引发负面效应；意识到过度专业化可能导致临床医学的支离破碎而失去了对人的关注；意识到临床诊疗技术的发展很容易导致医师因细枝末节而迷失在技术迷宫之中。然而，这种自上而下的视角只能代表医学界的自觉与警醒，仍会忽视其他健康从业人员，如护士、康复师以及患者、残障人群、同性恋等群体对健康与疾病问题的考量与需求。"健康人文"的视域更为多元，不仅从医生的视角，也从普通公众的视角，自下而上地审视人们的健康与病痛问题。这种自下而上的视角可以修正与丰富人们的生死观、疾苦观、健康观、医疗观，也有助于医生更好地理解不同文化、不同宗教信仰下的人们在认识、处理健康与疾病时存在的差异。

"健康人文"的视域从医疗场域拓展到整个社会。医疗的"凝视"聚焦于医院、诊所，关注疾病与病人。"健康人文"的视域拓展到社会的方方面面，从普通人群到残障人士，从养生保健到同性恋、吸毒行为，从社区艺术、康复中心到女权运动、环保运动。克劳福德等人认为，健康问题远非临床诊疗所能涵盖，即便是那些显而易见的医疗问题，也需要考量其在不同的制度环境和社会环境中是如何产生与如何演变的。因此，"健康人文"的视域将包容与投向更宽泛的非临床语境，它并非只是"医学人文"理路的延伸，也不是简单地深化了"医学人文"探究的理论或哲学问题，而是拓展到了那些传统上"非医疗"的健康相关领域。"健康人文"不仅探讨临床医疗中疾病与病痛的人文价值与社会意义，探讨不同时代、不同文化下的医患关系，还探讨护理人文，残障叙事，濒死体验与死亡意义，身体与文化认同，性与性别认同，种族、阶级与健康公平，生命与衰老，精神病患的健康问题，宗教信仰与灵性教育等，这些都超越了医学人文研究的范畴。由此可见，"健康人文"与"医学人文"的区别背后是"健康"与"医学"的区别，随着《"健康中国2030"规划纲要》的提出，"健康问题"而非"医学问题"必将成为未来关注的中心。

虽然"健康人文"概念提出的时间并不长，但一些欧美国家在推进健康人文学科建设与发展方面成绩卓著。2010 年，英国诺丁汉大学创办"诺丁汉健康人文研究优先领域"（Nottingham Health Humanities Research Priority Area），并设立第一个健康人文教席，克劳福德被任命为该项目的主任和健康人文教授（Professor of Health Humanities）。2013 年，梅隆基金会资助霍巴特和威廉史密斯大学的健康人文项目，这个跨学科的项目汇集了人文学者、临床医生和其他专业人士，在人文、健康和残障研究的交叉地带开展合作。2014 年 2 月，美国国家人文基金会（National Endowment for the Humanities）资助加州大学河滨分校 10 万美元发展一个为期两年的健康人文项目，以跨学科研究的方式，促进人文学者和医学院教师合作，探索如何将叙事更好地融入医学教育，关注故事在医学和治愈中的角色。2014 年 4 月，美国爱荷华大学的奥伯曼高级研究中心举行了题为"健康人文：构建未来的研究与教学"的研讨会，借助音乐疗法和叙事文学，探索加强人文学科与健康之间联系的新途径。

2012 年，塔卡奇（B.Takach）等人共同编撰《洞见：将健康人文可视化》（*Insight: Visualizing Health Humanities*）。在其序言中，人文学者布莱克利（A.Bleakley）引用精神分析学家威尼康特（D.Winnicott）关于"社交游戏(social play)对于发展共情至关重要"的观点，将之与人文学在保健中的作用相联系，认为人文学能够锻炼想象力，帮助发展共情，容忍不确定性，并最终导向医学的民主化。2014 年，琼斯（T.Jones）、威尔（D. Wear）和弗里德曼（L.Friedman）共同编撰了《健康人文学读本》（*Health Humanities Reader*），不是按学科编排，而是按主题，如"残疾""身体""性与性别""种族与阶级""精神与宗教""科学与技术"等。这标志着一个显著的转变，即超越了以学科划分为基础的、各自为政的教学与研究模式，转向以问题为导向的、协同发展的新模式，旨在使人文学在医学、健康文化建设中发挥真正的作用，不仅面向临床，也关注整体的健康文化问题，例如政治、法律和政府治理策略等。2015 年，克劳福德及其同事共同编撰了《健康人文学》（*Health Humanities*），他在该书的导言中重申从"医学人文"到"健康人文"的转变不只是术语的转变，其背后是医学与健康的本质性区别，"并不是每个人都对保健持有医学愿景……对于健康和福祉而言，存在着大量医学以外的，并且经常是互补的贡献"。

"健康人文"挑战"医学人文"只是将关注点聚焦于医学职业，认为医学和医疗实践并不能涵盖人类健康的所有问题。当代研究表明，医学或医疗技术只是影响人群健康的一种因素，其他还包括阶级、教育、职业、环境、种族等社会文化因素。"医学人文"的研究视野无法涵盖诸多关涉人类健康的重要领域，如残障研究、女性研究、身体研究等。"健康人文"研究力图提供切入疾病与损伤经验的独特路径，通过借助不寻常生命书写（life writing），更为细致、准确地理解患者的生活质量和生命想象，期望能够改变未来的保健提供者，尤其是医生看待患者的方式：不仅要关注患者身体上的损伤，更要意识到提高他们的整体健康与福祉的重要性。

作为新兴学科，健康人文的发展也将面临诸多的挑战。健康人文的一个重要标志就是边界的扩展。然而，边界的扩展伴随着的是不确定性的增加与风险的加大。按照世界卫生组织的"健康"

定义，"健康乃是一种在身体上、精神上和社会适应上的完好状态，而不仅仅是没有疾病和衰弱的状态"。健康的边界已十分宽泛，再加上文、史、哲、宗教等人文学科，健康人文似乎成了无所不包的学科，如何划定自己的边界，尤其是在学科发展之初，仍是一个值得广泛且深入探讨的问题。

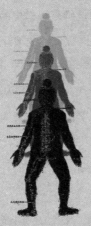

医学史研究的问题与方法

最后，来谈谈如何进行医学史研究。自从有了人类，就有了人类疾病以及人类如何理解、解释及处置疾病的问题。从这种意义上讲，医学史关注的范围与人类历史同样悠久。美国著名学者苏珊·桑塔格（Susan Sontag）曾经说过："每个来到这世界的人都握有双重公民身份：既是健康王国的公民，也是疾病王国的公民。"因此，要了解人类自身及人类的活动，除政治史、经济史、艺术史等之外，医学史（包括疾病史）也是不可或缺的途径。

一　医学史研究中的医学编史学转向

医学史的领域十分广阔，不仅囊括了医学的各门学科，还涉及丰富多彩的人类卫生保健活动。意大利医史学家卡斯蒂格略尼（A. Castiglioni，1874—1953）在其著名的《医学史》中提出，医学的观念、事实和人物是研究医学史的三个主要方面，以时间为序贯通，由此探寻人类医疗保健的演化轨迹。

我们可以通过追溯医学模式的演进，来看人类生命观、死亡观、健康观和疾病观的变迁；我们可以从疾病理论的变迁、诊断治疗方法的进步，看到医学技术的发展为防治疾病、促进健康提供了有效的保证；我们可以聆听遥远年代智者的教诲，唤起尊重生命、关爱病人的思想共鸣，激励我们在探索生命和疾病奥秘的道路上披荆斩棘。

正如我们已经强调的，医学是一门需要博学的人道职业，因此医学史不应停留在讲述科学与技术的成就上，实际上，医学与社会文化、政治经济、哲学思想、宗教观念等息息相关，是人类文化史的一个重要组成部分。医学史研究应当超越简单地讲述医学成功的故事，更加关注疾病谱的演变，探讨人类对医学的期望、医疗保健与社会文化之间的关系等一系列问题，使人们对医学有更加全面、深入的理解。

一般而言，我们可沿循综合史和学科史两条途径来着手研究工作。所谓医学综合史，指的是对医学的演化历程及其与社会政治、经济、文化之间的相互关系的综合研究。这是一个包容性很大的领域，人们可从多个视角来研究医学，如从宏观层次上，可以研究中国的、美国的、日本的医学历史，也可以研究不同民族、不同时期的医学史；从微观层次上，也可以进行个案研究，如某一时期、某一地区的医学史。所谓学科史则是对医学的某一分支学科或某一疾病进行的历史研究，如眼科学史、艾滋病史、内窥镜史等。也有人将上述分类称为外史与内史研

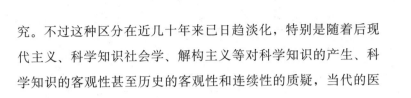

究。不过这种区分在近几十年来已日趋淡化，特别是随着后现代主义、科学知识社会学、解构主义等对科学知识的产生、科学知识的客观性甚至历史的客观性和连续性的质疑，当代的医学史研究也发生了转向。

所谓医学编史学（historiography of medicine）指的是有关医学史研究的理论、方法及范畴等问题的一门学科，也可以说就是如何研究医学史或者编写医学史的学科。近几十年来，西方的医学编史学有了极大的发展，无论是在医学史理论方面，还是在研究方法上都有所创新，研究领域也不断拓宽，不仅推动了医学史研究的深入，也有助于人们全方位、多维度地审视医学及其与社会文化的互动关系。

在相当长的时期里，医学史一直都是将著名医生的成就、医学知识的进步、疾病诊疗技术的发展作为研究的主题。有学者认为这种医学史是"由医生为医生写医生"（by doctors about doctors for doctors），也被称为医学的"辉格"史（Whiggish）。

的确，早期的医学史通常由医生撰写。从古代至 20 世纪初，记述性的医学史占据着主要地位。不过，若将早期的医学史仅仅看作医生的传记显然是不全面的。实际上，在相当长的历史时期内，实用性的医学史与疾病史汇集了先辈的经验与教训，是医生训练中的重要内容。20 世纪以前，由于医疗手段的局限，医生们十分渴望了解先辈的观点，以便从中获得启迪。随着科学的进步，医生们提升了解释疾病的基本机制的确定性，有了更加有效的诊疗措施，医学史的实用性也不再具有重要地位了。

20 世纪以后，许多医史学家对医学史研究的问题和方向有了新的认识。如英国医史学家罗森（G. Rosen, 1910—1977）敦促医学史更广泛地研究人、疾病和情感问题，指出："视角的转变通常能揭示新的研究领域，以医学的社会特征为出发点，医学史成为人类社会处理健康与疾病问题的历史。"美籍瑞士学者西格里斯特（H. E. Sigerist, 1891—1957）强调，需要从更广泛的观点解释医学的过去，认为医学史应该考虑到病人的重要性。在最后一部著作《卫生史的里程碑》的前言中，他指出："有人说我对人类环境描述太多，但我们已经明了个体遗传和社会环境对疾病都有着重要影响。还有人认为我从病人而不是医生的角度探寻医学史，我认为这是对我的恭维，因为治愈病人或使病人恢复健康是所有医生活动的目标。"

1970 年代以后，西方编史学理论对医学史研究产生了重大影响。克拉克（Edwin Clarke, 1919—1996）呼吁医学史从传记和叙述的奴役下解脱出来，开展医学社会史、制度史和观念史的研究。法国年鉴学派（Annales）的编史学纲领强调医学史研究应将健康、疾病和医学与当时的社会、文化联系起来。法国哲学家福柯（Michel Foucault, 1926—1984）关于"知识／权力"(savoir/pouvoir）的分析，揭示了传统上被认为是进步的医疗干预的增加，可能潜存着消极因素；他关于知识社会学的论述，指出医学科学也广泛地接受了社会—政治的价值。此外，新马克思主义、女性主义对医学史研究也有一定的影响。

二 现代医学史研究的几个主要领域

医学史研究的领域十分广泛，现在医学史的研究不仅关注医学理论和技术，也更多地注意到人们对于健康和疾病的理解、病人对医学的信赖程度以及对医生的态度、卫生保健制度及公共卫生等方面。医学史研究的问题也显示出多维性：疾病史研究不仅探讨疾病理论、防治的历史，也注意疾病所引起的个人和公众的反应；妇女在卫生职业中的历史以及妇女卫生保健性质的变化，科学在医学职业化进程中的作用与医学政策、制度的历史，医学史与人类学的关系等，也日益受到研究者的重视。

英国医史学家波特十分强调从病人的角度研究医学史，而且得到了医史学界的响应。一个新的研究领域——医学社会史凸现出来。医学社会史将医生、病人以及社会经济等均纳入其研究视野，更多地以问题为导向，更多地开展跨学科研究。医学社会史很少基于教条、断言或仅仅是印象，而是注重经验的研究。与其他人文和社会科学发展的趋势一样，医学史领域中的跨学科研究日益增加。曾经各自独立的历史学、社会学、人类学等学科逐渐有了共同的兴趣，经济发展、现代化、工业化及其与人类健康的广泛关系是形成这种跨学科研究的基础。

医学社会史是从过去以研究"伟大的医生"为主导的传统向研究医学活动中的医生和病人及其境遇的转变，是从记录医学的胜利向探讨医学中尚存在的问题的转变。在过去几十年里，人们对健康需求的增加无疑刺激了许多国家医疗保健费用的迅猛升高，医学高新技术的发展进一步激起了人们对消灭病痛和长寿的渴望，于是关于生与死、健康与疾病的观念及其演化再次成为医学史关注的话题。

在另一方面，医学文化史近几十年来也成为研究的热点。福柯对医学史研究有明显的影响。他的著作《精神病史》(*Histoire de la Folie*) 广泛地探讨了精神病问题，被研究者们大量引证。他关于现代医学史的著作——《临床医学的诞生——医学知识的考古学》影响更大。他强调语言及其在医学中的应用，如对医学教科书文本、医学活动语境的研究。福柯的工作使医史学家认识到在关注事件的原因和意义的同时，也不能忽视围绕这些事件的话语。

全球史正在成为医学史研究的一个新领域。1950 年代以后，国际卫生问题日益引起医史学家的重视，如殖民主义对第三世界国家医学发展的影响、传染病对世界各国及国际卫生政策的影响、国际卫生组织的作用等新的编史学领域正在出现。医学人类学的新发展也起源于国际卫生问题，随着国际交往的日益频繁，不同文化传统关于健康、疾病观念的差异受到了医史学家和医学人类学家的关注。他们的研究更加清楚地显示了健康与疾病不仅是生物学现象，而更多地是社会和文化现象。医学史的跨文化研究已显示出极大的吸引力。

三　医学史研究的现代方法

1970 年代以后，计算机定量分析、统计学方法、资料关系图表、疾病史地图法、个案研究等新研究方法的引入，不仅拓宽了研究者的视野、扩大了历史文献的范围，也深化了医学史研究的内涵。

医史文献的考证包括内证和外证。传统的内证方法主要是判断文本风格的相似性，如通过判断文本的韵律、词汇和句法等基本要素，来考证文本的作者或时代。外证是基于对不同时代、不同性质文本的比较来得出这些结果。计算机的应用和统计学方法的引入，极大地丰富了考证的内容，同时定量分析也使得考证在定性的基础上更加具有说服力。如通过测量句子的长度、某些特殊词汇的使用频率等，应用句长分布、二项式分布（binomial distribution）、泊松分布（poisson distribution）等统计学方法，分析文本特性，为判断文本的作者或时代提供证据。

现代医史学家越来越重视利用各种医疗记录（病历）去研究医疗实践的演化、病因学和治疗理论以及医患关系性质的变化。通过医院病案的研究可更加准确、细致地了解诊断技术、临床治疗、外科手术等的发展历程。医院和诊所保存的大量病案记录为医学史的定量研究提供了丰富的资料，是计算机进行资料处理和统计学分析的极好素材。病案研究也有助于更加深入地了解当时医学界和社会对于疾病的理解、关于疾病的信仰、对待病人的态度以及医疗活动的结果。

近几十年来，西方医史学家、人口学家、经济学家对教堂和市政当局保存的死亡档案进行了大量的历史统计学（Historical Demography）研究，如都市死亡率的历史演变、城市与乡村死亡率的比较、不同时期死亡率和死因的比较研究等，对于了解死因顺位的变化、为什么会发生这样的变化等均有着重要意义。

医学史研究中图表的应用也逐渐受到医史学家的重视，尤其是在医学史教学和医学史著作中，可应用图表简单明了地表述定量资料（如事件、人物、观点、现象等），以及这些资料之间的关系（如影响因素、依赖关系、协调作用、因果关系等）。罗特舒（Rothschuh）用统计图描述了1795—1950年间生理学文献的变化情况，清楚地显示出生理学领域的发展概貌，也可据以看出文献与科学发现之间的相关变化。

历史研究的人类学方法由于年鉴学派的大力倡导而复兴。历史学家们开始重视研究日常生活形式，并将之作为勾画文明的发展过程和社会进步的主要着眼点。医学史应用历史人类学方法，可通过考察生活习惯、卫生习惯、饮食习惯、行为习惯等，比较研究不同时代、不同地域人们的健康观、疾病观、生死观，比较研究医学界和民间关于这些观念的异同及其相互影响。

四　疾病史研究

疾病史是医学史的一个分支，我们之所以要单独作为一个内容来讲，是因为疾病对人类生活有着重大的影响。疾病既可被看作一种单纯的生物学事件，导致个体的躯体损伤和疼痛，也可被视为复合的心身事件，给病人添加躯体和精神上的痛楚，还可作为复杂的社会性事件，小到影响家族的繁衍，大至改变人类文明的进程。然而，在相当长的时间里，历史学研究不甚关心疾病对人类社会的影响，医史学界的疾病史研究也只是专注于疾病认识、诊断和治疗的进步，而忽略了疾病的社会文化价值。20 世纪下半叶，疾病史研究显现出社会史和文化史的转向，强调研究疾病的社会意义和文化价值。尤其是 1980 年代以后艾滋病的流行所引起的社会文化反应，凸现出人类应付疾病的复杂的社会、文化和道德纠葛。"非典"（SARS）的爆发进一步激发了人们对于疾病的社会经济和文化影响的关注。疾病史研究的转向为人们理解疾病及其防治策略、分析当代卫生保健制度存在的矛盾与争论，提供了一个新的路径。

1. 疾病史的研究传统

疾病史是一门古老的学问。在诊断治疗技术欠发达的古代社会，从前人的经验和历史的记录中学习医学是最有效的途径之一。因此，医生们为探讨疾病的原因、寻找防治疾病的方法而研究疾病的历史。古希腊医生希波克拉底的《论古代医学》是西方最早的疾病史经典文献，汉代医生淳于意的《诊籍》则是我国早期疾病史研究的重要史籍。然而，这些实用意义上的疾病史研究关注的是疾病本身的自然史过程或对疾病自然史的干预过程，与现代的疾病史研究相比，属于两种不同的研究范式。

西方学术意义上的疾病史研究始于 19 世纪下半叶。1864 年，德国医学家和医史学家赫尔希（A. Hirsch）出版了两卷本的《地理和历史病理学手册》（*Handbuch der Historisch-geographischen Pathologie*）。作者按时间和地域详细地论述了各种疾病的历史和地理学分布。20 世纪以后，疾病史研究涌现出一批重要的著作，如秦瑟（H. Zinsser）的《耗子、虱子与历史》（*Rats, Lice and History*，1935）、卡特莱特（F. Cartwright）的《疾病与历史》（*Disease and History*，1972）、麦基翁（T. McKeown）的《人类疾病的起源》（*The Origins of Human Disease*，1988）、阿克莱特（E. Ackerknecht）的《最重要疾病的历史与地理学》（*History and Geography of the Most Important Diseases*，1965）以及伯内特（M.

Burnet）的《感染性疾病的自然史》（*Natural History of Infectious Disease*，1962）等。这些疾病史著述，涉及病的原因、进程及其与地理、气候等自然环境变化之间的关系等诸多方面的内容。当代西方疾病史研究的代表性著作是基普勒（K. Kiple）主编的《剑桥世界人类疾病史》（*The Cambridge World History of Human Diseases*），该书考察了东西方医学不同的疾病观念、现代医学发展下疾病观念的变化、世界不同地区疾病的分布和主要特点、疾病地理学，详细论述了从天花、鼠疫，到埃博拉病、艾滋病等158种人类的主要疾病，以及有关这些疾病发生、认识的历史。

疾病观念史也是早期疾病史研究的一个重要领域。梅杰（R. Major）的《疾病的经典描述》（*Classic Descriptions of Disease*）考察了从古希腊到20世纪人类对传染病、代谢病、铅中毒、循环系统病、血液病、肾脏病、呼吸系统病、营养缺乏病、变态反应病和消化系统病等十类近百种疾病的认识过程。特姆金（O. Temkin）的《癫痫》（*The Falling Sickness*）不仅讨论了癫痫病的流行病学和临床诊断治疗的历史，而且梳理了有关癫痫病观念的演变，通过癫痫去解释古代、中世纪和文艺复兴时期健康和疾病的概念。科勒曼（W. Coleman）在《北方的黄热病》中，通过研究19世纪的三次黄热病流行，探讨了当时关于传染与非传染的概念、流行病思想的变化以及这些概念是如何用于解释疾病的。温斯劳（C. Winslow）的《征服流行病：观念史的一章》（*The Conquest of Epidemic Disease: A Chapter in the History of Ideas*），论述了人类对流行病的认识，从神灵世界、上帝的惩罚、自然哲学的疾病观，到传染概念的萌生、对瘟疫认识的深入以及细菌理论的建立的演化史。卡普兰（A. Caplan）等在《健康与疾病的概念》（*Concepts of Health and Disease*）中通过比较西登汉姆（T. Sydenham）《医学观察》的前言、莫尔干尼（G. B. Morgagni）《疾病的原因与位置》的序言、比沙（M. F. X. Bichat）《病理解剖学》的绪论、伯尔纳（C. Bernard）《实验医学研究导论》、微尔啸《细胞病理学》中的主要论断以及坎农 .（W. B. Cannon）在《躯体的智慧》中关于生物学和社会稳态的思想，考察了疾病概念的历史演变。

我国近代的疾病史研究开始于 20 世纪初。由于当时危害严重的疾病主要是传染病、寄生虫病，学者们也就十分重视传染病、寄生虫病的历史研究，如陈援庵在《医学卫生报》上发表的《肺痨病传染之古说》（1909）、李祥麟在《中西医学报》上发表的《鼠疫之历史》（1910）、黄胜白在《同德医学》上发表的《霍乱的历史》（1921）、伯力士在《东北防疫处报告》中撰写的《主要传染病流行于中国的历史》（1931）、李涛在《中华医学杂志》上发表的《我国疟疾考》（1932）、宋大仁在《医史杂志》上发表的《中国古代人体寄生虫病史》（1948）等。近代有关疾病史的论著，最早可以追溯到陈邦贤的《中国医学史》（1919），该书设有疾病史专篇，分为传染病史、呼吸器病史、消化器病史、心脏肾脏新陈代谢病史、泌尿器病史和神经系病史六章，其中传染病为 18 种，占据内容的一半以上。王吉民、伍连德的《中国医史》（1932）虽然没有专门的疾病史章节，但对近代流行的主要疾病如天花、鼠疫、霍乱等均有较翔实的记载；伍氏作为我国近代医学生活中的重要人物，曾领导过鼠疫防治、海港检疫等工作，书中保存了许多重要史料。此后，我国的疾病史研究基本上沿袭这一传统。

2. 疾病史研究的转向

在疾病的细菌理论建立之前，从临床、流行病学、社会学以及地理学等方面对疾病史进行的研究十分丰富。这些前细菌理论时期的疾病史研究旨在考察疾病的环境原因，以便为疾病的预防和治疗提供帮助。随着医学技术的发展，疾病的原因和防治已不再迫切需要医学史提出佐证，于是，疾病史的研究转向叙述和分析疾病对人类情感的影响等超越生物学的事件，转向更加广阔的人类疾病的社会结构。通过观察、分析作为文化结构一部分的疾病——病人，可以拓宽人类研究疾病原因、变化及其影响的基础。因此，疾病史的研究也显现出更丰富的研究取向：除疾病自然史之外，疾病观念史、疾病社会史以及疾病文化史的研究日益受到重视。

疾病社会史是一个新兴研究领域。早在 1940 年代，美国医史学家西格里斯特与罗森等人便呼吁关注疾病的社会史研究。西格里斯特在《人与医学》一书中，不仅讲述了疾病观念的变化和诊断、治疗技术的发展，而且强调了疾病观念的社会文化影响和社会对病人态度的变迁。随着疾病模式的转变、医学史学科的建制化以及以法国年鉴学派为代表的编史学传统的变化，疾病的社会文化意义开始为学界所关注。年鉴学派的编史学纲领强调医学史研究应将健康、疾病与当时的社会文化联系起来，强调将病人、疾病与社会经济文化的关系纳入其研究视野，以问题为导向，开展跨学科研究。研究者从考察疾病认识的历史进程向探讨疾病复杂的社会影响转变，更多地注意到人们对于健康和疾病的理解、疾病观念的社会构成。

3. 疾病的社会文化意义

在西方，已有许多医史学家从社会的、文化的和经济的视角来研究疾病史，试图勾勒出一幅人类对疾病反应的全景图。如罗森伯格（C. Rosenberg）研究 19 世纪霍乱流行的《霍乱年代》(*The Cholera Years*)，布兰特（A. Brandt）关于梅毒史的著作《没有魔弹：1880 年以来美国性病的社会史》(*No Magic Bullet: A Social History of Venereal Disease in the United States Since 1880*) 等。这些研究更多地强调疾病对人类心理和社会的影响，强调不同社会团体、不同阶层的居民对待健康、疾病的态度及其与道德的关系，强调医学建制或卫生服务体系在疾病预防和控制中的重要地位。

近代医学的疾病理论虽然承认疾病是一个抽象的概念，它只能通过人体而显现，由于世界上没有两个一模一样的人，因此也不会有两种完全相同的疾病，但同时又强调人体的结构和生理是基本相同的，所以，医学能发现疾病的基本原因和机制，即便存在着一定的个体差异，也不妨碍对某种疾病的理解。例如，所有的"肺炎"病人可表现出大致相同的症状和病程，因为病人肺部遭受细菌侵害后，会产生相同的反应，出现类似的症状，尽管有时不完全一致，但不影响对疾病的诊断与治疗。按逻辑过程构造疾病是近代医学理论的核心。医学家们依据病理解剖学和细菌学知识来构造疾病，即躯体部位的病变（特殊病灶）→某一器官的功能障碍→临床症状，或病原微生物→人体→病理改变→临床症状。这种疾病解释模型不仅指导着医生的治疗决策，也是病人对治疗结果的判断标准。然而，完全满足这种解释模型的疾病为数不多，许多疾病的发生所牵涉的不仅是生物学因素，也包括个人行为方式以及社会文化因素等多方面的综合作用，而人类社会对疾病的认知和反应同样也受到这些因素的影响。特殊病源学理论在解释高血压、心脑血管疾病等慢性病，酗酒、肥胖等生活方式相关性疾病，精神疾病以及与衰老相伴随的疾病等方面面临困境，尤其是1980年代艾滋病的出现，凸显了疾病的生物学意义和文化意义的相互关联。实际上，从12世纪的麻风病、14世纪的鼠疫、19世纪的霍乱以及20世纪的艾滋病等传染病到痛风、糖尿病、心脑血管疾病等慢性病都牵涉到广泛的社会文化问题。疾病社会史的兴起，将疾病与医学视为社会结构整体的一部分，将疾病看作病人—医生—社会反应的复合体，拓宽了疾病史的视野，有助于人类更加准确地把握疾病的社会意义。考察特定社会文化境遇中的疾病问题，不仅有助于深化人们对疾病发生、发展规律的认识，而且也有益于人们把握疾病与社会制度、经济状况、宗教信仰、传统习俗等的多重关联。

20世纪下半叶以来，随着疾病社会史和疾病文化史的兴起，医史学家们发掘新资源，提出新问题，应用新方法，开拓新领域，创立新学说，极大地丰富和深化了对疾病的本质的认识。以问题为导向的疾病史研究是疾病社会史最有影响的研究纲领，它以疾病在社会文化境遇中的演化来透视当下医学领域的热点问题，强调跨学科研究的重要性，极大地丰富了疾病史研究的内涵。

当代的艾滋病为我们提供了一个非常典型的社会、文化与生物学因素相互影响的复杂模型。社会对传染病的恐惧、对传播途径的担忧、对艾滋病的态度与病人的羞耻感以及公共卫生与个人自由之间的冲突，在艾滋病这一病种上体现得淋漓尽致。艾滋病起初被称为"同性恋综合症"，被认为是同性恋人群尤其是同性恋男子所特有的一种与同性性行为相关的疾病。同性恋者被认为是在个人行为和人格构成上具有某种缺陷的人，在社会上遭到歧视。由于对艾滋病尚无有效的防治措施，更增加了人们对艾滋病的恐慌。于是人们对疾病的畏惧与焦虑转变成对艾滋病病人的恐惧与憎恶。艾滋病病人往往没有获得应有的医治和照顾，反而受到社会的鄙视和排斥。由此我们可以发现，社会对艾滋病的反应并不是完全由疾病的生物学特性所决定的，反而更多地受到社会文化对疾病的认知和传统价值观念的影响，而非理性的社会反应导致了对某些亚社会团体，如同性恋、吸毒者和妓女等的歧视。

4. 疾病史研究的框架之一：社会建构论

在过去几十年里，社会建构论（theory of social construction）为解释医学思想和医疗实践受文化影响提供了一个理论框架。社会建构论认为，自然科学知识是科学界内外人们社会交往的产物，科学知识是由人们社会性地构造出来的。1960—1980 年代，社会建构论者为歇斯底里、神经症、同性恋等文化相关性疾病提供的解释模型，强调了社会文化因素与医学因素的共同作用。由于这类疾病在生物学上的病理机制既可证实又难确诊，因此为疾病解释的社会建构预留了足够的空间。

在疾病社会史研究中，社会建构论成为人们理解疾病观念的演化和疾病处置中复杂的社会文化现象的一种模型，使人们在研究疾病观念和疾病防治策略时重视政治、经济、宗教等社会因素的作用。它强调了现行疾病观既是医学知识进步的体现，也是复杂的社会协商的结果。例如，拉欣（W. Rushing）在《艾滋病的流行：一种传染病的社会维度》（*AIDS Epidemic: Social Dimensions of an Infectious Disease*）中，从社会原因和社会反应的角度研究了艾滋病流行引起的社会争议，考察了医学界与普通公众对艾滋病的不同反应以及对人们的行为与疾病关系的解释。费（E. Fee）与弗克斯（D. Fox）主编的《艾滋病：历史的负担》（*AIDS:The Burdens of History*）深入地讨论了艾滋病对美国社会产生的影响以及美国社会文化语境中的疾病认知与重构、保健政策、性别与疾病、艾滋病与同性恋运动的合法性等一系列问题。阿罗诺维兹（R. Aronowitz）在《理解疾病：科学、社会和疾病》（*Making Sense of Illness: Science, Society & Disease*）中描述了不同时期疾病观念的变化：从疾病被认为是有机体与环境之间平衡紊乱的结果，到疾病被看作一种特殊的、可以通过实验室研究而发现的实体。阿罗诺维兹对传统的完全从科学角度解释疾病的方法提出了挑战，认为对疾病进行分类实际上是一种"社会协商的过程"（social process of negotiation）。

然而，社会建构论对疾病的解释也显现出不能令人满意之处：首先，社会建构论反对把科学仅仅看成理性活动这一传统的科学观，认为历史真实是由人创造的，并不存在等待人们去发现的真理，任何疾病都是在特定社会情境中医学家与各种社会因素相互作用的结果。其次，几乎所有的建构论者都采取了相对主义立场，削弱和否定经验世界对科学知识发展的重要作用，甚至否定疾病的生物学特性。再次，社会建构论认为，自然科学的实际认识内容只能看成社会发展过程的结果，是受社会因素影响的。

在疾病社会史研究中，表现为轻视人类认识疾病过程中的自然因素，更多地强调疾病认知过程中社会因素的决定作用。诚然，任何疾病理论都是在特定社会历史阶段、特定文化背景下建构起来的，然而，若由此就否认疾病的生物学基础，那么就太过了。因此，在疾病社会史研究中应当警惕这种倾向。在探讨疾病的社会文化意义时，应当在科学机制与社会文化对疾病认知的影响之间把握平衡。

5. 疾病史研究的框架之二：疾病生态史研究

从生态的角度来研究人与微生物、人与自然环境、人与社会的相互作用及其在人类疾病史上的影响，是疾病史研究的一种新取向。法国年鉴学派第三代历史学家勒鲁瓦·拉迪里（E. R. Ladurie）在推动跨学科的历史研究过程中，十分关注地理、气候、瘟疫、细菌等因素在历史进程中的作用。他在论述疾病带来的全球一体化时，探讨了全球瘟疫生态系统中人与细菌的复杂关系，提出了老鼠、跳蚤、细菌与人类四方共生的和谐功能论或跳蚤、细菌与人类三方共生的和谐功能论，认为这种共生现象的存在及其地理传播的长期结果最终导致了属性的冲突和不相容，共生的生态结构往往以三方或四方共生物的灭亡而告终。他通过对中世纪瘟疫对法国的打击以及16世纪传染病对美洲印第安人的侵袭的考察，说明环境变迁导致的传染病流行是造成人口剧减的重要因素。

麦基翁将疾病、医学和公共卫生问题与人口统计学分析结合起来，关注人口出生率、死亡率模式的变化，关注定居的、高度工业化的人群与游牧人群疾病的差异，并试图解释卫生条件、营养状况和生活习惯对于疾病的影响。格梅克（M. Grmek）的《古代希腊世界的疾病》（*Diseases in the Ancient Greek World*）通过大量的文献资料和考古学发现，讨论了古希腊时代的人口密度、营养状况、体重和身高以及寿命等与疾病的关系，并探讨了古希腊时代的疾病生态学思想。

麦克尼尔（W. McNeill）在《瘟疫与人》（*Plagues and Peoples*）中阐明了生态、人口、政治、文化以及宗教等因素对疾病发生、发展的影响，用"巨寄生"（macroparasite）与"微寄生"（microparasite）的理论，解释自然社会环境—人类—微生物之间的生态平衡。他把统治者与被统治者在人类历史上的互动关系比喻为"巨寄生"的关系，而把人与病原微生物之间的关系比喻为"微寄生"的关系。他认为，作为整个生态系统中的一个环节，人类总是在不断的捕食与被捕食中求得生存，人类历史正在是这两种寄生关系中艰难发展。人类的活动和致病微生物之间的关系是共生互动的，人类小范围的活动如衣食住行、大范围的活动如跨洲战争等能够影响到传染病的发生以及发展，反过来传染病也能够影响到人的各种活动。

沃尔特（M. J. Walters）通过考察当代社会的疯牛病、克雅二氏病、莱姆病、艾滋病等传染病的流行历史与特点，指出这些疾病的产生与当代生态平衡的破坏密切相关，如疯牛病是因为在牛饲料中加入屠宰场的动物废料，影响了食草动物的特性，打破了生物进化边界，增加了病毒和亚病毒种间传播的风险。此外，他认为滥用抗生素是导致可怕疾病出现的原因之一，尤其是在动物饲料中滥用抗生素。他指责决策者忽视抗生素耐受的威胁，一味屈从经济利益而在饲料中加入药物。他认为预防新传染病的威胁除了需要发现新治疗方法之外，更需要人类承担起恢复生态完整的义务。

瑞瑟（G. Risse）在《流行病学与历史：生态学的观点与社会反应》中，应用生态学的模式探讨了生物社会环境与人类流行病的经历之间的动力关系。他通过罗马 1656 年的腺鼠疫、纽约 1832 年的霍乱和 1916 年脊髓灰质炎的流行三个案例，分析了流行病的社会境遇、历史上政治团体和卫生组织对危机的应对方式。戴蒙德（J. Diamond）在《枪炮、病菌与钢铁：人类社会的命运》（*Guns, Germs, and Steel: The Fates of Human Societies*）中，对欧亚两个洲的疾病进行了地理学解释，认为欧亚大陆传染病差异的最根本原因在于不同地理因素的影响。曹树基在《鼠疫与华北社会的变迁》一文中，通过研究万历和崇祯年间的两次大鼠疫流行，指出生态环境的异常变化是造成明王朝崩溃的主要原因之一。万历年间的华北鼠疫大流行使区域经济和社会的发展陷于停滞，崇祯年间的鼠疫则在风起云涌的农民起义浪潮中加速了传播和扩散。因此，明代后期华北社会的变迁可以视作中国北方生物圈变迁的一个组成部分，它是环境与人相互作用的产物。从生态角度研究疾病社会史，把人类疾病的变迁置于全球自然、社会的动态整体中加以考察，对于正确把握人与宏观自然、人与微生物之间的关系有重要意义。

自 1980 年代以来，至少有 150 种影响人类的微生物被确定为正在出现、正在重新出现或正在进化的病原体，另一方面，由于抗菌素耐药的不断增加，也削弱了人类控制传染病的能力。从 2003 年的 SARS 流行、2012 年的 MERS 流行，到 2019 年年底开始出现的新冠肺炎疫情，促使人们反思人类与动物、微生物之间的生态学关系。目前我们尚不清楚导致上述传染病流行的冠状病毒是否直接来源于野生动物，但是伴随着恶化的生态环境、城市化、气候变化、旅游业的发展以及脆弱的公共卫生系统，新发传染病的流行将变得更加频繁、更加复杂，更加难以预防和控制。因此，致命的病毒性疾病的出现，绝不能只从单纯的生物病原体的防治上来考虑，人口膨胀、森林资源破坏、无限制地开垦、城市化等生态问题也许是更加重要的影响因素。这就需要采取新的策略来应对目前和未来面临的风险，需要整合多个学科，不仅包括流行病学、微生物学、免疫学、临床医学，还涉及传播学、心理学、危机管理、国际关系、生命伦理等人文社会科学以及大数据、移动网络信息、人工智能等自然科学，更重要的是需要国家之间的信任与合作。

事实证明，21 世纪流行病带来的挑战是真实的、严峻的。历史经验告诉我们，只有在正确的时间、正确的区域、正确的规模上选择正确的应对措施，才能有效地防控新发传染病的威胁，才能维持社会的稳定，才能守护人民的健康。

6. 疾病史研究的框架之三：疾病的跨文化研究

在全球化进程中，疾病的全球化也刺激了疾病史的跨文化研究，医史学家们开始重视研究不同文化在健康和疾病观念上、在促进健康和防治疾病的医疗实践上的共同点和差异，考察人们的生活方式、文化习俗、宗教传统在医疗保健中的作用，比较研究不同时代、不同地域人们的健康观、疾病观，并将之作为勾画文明的发展过程和社会进步的一个着眼点。

有相当一部分疾病的发生发展与人类文化传统密切相关。例如，农耕文化促进了疾病的发展。灌溉农业，特别是在水稻栽培的洪泛区，如在中国的长江流域、埃及的尼罗河流域，每到温暖的季节，水稻田里潜藏的寄生虫钻入稻农的皮肤并进入血管。其中最重要的一种是血吸虫，它以钉螺为中间宿主，经皮肤进入人体后，导致人体逐渐虚弱无力。医学家已在三千年前的一具古埃及木乃伊的肾脏中发现该疾病存在的证据，在长沙马王堆出土的东汉女尸体内也发现了血吸虫的虫卵。人口迁徙也是导致疾病流行和疾病谱变化的重要因素。在某地生活的人，往往可能产生某种抵抗该地常见疾病的免疫力，但是若因商业、战争等因素，从一地向另一地迁移，就将与所在地的病原体发生联系，遇到新的疾病；而当地人也会遭遇外来人带来的新疾病。在这种情况下，对一部分人常见的疾病就可能成为对另一部分人致命的瘟疫，如在向非洲殖民地移民的欧洲人中产生了非洲睡眠病的大规模流行，而欧洲人在北美殖民地的活动则导致大量土著印第安人染上了致命的天花而死亡。社会习俗与生活方式也与许多疾病密切相关，如以玉米为主食的南美洲、非洲、南欧、印度等地区的穷人经常遭受玉米红斑病的侵袭，而以稻米为主食的日本、中国等亚洲国家的人们则易患脚气病。随着国际交往的日益频繁，不同文化传统关于健康、疾病观念的差异受到了医史学家们的关注。他们的研究更加清楚地显示了健康与疾病不仅仅是生物学现象，而更多地是社会和文化现象。

疾病与宗教的关系，是疾病跨文化研究的一个重要内容。在人类历史上，瘟疫常导致非理性的社会反应，宗教狂热者往往危言耸听地宣传世界末日已经来临，呼吁人们皈依宗教以寻求最后的慰藉。瘟疫有时也促使人们的宗教信仰发生转变。公元 3 世纪，罗马帝国境内的塞浦路斯瘟疫导致大量的人改信基督教。公元 8 世纪，日本天花流行期间，人们信奉佛教。在某些情况下，宗教热情使得疾病控制复杂化。20 世纪初，菲律宾霍乱流行期间，公共卫生官员发现许多人喝马尼拉湾的"圣水"以防霍乱，然而，被污染的水却导致了疾病的扩散。

历史上，有关疫病发源地的研究往往是争论最为激烈的。是因为某种不当的人类行为，还是因为某些人群的特殊生活方式呢？人们时常将一些未知的疾病归咎于某些特定的人群，因此触发了对外国人或少数民族的恐惧与仇视，这些人往往成为疾病的替罪羊。例如，15 世纪欧洲梅毒流行期间，意大利人称之为西班牙病或法国病，而法国人则称之为意大利病，俄国人称之为波兰病，阿拉伯人称之为基督徒病。瑞瑟（R. P. Reiser）在《流行病学与历史：生态学的观点与社会反应》中，对疾病流行期间的种族矛盾进行了深入的分析。他指出，在疾病流行期间，社会边缘团体、少数民族和穷人通常被指责为罪魁祸首：在欧洲，犹太人被当作黑死病的制造者；在纽约，爱尔兰人被认为应对霍乱负责；在布鲁克林，意大利人被看作脊髓灰质炎的来源。由此，我们可以发现，人类面对瘟疫的反应往往是过激的，在集体性恐惧、焦虑和惊慌下采取的一些非理性的自我保护措施，很可能伤及无辜。

7. 疾病全球化的历史与影响

在当下，全球化已成为一种现实的、不可回避的问题。"全球化"的概念一般被用来分析世界事务，主要是指不同社会之间联系日益增加的过程，即世界某一地区的社会变化对其他地区的影响日益增加的过程。然而，在公共卫生领域，传染病的全球化蔓延以及检疫防疫的全球化进程却并非现代才出现的问题。随着人类的迁移、贸易和殖民活动，"微生物一体化"导致了疾病，尤其是传染病的全球性扩散。14世纪海港检疫制度的建立，意味着人们对某一地区的疾病影响另一地区有了警惕。疾病全球化蔓延造成的严重后果也为人们所熟悉：早期殖民者将欧洲人的疾病，例如天花和麻疹，带给土著人。由于土著人对这些疾病没有免疫力，从而导致大量患病，人口减少，甚至造成社会结构的解体。19世纪，伴随着西方国家的大规模殖民活动，流行病的全球蔓延日益突出，如19世纪霍乱的大流行，从孟加拉至东南亚再到中国，从伊朗至埃及，从俄罗斯至欧洲，越过大西洋到达美洲。1918—1919年的流感大流行，在几个月之内侵袭了世界的每个角落，导致全球至少2500万人死亡，远远高于当时第一次世界大战中的死亡人数——1500万。

为了应付全球传染病的肆虐，从19世纪末至20世纪中期，创建了许多与公共卫生有关的国际组织与机构，对传染病的控制转向国际化行动。1851年欧洲国家举行了第一届国际卫生大会，探讨霍乱、鼠疫和黄热病的防治问题。此后，世界卫生大会一直延续至现在，成为国际医学界疾病防治合作的有效途径之一。20世纪初建立的国际联盟卫生组织在控制传染病蔓延、加强国际疫情通报以及协助许多国家建立公共卫生和防疫体系方面发挥了重要作用。此外，非政府组织，如洛克菲勒基金会、国际抗结核病联盟等对国际卫生合作也具有促进作用。二战以后，世界卫生组织成为处理当代全球疾病控制和公共卫生问题最具影响力的组织。

在控制传染病的全球化行动中，现代医学技术的传播与应用起到了至关重要的作用。19 世纪末，在巴斯德和科赫成功经验的鼓舞下，一大批学者集中精力探求各种传染病的病原体，各种致病细菌的发现使人类对传染病的原因有了初步的认识。20 世纪，科学家们又发现病毒在人类疾病中扮演更重要的角色，现在已知的人类数百种传染病，如天花、脊髓灰质炎、流感、肝炎、腮腺炎、乙型脑炎、黄热病、狂犬病、麻疹、流行性出血热、艾滋病等都是由病毒引起的。病原体的发现为人类寻求防治传染病奠定了基础。

二战之后，国际医学界展开了一系列的控制疾病的全球行动：如根除天花计划，根除疟疾计划，根除麻疹、百日咳、脊髓灰质炎计划，消灭麻风、麦地那龙线虫病等。1958 年，第十一届世界卫生大会通过了根除天花的决议，经过二十年的艰苦努力，人类终于在 1979 年彻底地消灭了天花。世界卫生组织发起的根除麻疹、百日咳、脊髓灰质炎计划也基本上获得了成功。然而，根除疟疾计划却收效不大。1957 年，世界卫生组织提出依靠杀虫剂和氯喹开展世界范围的消灭疟疾运动，计划到 1963 年彻底消灭疟疾。令人遗憾的是，由于蚊子对 DDT 抗药性的增加，杀虫剂进入食物链后导致疟原虫对奎宁和氯喹产生耐受力，致使消灭疟疾的计划化为泡影。1990 年与 1961 年相比，全球疟疾病例增加了 3 倍。实际上，人类彻底根除疾病期望的实现，仅限于那些传染途径清楚、没有动物宿主、容易认识与诊断且已有有效疫苗的疾病而已。

疾病的全球化影响实际上包含着双重意义，即疾病的全球化进程以及全球化对疾病的影响。前者主要是基于微生物的疾病生态演化，而后者主要关注的是政治、经济、社会、文化全球化背景下的疾病。

1980 年代以后，疾病控制和卫生保健的国际化发展逐渐受到医史学界的关注，如殖民主义对第三世界国家医学发展的干预，传染病控制对世界各国和国际卫生政策的影响，国际卫生组织、政策、法规的历史作用等新的研究领域，越来越具有吸引力。在近些年出版的综合性医学史著作中，对国际卫生问题、疾病的全球影响大都设了专门章节论述，如波特（R. Porter）的《人类的最大福利：人道医学史》和《剑桥医学史》、伦敦（I. Loudon）的《西方医学史》、基普尔（K. Kiple）的《剑桥世界人类疾病史》等。专题性研究著作和论文也非常丰富，如巴内特（T. Barnett）和怀特西德（A. Whiteside）在《21世纪的艾滋病：疾病与全球化》一书中，回顾了过去二十年里人类免疫缺陷病毒（HIV）感染和艾滋病从一种罕见疾病变为全球主要杀手的历史，考察了它们对家庭结构、经济发展以及国家安全的影响。他们通过分析非洲国家艾滋病和社会经济状况发现，尽管撒哈拉以南非洲国家都存在秩序混乱、社会不公、剥削和贫困现象，但在艾滋病潜在的危险因素方面各国相差很大：如乌干达、民主刚果由于政府腐败和战乱，艾滋病流行的风险极高；而南非，由于长期种族隔离政策的影响，黑人工人中艾滋病的发病率明显高于其他人群。他们强调HIV-AIDS的预防和控制不仅需要生物医学和行为干预，而且需要政治领袖和社会多阶层的共同努力。

疾病的全球化影响以及政治、经济、社会、文化的全球化背景对疾病控制和卫生服务的影响，已成为当代疾病史研究的热点之一。虽然全球化为共享医学技术、跨国开展卫生保健合作、解决重大的疾病问题开辟了新途径，但它也打开了潘多拉的盒子，可能给公共卫生带来负面效应。例如，国际贸易增加，加速了疾病扩散，世界卫生组织报告显示，跨国的食品加工、销售促进了微生物的迅速传播；为了提高竞争力，降低生产成本，导致卫生投入的减少；而在全球疾病控制方面，发达国家和跨国公司主要关心自己的利益，忽视发展中国家的卫生保健需求。因此，应加强疾病监控的国际合作，发达国家有责任帮助和扶持发展中国家的疾病控制计划。谢夫曼（J. Shiffman）研究了东南亚10个世界卫生组织成员国，指出在过去二十年里，脊髓灰质炎、结核病和疟疾三种传染病防治政策制定与实施的历史表明，在控制疾病和加强预防的措施上，各国政府所采用的卫生政策及其实施虽然存在着不一致，反映了疾病模式、文化语境、政治制度、社会经济状态的差异，但在更多方面却不是差异而是相似，表现在：世界银行和世界卫生组织等国际组织对国家卫生政策制定的影响越来越大；不同国家的医学专家通过经常参与国际会议，分享卫生政策与思想，并带回自己的国家，在国内获得实施。库尼茨（S. J. Kunitz）认为，对于贫穷国家的人民，全球化可能带来潜在的利益，国际社会可促进这些国家的政府改善人民的生存条件和卫生保健质量。但是，正如菲德尔（D. P. Fidler）所指出的，全球卫生管理也显示出不可避免的矛盾：全球化可能危及国家对疾病的控制，侵蚀主权国家；而国家主权的确保又可能阻挠国际疾病控制的合作。因此，历史研究为我们探讨全球化对疾病控制与卫生保健的影响提供了一个很好的视角。

8. 当代中国的医学史与疾病史研究

近年来，我国学者认识到吸收新的理论、应用新的研究方法，拓宽我国医学史研究领域的重要性，并在疾病观念史、医学与文化、人类学与医药卫生、医学制度史等领域取得了一批新成果。不过，应当承认，我国的医学史研究尚缺乏突破。例如，论述我国近代医院发展情况的文章大多是讨论发展沿革、成绩等，很少利用医院所保存的丰富病案，来研究我国近代疾病的主要构成及其演变趋势，研究人们健康观和疾病观的变化，研究医疗制度、医患关系的变化等。因此，推进医史学研究，尤其是推进我国医学史的理论研究，应当引起我国医史工作者的重视。

我国医史学界对疾病的社会史研究关注不多。1980年代以后，有学者开始从疾病认识与治疗史、病名考证扩展到疾病的社会史与文化史领域。港台地区的"生命医疗史"研究基本上等同于医学史研究，不过从事研究的学者基本来自历史学界，因此更多地从社会文化维度切入。2000 年 6 月，我国台湾"中研院"历史与语言研究所在台北举行了"疾病的历史"学术讨论会，对推动疾病史研究有积极影响。近来国内已有学者开始转向疾病社会史研究，出版了一批著作，显示出这一领域已开始受到关注。

当前正处于医学模式转换的时期，传统的生物医学模式（biomedical model）正在转向生物—心理—社会医学（bio-psy-cho-social medical model）模式。在与疾病特别是与传染病的斗争中，人类已经显示出了伟大的力量：消灭了天花，有效地控制了多种传染病。但是随着时间的推移，出现了一些新问题：一方面，性病、结核病、疟疾、霍乱等古老疾病有卷土重来之势；另一方面，新疾病不断增多，不仅表现在现代文明病、生活方式病、富裕病已成为现代社会的主要威胁，而且表现在新的传染病也接连不断地出现：艾滋病、疯牛病、禽流感，以及 SARS、新冠肺炎等。1990 年代以后，中国卫生保健领域的问题日渐凸现出来。

现代医学已清醒地认识到，疾病防治不仅要考虑生物学因素，也要考虑心理的和社会的因素。因此，研究近代社会疾病的流行特征，探讨疾病谱的变化对人们的健康观、疾病观以及社会文化的影响，可提供一幅更为真实的疾病和社会之间互动的图景，也有助于为医疗保健制度和公共卫生政策的批评提供实例。

上述研究从不同的角度向人们展示了丰富多彩的医学史与疾病史的研究图景，为我们理解医学技术的发展、疾病发生发展与社会之间的关系提供了多维的视角。

五　医学思想史研究

思想史研究不是一个新的领域，然而对"思想史"迄今尚无确切的定义。最早的科学思想史著作是英国学者惠威尔 (W. Whewell) 的《科学思想史》(*History of Scientific Ideas*)，他在该书中提出了一组科学史上的观念——空间、时间、数字、运动、原因、物质、元素、自然分类、种类、生命、功能、活力、历史因果性等，并指出这些观念既是科学史研究的基础也是科学哲学研究的重要内容。惠威尔实际上是将科学史与科学哲学融为一体来考察现代科学知识的形成与演化。法国医史学家格梅克在讨论西方古代至中世纪的医学思想时，将社会史与思想史对应起来，认为社会史方法适用于公共卫生史和古代医疗保健史的研究，并指出医学作为一门应用科学与纯科学相比似乎更多地受到社会、经济、文化、政治因素的影响，而思想史方法更适用于生物医学中的"纯科学"和"硬科学"部分，这是从认识论的视角探讨医学理论、概念演进的内在逻辑。

医学思想史研究需要一种新的综合，即在社会文化语境中重建医学理论和实践的演化历程，不仅要关注医学理论和医疗技术演变的内在逻辑，也要关注医学界与公众对于健康和疾病理论在认识与理解上的异同，以及导致这种差异的认识论和传播学动因，还要观照医学理论、概念形成过程中文化、社会与经济因素的影响。医学思想史将揭示医学知识生产、传播、应用及其社会后果的复杂性，有助于理解为什么医学越发达疾病越多、医生们感到自己做得越好人们却抱怨越多等当代医学的悖论。

1. 梳理健康疾病观念的演变

虽然医学史的宏大叙事已饱受批评，但从思想史的视角来看，某一时期占主导地位的医学模式影响甚至决定着该时期的正常与病理标准、治疗策略以及社会干预程度。人们通常会说"你得了什么病"，这一问话里蕴含着最原始的疾病观念。原始医术常把疾病解释为外来物，如魔鬼、敌人的灵魂对身体的入侵，驱魔祛病是最重要的治疗。当医生询问"你哪里不舒服"时，依据的则是病理解剖学的"病灶"观念，于是医生们发明了各式各样的检查仪器设备来寻找病灶，从病变的器官至突变的 DNA 分子。无论是得了什么病，还是身体什么地方有病，都是将疾病看成异己或一个外物，是疾病的本体观（ontological conception of disease）；而在古代医学体系里还有一种观念将疾病看成身体自身变化的结果，如身体内体液平衡的紊乱或阴阳平衡的失调，疾病的治疗则是调整或恢复失衡的体液或阴阳，这类看法被称为疾病的生理观（physiological conception of disease）。在人类历史上这两类观念彼此消长、相互交织，以不同的知识形态表现出来，发展出器官病理学、组织病理学、细胞病理学、分子病理学，稳态学说、内环境学说，内分泌学、免疫学、神经内分泌免疫学等。

随着医学的发展和疾病谱的转变，尤其是传染病、营养缺乏性疾病得到较好控制之后，心理、行为、社会、环境因素对健康与疾病有影响已成为医学界的共识。新的医学模式旨在重构新的医学观，涉及对生命、死亡、健康、疾病概念的再定义。近代医学初兴之时，心身二元的机械论策略成功地摆脱了复杂系统不确定性的纠缠，疾病与病人的分离有助于医生寻找各种手段来祛除疾病、消灭疾病。随着医学的发展，心身二元论的策略受到了挑战，医学家们意识到应当突破心身分裂的格局，突破生物医学及还原论方法的局限性。恩格尔（G. L. Engel）以精神分裂症与糖尿病的比较区分精神疾病与躯体疾病的差异，以突显现代疾病的类型意义，通过多元解释、多元关怀以及构造多元的解释模型来阐释疾病的本质及其原因，为那些慢性、复杂性、与生活及社会因素相关的疾病提供了社会、心理、文化的解释路径，从而为建构新的医学模式奠定了基础。

1980 年代之后，医学思想史转向对现代医学体制的反思，人们对于现代医疗保健制度的效益和公正性提出了怀疑。英国医史学家罗伊·波特说："医学有时似乎由主要对发展它的技术能力感兴趣的精英领导，而他们很少考虑它的社会目的和价值，更不用说病人个体的痛苦。"也有学者指出，正如我们不相信军火工业的目的是保卫国家安全一样，我们也难以相信医药保健产业的目的是为了增进人类的健康。人们批评现代医疗保健体系已演变成"医疗产业复合体"（medical-industrial complex），批评在自由市场经济体系中，"高技术—高费用—高利益"已成为"医疗产业复合体"的目标。例如2013年5月美国精神病学协会（APA）公布的《精神疾病诊断与统计手册》（DSM-5），引起医学界的激烈争议，其核心问题是诊断标准的拓宽，更多的是基于专家共识，而不是客观的实验室检测数据。有学者担忧，DSM-5可能会导致正常人被错贴上疾病的标签，导致过度医疗的几率大大提高，增加药物的使用；而APA又与制药工业有着千丝万缕的联系，若该协会独占了给病痛命名的权利，不能不引起公众的担心。在精神病学界内部也存在着明显的分歧，美国国立精神健康研究所（NIMH）表示不支持DSM-5作为新的诊断标准。

同样在2013年5月，好莱坞影星安吉丽娜·朱莉被查出家族性乳腺癌易感基因BRCA1缺陷，经医生评估，她未来患乳腺癌的几率高达87%，随后她选择采取预防性措施——切除双侧乳腺。手术完成后，她在《纽约时报》发表文章说：我选择公开，是希望其他女性能从我的经历中获益。由于朱莉的巨大影响力，乳腺癌易感基因检测迅速火爆起来，导致为朱莉提供基因检测的生物公司股价飙升。朱莉的行动也触发了如何管控癌症风险的争论。朱莉具有卵巢癌家族史，且BRCA1基因存在缺陷，研究表明，在乳腺癌高发家族中，BRCA1/2基因的突变率为45%，而在乳腺癌与卵巢癌均高发的家族中，BRCA1/2的突变率高达90%，这意味着，她未来患上遗传性乳腺癌和卵巢癌的概率很高。但是这两种基因突变都属于"常染色体显性遗传"，并不是所有突变基因携带者都会患癌。因此，朱莉这种"先发制人"的手术究竟有无必要引起了医学界的争议。切除双侧乳腺自然除去了乳腺癌存在的根基，将患病的概率降至5%。然而，应当指出的是，携带 BRCA 基因突变同时又有家族病史的女性，除了预防性切除，还有其他选择，例如定期做预防性检查。医学应该追求用最小的代价拿到最确切的诊断证据之后，再开始有针对性的治疗。医学技术的应用除了追求早期发现和治疗之外，更应关注人的生活质量和心理承受能力，应当警惕过度诊断与过度治疗。

2. 认识医学的限度

医学以"增进健康、减少病痛、延长寿命"为目的，在过去两百年里取得了巨大的成就。人类是否能通过发展医疗技术来不断延长寿命呢？迄今的研究表明医疗技术发展早期对平均期望寿命提升明显，然而，人类的寿命是有限的，所以医疗技术在延年益寿方面所发挥的作用也有自身的限度。在过去两百年里人类基本控制了主要的急性传染病、寄生虫病、营养缺乏性疾病，预期寿命显著延长，以至于一些人认为医学技术最终将解除人类所有的病痛，呈现给人类社会一个健康、长寿的世界。或许我们忽视了衰老、死亡本身乃是生命过程的一部分，生命的过程性决定了每个人必将由健康走向衰弱最终死亡，我们需要的是以恰当的心态来面对死亡。当人类的期望寿命在 30 岁左右时，减少死亡最为关键，但当人类的期望寿命达到 80 岁左右时，最需要关注的是如何面对死亡和如何走向死亡。我们应当确立正确的死亡观。

引发当代医疗保健危机的重要原因之一，是人们对医学技术寄予了长生不老、永远健康的无限期望。要化解这场危机，须对医学的目的作根本性调整：应当把发展战略优先从"以治愈疾病为目的的高技术追求"，转向以"预防疾病，促进健康"为首要目的；与此同时，强调治疗和照料那些无法治愈者，避免早死和追求安详死亡。理想的医学应当是有节制和谨慎的、经济上可持续的以及公正和公平的，尊重人的选择和尊严。

3. 理解医学的悖论

现代医学或医疗保健已成为社会批判的主要领域之一，无论是发达国家还是发展中国家，医疗保健问题都是社会发展与改革的难题，也是医学思想史研究所面临的挑战。思想史研究者需要解释为什么医学越发达疾病却越多、医生们认为自己做得越好，而病人们却感觉越糟的悖论：现代医学在诊断、治疗方面的精确性与有效性有了极大提升，但带来的却是疾病的增多；人们既期待医学技术的不断进步，又抱怨医学技术所导致的经济压力。人们发现，期望寿命的提高和死亡率的降低，伴随而来的是病痛和伤残的扩展以及经济的代价。

究其原因，首先是尽管疾病谱已改变，但人们的疾病观念却尚未转变，即人们希望用控制传染病的方式来应对慢性病问题，期待发明某种特效药物，能快速、彻底地除去病因，快速康复。

其次是公众处于对医学技术信赖与对医疗职业怀疑的矛盾之中。20 世纪临床医疗技术的发展，让人们相信现代医学什么都能做，相信医学技术的进步将逐步解决所有的疾病问题。然而，在另一方面，人们对医学的不满增加，批评者认为医学界更愿意从事对应急重症的高技术服务而不愿意为大众提供预防保健服务。更有激进者指出，医生已从守护生命的科学家堕落为贪婪的技术垄断者，成为兜售药物的生意人。

再次是无限扩大的保健需求与有限的医疗资源之间存在矛盾。现代医学已陷于一个难以自拔的泥潭：社会经济的发展提高了人类的保健需求，从而不断推动医学的发展；医学技术的发展导致人类期望寿命普遍延长和老龄化社会的到来，随之而来的是巨大的人口压力以及慢性退行性疾病的激增，这又进一步刺激了人们的医疗保健需求，越来越多的社会资源将投入医疗保健服务，甚至最后可能达到难以承受的境地而导致社会崩溃。为了控制医疗费用的急剧上涨，各国制定了一系列的卫生政策，设立管理机构来控制费用。然而，具有讽刺意味的是这些官僚化的机构与各类政策不仅没有很好地控制费用，反而还增加了费用，使得医生和病人对当代日益增加的市场导向化医疗感到不满。

最后是日常生活的医学化导致普通的期待与焦虑。每个社会关于健康、疾病及其治疗都有其所接受的观念；每个人也有着自己对健康与疾病的认识与理解。中国古代讲"医食同源"，西方古代也非常重视摄生法（regemen），若这种传统被视为生活医学化之肇始的话，那么它主要限于个人喜好，并不是一种刻意为之的规划。然而，在当代社会，医学化不仅渗透于日常生活的方方面面，而且改变着人们的身体观、生命观与价值观。日常生活医学化是指用医学的观念来塑形日常生活，例如卫生、清洁、减肥、补钙、整容、壮阳等。似乎人们普遍乐意接受医学（科学）思维对自身行为的指导。不过有批评者发现了这种生活医学化背后的利益与权力，生活的医学化可能转变为医学的政治化，最后走向极端的种族主义，如人口退化理论、优生学。而在当代消费社会，生活的医学化更多是经济力量的干预，如各种传媒上充斥的保健广告，迫使人们不断担忧自己的身体是否超重、性功能是否下降，以及自己的下一代是否拥有健康的基因。毫无疑问，医学话语已统治了我们的日常生活，塑造着我们的健康文化，甚至影响着我们对幸福的界定。或许医学化的观念如同民主、自由、平等一样，已内化为我们的一种价值判断，这正是我们需要警惕的。

从思想史的视角来认识与理解医学的复杂性，可以对医学进行多维度的评判。医学既是一种人道的保健服务，也是一门认识与处置健康和疾病问题的应用科学，也是一类在市场机制中运行的公共产品。当人们抱怨当下医学的问题时，我们应将这些问题置于一个更广阔的视域，从思想史的视角，联系过去与现在，审视我们的健康观、疾病观与生死观，思考医学职业的价值和责任。

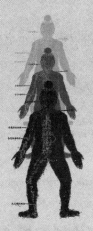

主要参考书目

A. Caplan, et al ed., *Concepts of Health and Disease*, Addison-Wesley Publishing Company, 1981.

A. R. Jonsen ,*The Birth of Bioethics*, Oxford: Oxford University Press, 1998.

C. Winslow, *The Conquest of Epidemic Disease: A Chapter in the History of Ideas*, Princeton University Press, 1944.

D. J. Rothman et al ed., *Medicine and Western Civilization*, Rutgers University Press, 1995.

E. Ackerknecht, *A Short History of Medicine*, Baltimore: The Johns Hopkins University Press, 1982.

E. Clarke ed., *Modern Methods in the History of Medicine*, London: Athlone Press, 1971.

E. D. Pellegrino, *Humanism and the Physician*, Knoxville: University of Tennesee Press, 1979.

E. Fee & D. M. Fox, *AIDS: The Burdens of History*, Berkeley: University of California Press, 1988.

E. S. Golub, *The Limit of Medicine*, The University of Chicago Press, 1997.

F. Adams, *The Genuine Works of Hippocrates*, Baltimore: The Williams &Wilkins Company, 1939.

F. H. Garrison, *An Introduction of the History of Medicine*, Philadelphia: W. B. Saunders Company, 1929.

H. E. Sigerist, *A History of Medicine*, Oxford University Press, 1961.

H. E. Sigerist, *Landmarks in the History of Hygiene*, Oxford University Press, 1956.

Kiple, *Cambridge World History of Human Diseases*, Cambridge University Press, 1996.

L. Conrad, et al., *The Western Medical Tradition*, Cambridge University Press, 1995.

M. D. Grmek, *Diseases in the Ancient Greek World*, Baltimore: Johns Hopkins University Press, 1989.

M. D. Grmek, *Western Medical Thought from Antiquity to the Middle Ages*, Cambridge: Harvard University Press, 1998.

R. Aronowitz, *Making Sense of Illness: Science, Society & Disease*, Cambridge University Press, 1999.

R. E. Siegel, *Galen's System of Physiology and Medicine*, Basel: S. Karger AG, 1968.

R. Major, *Classic Descriptions of Disease*, Charles & Thomas Publisher,

1945.

R. Porter & A. Wear eds., *Problems and Methods in the History of Medicine*, London: Croom Helm,1987.

W. Rushing, *AIDS Epidemic: Social Dimensions of an Infectious Disease*, West View Press,1995.

Wang and Wu, *History of Chinese Medicine*, 2nd ed., Shanghai: National Quarantine Service, 1936.

W. F. Bynum & R. Porter eds., *Companion Encyclopedia of the History of Medicine*, Routledge, 1993.

〔德〕文士麦：《世界医学五千年史》，马伯英译，哈尔滨：人民卫生出版社，1984 年。

〔法〕伊曼纽埃尔·勒鲁瓦·拉迪里：《历史学家的思想和方法》，上海：上海人民出版社，2002 年。

〔美〕杜菲：《从体液论到医学科学》，张大庆等译，青岛：青岛出版社，2000 年。

〔美〕贾雷德·戴蒙德：《枪炮、病菌与钢铁：人类社会的命运》，谢延光译，上海：上海译文出版社，2000 年。

〔美〕罗伊·波特等编著：《剑桥医学史》，张大庆等译，长春：吉林人民出版社，2000 年。

〔美〕威廉·麦克尼尔：《瘟疫与人——传染病对人类历史的冲击》，杨玉龄译，台北：天下远见出版公司，1998 年。

〔意〕卡斯蒂格略尼：《世界医学史》，北京医科大学医史教研室主译，北京：商务印书馆,1986 年。

〔意〕卡斯蒂廖尼：《医学史》，程之范等译，桂林：广西师范大学出版社，2003 年。

〔英〕G. R. 波特编：《新编剑桥世界近代史》，北京：中国社会科学出版社，1988 年。

陈邦贤：《中国医学史》（影印版），北京：商务印书馆，1998 年。

范行准：《中国预防医学思想史》，北京：人民卫生出版社，1955 年。

《黄帝内经素问》，北京：人民卫生出版社，1963 年。

梁浩材：《社会医学》（第二版），长沙：湖南科学技术出版社，1999 年。

蒙绍荣、张兴强：《历史上的炼丹术》，上海：上海科技教育出版社，1995 年。

姒元翼、龚纯主编：《医史学》，武汉：湖北科学技术出版社，1988 年。

杨怀中、余振贵主编：《伊斯兰与中国文化》，银川：宁夏人民出版社，1995 年。

张大庆主编：《医学史》，北京：北京大学医学出版社，2003 年。

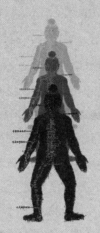

第一版后记

　　我国医学史学科的建制化可追溯到 1946 年北京大学医学院建立的"医史学科"，在此之前，北京协和医学院和江苏省立医政学院曾开设过医学史课程，但不久就中断了。从 1946 年起，除了特殊年代有过暂时的中断外，北京医科大学的医学史教学一直是本科医学生的必修课程，直至目前北京大学医学部仍是全国唯一将医学史作为必修课的高校。

　　在学科迅速发展和分化的现代医

学领域，一门学科若想保持稳步发展，就必须开拓新领域、发掘新资源、创建新方法、探讨新问题。医学史课程也是如此。我国医学史教育早期主要是讲述伟大的医学发现和杰出的医生，目的是让学生树立专业思想，献身医学事业，此外还特别强调传统医学的重要性，激励学生发掘我国传统医学中的精华。1980年代以后，随着现代医学的发展，尤其是医学模式转变的提出，以生物医学体系为核心的医学教育受到广泛批评，医学史作为有助于学生理解生物—心理—社会医学模式的课程受到欢迎，国内有四十多所西医院校开设有此课。不过，随后在商品经济大潮的冲击下，医学史因无经济效益而遭到冷落。1990年代以后，随着素质教育的开展，医学史作为医学院校人文素质教育中的重要内容，再次受到关注。北京大学出版社将医学史纳入"名家通识讲座书系"，无疑会给我国高校的医学史和医学人文教育注入新的活力。

对于医学院校的学生来说，人文素质教育不应当仅限于一般的文化品位教育，更需要把握人文教育的核心，即关注人的价值与意义，提高学生对于医学本身人文价值的认识，丰富学生对于现代医疗保健中面临的难题与困境的认识等。在这方面，医学史可发挥其特定的优势。医学史教育并非仅让学生记诵一些历史事件和人物，更重要的是促使他们去思考围绕这些事件和人物的医学思想，了解其对医学发展的意义，评价其对人类社会的影响，从而培养对当代医学生活独立思考和批判的精神。

令人遗憾的是，在相当长一段时间里，医学课程体系中忽视了人文教育的内容。在我国，医学史的学科发展和课程建设都不尽如人意。虽然近年来一些学校也开始讲授医学史课程，但由于缺乏建制化的保证，教学常常因人因时而异，教师也多为兼职，从而影响到学科队伍的建设与发展。教育部近年成立的高等学校医药学科教学指导委员会下，设有人文素质和社会科学方面的委员会，期待这一机构对医学课程体系的改革和调整发挥影响力，推进和提高我国医学人文学科的教育水平。

本书主要是根据我在北京大学暑期学校讲授的"医学史"课程的录音整理的，后来考虑到全书结构的平衡，增加了一些内容，其中部分是在学术期刊上发表过的文字，只是稍加修改以保持风格上的一致，其中第八讲"中西方医学交流：从人痘到牛痘"中"人痘接种的西传"一节主要参考了谢蜀生、张大庆发表在《中华医史杂志》上的论文的相关内容。

在此，我首先要感谢温儒敏先生对医学人文教育的关注。记得前年夏天，在北大中文系会议室里，温先生在谈到"名家通识讲座书系"新一批选题时，认为医学伦理、医学史等对于拓宽通识教育领域具有重要意义。我也要感谢陈琦在整理录音时付出了许多辛劳；感谢颜宜葳、陈琦改正了初稿上的诸多文字错误和遗漏，并提出了修改意见。我还要感谢责任编辑艾英女士对我拖延的理解与宽容。最后，应该感谢的是在过去三年里听过北大暑期学校"医学史"课程的同学们，他们的提问和批评也激发了我对许多问题的进一步探讨与思考。

因时间仓促、学识所限，书中舛误之处尚期待读者教正。

张大庆

2007 年 4 月

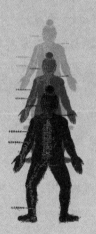

第二版后记

　　《医学史十五讲》自 2007 年出版至今已十三年了。本书将重点放在现代医学方面，关注当代医学的发展趋势，不仅介绍了现代医学技术的重大成就，也论述了当代医疗保健所面临的问题与困境，并对"疾病谱的转变""传染病的死灰复燃""全球公共卫生危机"等 20 世纪末显现出的问题给予重视，希望读者通过审视医学的演进而省思当代全球健康的严峻挑战。

　　本书被列为"北京市高等教育精

品教材立项项目"，出版后受到了读者的欢迎，多次重印，也被一些学校采用作为教材。当然，也有读者指出了其中的不足和需要改进之处。由于时间与精力的限制，第二版基本保持原有结构，主要是做了一些文字和技术上的修订，如纠正了文字的舛误、规范了外国人名的翻译等，只有部分章节做了较大修改，如第十一讲将原来的标题"艾滋病：从疾病史到社会史"改为"现代社会的疾病：从艾滋到新冠"，在内容上做了扩充，增加了"受控传染病的复燃"和"新发传染病的出现与'同一健康'（one Health）概念的提出"两个小节，以引导读者反思当下疫情所引发的系列重大问题。第十五讲"医学史研究的问题与方法"也增添了一些新内容，期望读者能更多地关注当代医学史问题。我也期待着读者的批评与建议。

艾英女士为本书编辑、修订做了大量的工作，特此致谢。

张大庆

2020 年 5 月 5 日